manavi

PT・OTのための

画像診断マニュアル

慶應義塾大学病院 予防医療センター 百島祐貴 著

編集協力 昭和大学医学部 澤口聡子

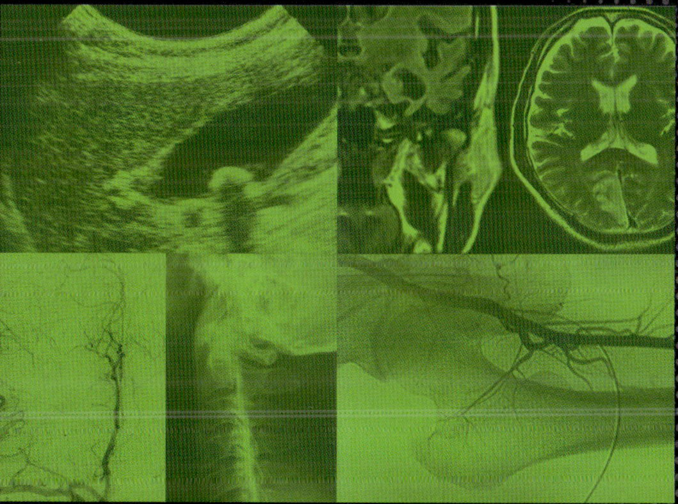

医学教育出版社

序

現代の臨床医学において，画像医学は極めて重要な役割を果たしており，あらゆる疾患の診断，治療に欠くべからざる存在となっています．これを反映して医学教育においても画像診断の重要性が唱えられており，医学生向けのさまざまな教科書，参考書が出版されていますが，いずれもあまりに詳しすぎたり，あるいは極端に省略されていたり，まさに帯に短したすきに長しといった状況は，筆者の学生時代から変わりませんでした．

そこで，医学部学生・研修医向けの簡にして要を得た手頃な画像医学の教科書を企画し，2008年，医学教育出版社から『画像診断コンパクトナビ』を刊行しました．同書は幸い多くの医学生の好評を得て版を重ねていますが，同時に医療従事者，特にPT・OT諸氏，あるいはこれを目指す学生諸氏の読者を得ることとなりました．

しかし，PT・OTと医学部学生・研修医が学ぶ画像診断の領域，比重には少なからぬ違いがあり，PT・OT諸氏，特にその指導者の方々から，PT・OT向けの教科書を望む声が多く寄せられました．本書はこれに応えるべく新たに企画した画像診断学の教科書です．

このような経緯を踏まえ，本書の編集に当たっては特に次のようなことに留意しました．

①PT・OTの診療対象となる骨関節疾患，脳血管疾患，慢性疾患を，国家試験の出題領域を含め重点的に扱う
②それ以外の疾患，発展的な内容についても，簡潔に幅広く取り上げ知識の幅を拡げる
③各疾患の画像所見のみならず，その背景にある病態も理解できるようにする
④画像解剖，画像検査法など，画像診断の基礎となる知識が得られるようにする

本書の目的の一つは，日常の学習，国家試験など試験対策ですが，その内容はこれをかなり上回るレベルとしています．逆に，紙面の制約のため，基本的な説明を省略せざるを得ないところもありました．本書を教科書，副読本として使われる場合，指導者の方々には，適宜取捨選択し，また必要に応じて解説を補っていただくことにより，さらに有効に活用していただくことができるものと思います．

本書が，PT・OT諸氏の画像医学への手引きとなることを願ってやみません．昭和大学医学部の澤口聡子先生には，編集協力者として数多くのアドバイスを賜りました．心から厚く御礼を申し上げます．また，企画段階から制作まで，数々のアイデアを提案，複雑な編集作業を担当してくださった編集部の中島祥吾氏，竹下乙羽氏に深甚の謝意を表する次第です．

2015年1月　　百島　祐貴

本書の構成

本書は検査法・読影の基礎，正常画像解剖をはじめとした画像診断学を系統的に学べるよう構成されています．

第1部　画像検査法

検査法ごとに構成され，それぞれの原理や基本的な読影方法を学びます．検査法の比較や目的など，臨床でも役立つ知識が身に付きます．

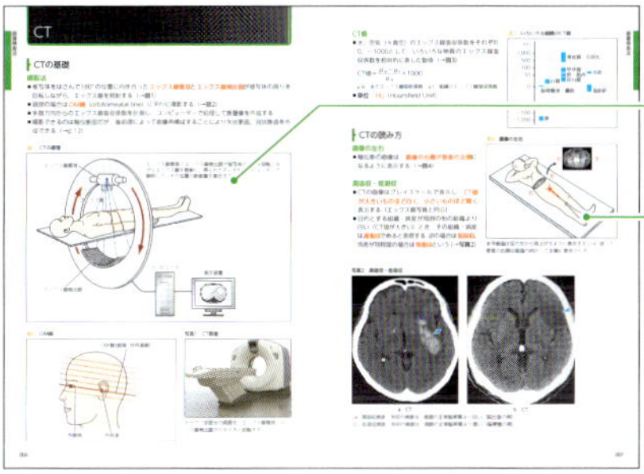

検査法の原理を分かりやすく解説

基本的な読み方のポイントを整理

第2部　画像解剖学

部位ごとに各検査法での画像解剖を学びます．正常像での位置と見え方を知ることで，疾患を見分ける力が確実に向上します．

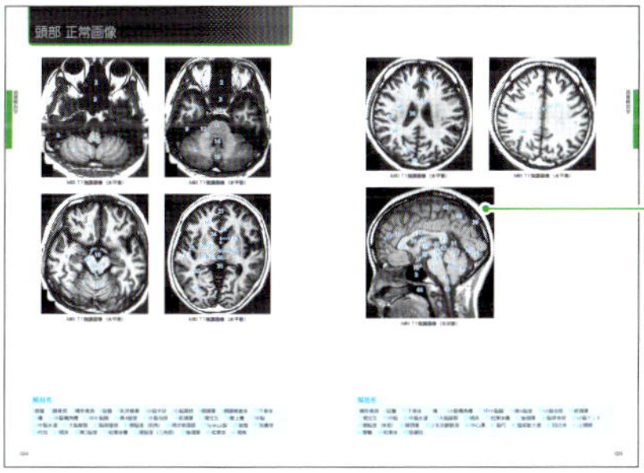

細部まで解剖名を掲載．理解を深めるのに役立ちます

第3部　疾患各論

PT・OTが実習，国試，臨床で出会う疾患に焦点を当てて部位ごとに構成．画像はすべて典型例を掲載し，疾患の重要ポイントを簡潔に解説しています．

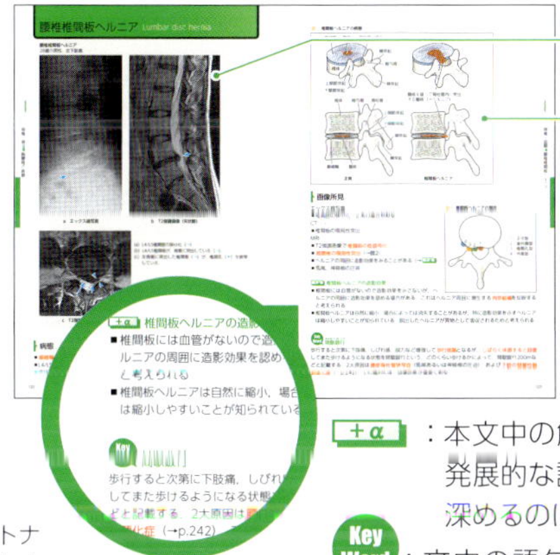

典型画像で読影力アップ

重要事項はイラスト付きで解説

+α：本文中の解説のうち，さらに発展的な説明を付加．理解を深めるのに役立ちます．

Key Word：文中の語句を詳しく解説．補足的な知識も得られます．

*本書の掲載画像には，『画像診断コンパクトナビ』『画像解剖コンパクトナビ』（医学教育出版社刊）より流用したものが含まれています．

序 ………………………………… ii
本書の構成 ……………………… iii
さらに勉強する読者のために ‥ vi

第1部 画像検査法

エックス線 ……………………… p.2
CT ………………………………… p.6
MRI ……………………………… p.10
超音波検査 ……………………… p.16
核医学検査 ……………………… p.18

第2部 画像解剖学

頭部 ……………………………… p.22
脊椎 ……………………………… p.28
上肢 ……………………………… p.38
下肢 ……………………………… p.44
胸部 ……………………………… p.50
腹部・骨盤 ……………………… p.54
血管 ……………………………… p.60

第3部 疾患各論

頭部

脳血管障害（CVD） ……………………………………………………… p.68
脳血管障害総論／脳出血／クモ膜下出血・脳動脈瘤／脳動脈奇形（AVM）／脳梗塞／もやもや病

頭部外傷 ……………………………………………………………… p.80
頭部外傷総論／急性硬膜外血腫／急性・慢性硬膜下血腫／脳挫傷

変性・脱髄疾患 ………………………………………………………… p.84
変性・脱髄疾患総論／アルツハイマー病／パーキンソン病／多系統萎縮症／特徴的な画像所見を示すその他の疾患〈進行性核上麻痺／ハンチントン病／ウィルソン病／MELAS／一酸化炭素中毒〉／多発性硬化症（MS）

脳腫瘍 ………………………………………………………………… p.96
脳腫瘍〈膠芽腫／びまん性星細胞腫／髄芽腫／転移性脳腫瘍／髄膜腫／下垂体腺腫／神経鞘腫〉

炎症性疾患・先天異常・その他の疾患 ……………………………… p.102
炎症性疾患〈脳膿瘍／クロイツフェルト－ヤコブ病〉／先天異常・周産期異常〈脳梁欠損／頭蓋早期癒合症／脳周囲白質軟化症〉／神経皮膚症候群／特発性正常圧水頭症

脊椎・脊髄

頸椎の疾患 …………………………………………………………… p.110
頸椎症／頸椎椎間板ヘルニア／後縦靱帯骨化症／関節リウマチ（環軸関節亜脱臼）

胸腰椎の疾患 ………………………………………………………… p.120
腰部脊柱管狭窄症／腰椎椎間板ヘルニア／腰椎すべり症／脊椎側弯症／脊椎炎・椎間板炎／強直性脊椎炎／転移性脊椎腫瘍

脊椎・脊髄の外傷 …………………………………………………………… p.132

脊椎圧迫骨折・破裂骨折／特徴的な画像所見を示すその他の脊椎骨折〈環椎破裂骨折（Jefferson骨折）／歯突起骨折／軸椎椎弓骨折（Hangman骨折）／棘突起骨折／Chance骨折／仙骨脆弱性骨折〉／脊髄損傷／腕神経叢引き抜き損傷

脊髄疾患 …………………………………………………………………… p.140

脊髄空洞症／脊髄腫瘍〈星細胞腫／上衣腫／血管芽腫／神経鞘腫／髄膜腫〉／二分脊椎・髄膜瘤／特徴的な画像を示すその他の脊髄疾患〈多発性硬化症（MS）／視神経脊髄炎（NMO）／Guillain-Barré症候群／脊髄ヘルニア／脊髄梗塞／脊髄動静脈瘻／平山病（若年性一側上肢筋萎縮症）〉

四肢

骨折・脱臼 ………………………………………………………………… p.154

骨折・脱臼総論／鎖骨・肩関節損傷〈鎖骨骨折／肩関節脱臼／肩甲骨骨折〉／上腕骨骨折〈上腕骨近位部骨折／上腕骨骨幹部・遠位部骨折〉／肘関節・前腕骨骨折〈肘関節骨折／前腕骨骨幹部骨折／前腕骨遠位部骨折〉／手の骨折／骨盤・大腿骨骨折〈骨盤骨折／大腿骨近位部・骨幹部骨折〉／膝関節周囲の骨折〈膝関節部骨折／下腿骨骨幹部骨折／脛骨疲労骨折〉／足の骨折

その他の骨関節疾患 ………………………………………………………… p.178

肩腱板断裂／石灰性腱炎／変形性骨関節症／発育性股関節形成不全／虚血性骨壊死／骨端症・離断性骨軟骨炎／膝靭帯損傷／膝半月板損傷

[全身疾患] 関節リウマチ（RA）／骨粗鬆症／先天性骨系統疾患／骨腫瘍

胸腹部・その他

胸部 ………………………………………………………………………… p.204

感染性肺炎／特発性間質性肺炎／無気肺／肺結核／原発性肺癌／肺気腫／気管支拡張症／気胸／胸水／珪肺症／石綿関連疾患／サルコイドーシス

腹部 ………………………………………………………………………… p.220

肝細胞癌／肝海綿状血管腫／肝嚢胞／転移性肝腫瘍／脂肪肝／胆石症・胆嚢炎／総胆管結石／胆嚢癌／膵癌／急性・慢性膵炎／腎細胞癌／尿路結石／膀胱癌／多発性嚢胞腎／生殖器の腫瘍性疾患〈子宮筋腫／子宮体癌／卵巣癌／前立腺癌〉

消化管 ……………………………………………………………………… p.236

消化管癌〈食道癌／胃癌／大腸癌〉／腸閉塞（イレウス）／炎症性腸疾患（IBD）

その他 ……………………………………………………………………… p.240

動脈疾患〈大動脈瘤／大動脈解離／閉塞性動脈硬化症／閉塞性血栓性血管炎（Buerger病）〉

索引 ………………………………… p.243

さらに勉強する読者のために

本書は画像医学の広範な領域をコンパクトにまとめ，典型的な画像をできるだけ多く掲載しましたが，個々の領域についての詳しい説明や，非典型的な画像については割愛せざるを得ませんでした．さらに勉強する読者のために，定評ある教科書を紹介します．

【骨関節領域】

◆『運動療法に役立つ 単純X線像の読み方』（青木隆明監修／浅野昭裕著，メジカルビュー社，2011）
骨関節外傷の単純X線写真について，術後をふくめ実際的な読み方が，現場に密着して広く，深く解説されている．いまのところこの分野で，これほど詳しく書かれたものは他にない．

◆『救急・当直で必ず役立つ！ 骨折の画像診断』（福田国彦他編，羊土社，2014）
全身の骨折について，まず冒頭に骨折分類をシェーマとともにあげ，それぞれに対応する画像所見が掲載されている．

◆『骨外傷画像診断ハンドブック』（江原茂著，メディカル・サイエンス・インターナショナル，2012）
骨折を中心とする骨外傷の簡潔，明快な教科書．比較的薄いので，基本的な知識を短時間に習得できる．

【頭部】

◆『決定版 頭部画像診断パーフェクト』（土屋一洋他編，羊土社，2011）
頭部領域の画像診断を網羅的に解説．CT，MRIが中心だが，それ以外の検査法も適宜掲載されている．

【胸部・腹部】

◆『胸部画像診断スタンダード』（高橋雅士他編，メディカル・サイエンス・インターナショナル，2013）
重要な胸部疾患それぞれについて，エックス線写真，CTを中心として必要十分な知識が記載されている．

◆『新・腹部画像診断の勘ドコロ』（高橋雅士監修／兼松雅之編，メジカルビュー社，2014）
CTを中心として，腹部，骨盤疾患それぞれについて，診断の要点を簡潔に解説している．

【複数の領域にわたるもの】

◆『PT・OT 基礎から学ぶ画像の読み方』（中島雅美他編，医歯薬出版，2014）
PT・OT国家試験の既出問題を用いて，骨関節，脳神経，胸部など全身の画像診断のポイントを簡潔に解説．個々の画像には，画像解剖も添えられている．

◆『ジェネラリストを目指す人のための画像診断パワフルガイド』
（山下康之著，メディカル・サイエンス・インターナショナル，2014）
全身の疾患の画像所見を，見開き2頁で解説，網羅したもの．画像診断専門医の知識の整理を目的として書かれたものだが，特定の疾患の画像所見を簡単に知りたいとき，辞書的に使うことができる．

◆『標準放射線医学』（西谷弘他編，医学書院，2011）
現在のところ最も標準的な放射線医学の教科書．画像診断学のみならず，放射線基礎医学，放射線治療学まで広く扱われている．必要な時に図書館で参照するとよい．

【画像解剖】

◆『画像解剖コンパクトナビ』（百島祐貴著，医学教育出版社，2011）
全身の画像解剖を，エックス線写真，超音波，CT，MRI，各種造影検査を用いて網羅的に詳述した標準的なアトラス．

◆『ポケット正常画像 A to Z』（後閑武彦編，メジカルビュー社，2012）
臨床に頻出する主な解剖学的構造にしぼって，全身の画像解剖を簡潔に把握できるように配慮されている．白衣のポケットにもはいる文庫サイズ．

第Ⅰ部 画像検査法

エックス線 p.002

CT p.006

MRI p.010

超音波検査 p.016

核医学検査 p.018

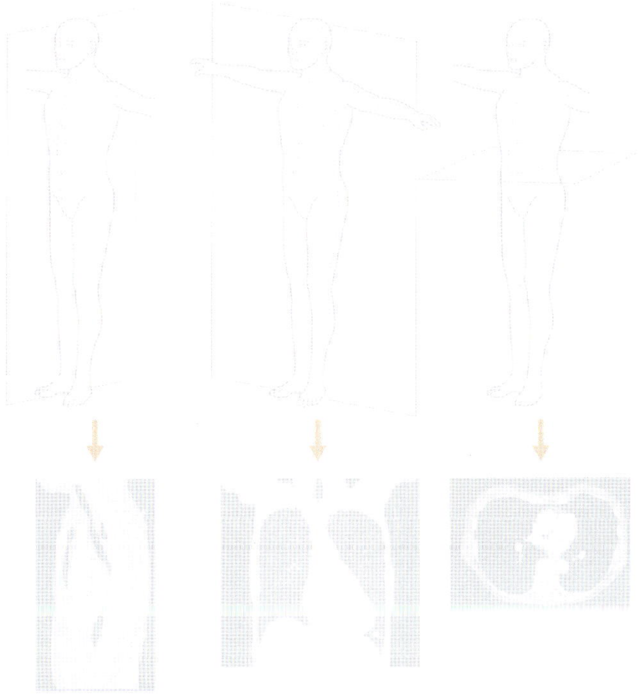

エックス線

エックス線撮影の基礎

エックス線

- 波長10^{-12}～10^{-8}m程度の電磁波（→図1）
- エックス線発生装置（エックス線管球）：タングステン製の陽極に高速電子を衝突させてエックス線を発生する（→図2）

図1　エックス線の波長

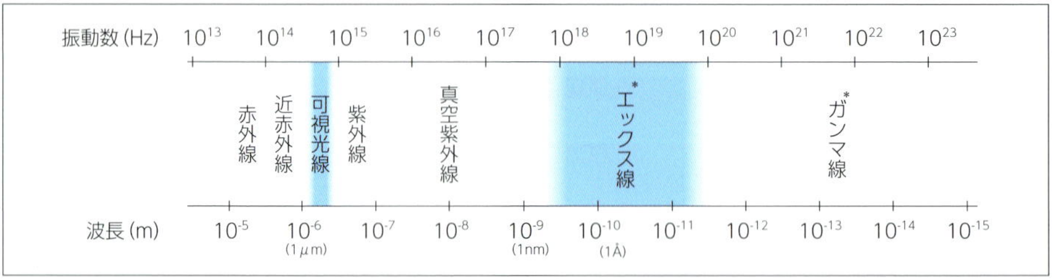

*エックス線とガンマ線は発生機序により区別され，エックス線発生装置など軌道電子の遷移によるものをエックス線，放射性物質の原子核崩壊によるものをガンマ線という．両者の波長には重複がある．

図2　エックス線撮影装置

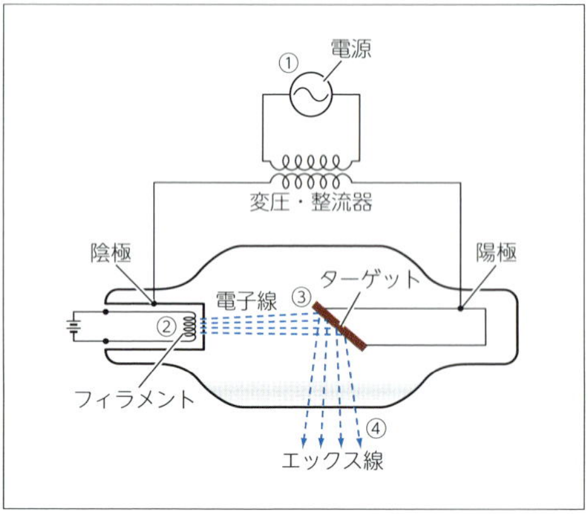

①陰極と陽極の間に高電圧を加えると
②陰極のフィラメントから熱電子が飛びだし，
③陽極のターゲット（タングステン）に衝突すると，
④エックス線が発生する

画像の白黒を決めるもの＝エックス線吸収係数

■エックス線写真の白黒（濃淡）は，エックス線吸収係数で決まる（→図3）
■**エックス線吸収係数**（μ）＝被写体に入るエックス線量と，出てくるエックス線量の比
　μが大きい＝吸収が大きい＝減弱が強い→エックス線写真では**白くなる**（高濃度）
　μが小さい＝吸収が小さい＝減弱が弱い→エックス線写真では**黒くなる**（低濃度）
■エックス線吸収係数に影響するもの
　μは被写体を構成する物質の**原子番号**（Z）の3乗，**密度**（ρ）におおよそ比例する
■従って，エックス線写真濃淡（白黒）に，組織の違い，正常と病変の違いが反映される

図3　エックス線吸収係数

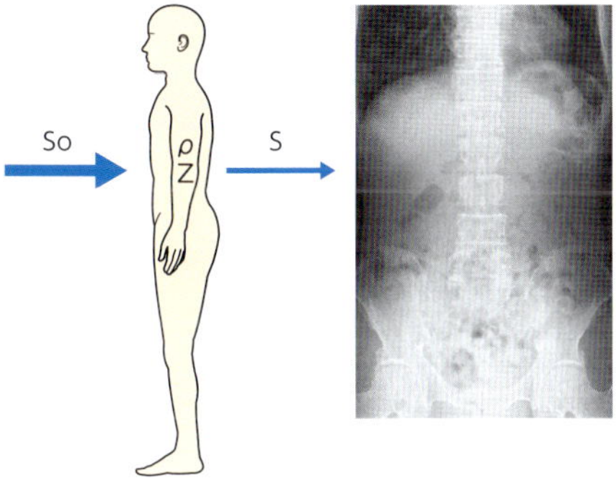

$$\mu = -\log \frac{S}{So}$$
$$\mu \propto \rho Z^3$$

So：照射するエックス線量
S：被写体から出てくるエックス線量
ρ：被写体の密度
Z：被写体の（平均）原子番号

■**骨はなぜ白いか**
　カルシウム（Ca 原子番号Z=20）を豊富に含むのでμが大きいから．しかし，骨腫瘍で正常骨が破壊されてカルシウムが失われると腫瘍は黒くなる（→**写真1**）
■**肺はなぜ黒いか**
　肺胞を満たす空気の密度が非常に低いのでμが小さいから．しかし，肺炎があると炎症細胞が浸潤して肺胞の空気が失われるため，肺炎の部分は白くなる（→**写真2**）

写真1　骨腫瘍

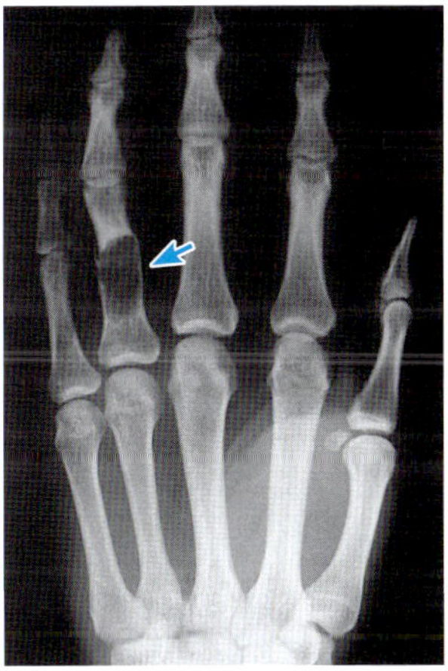

エックス線写真

骨はカルシウムを豊富に含むので白く写る．第4中手骨の腫瘍（→）は骨を破壊し，カルシウムが失われているため黒く見える．

写真2　肺炎

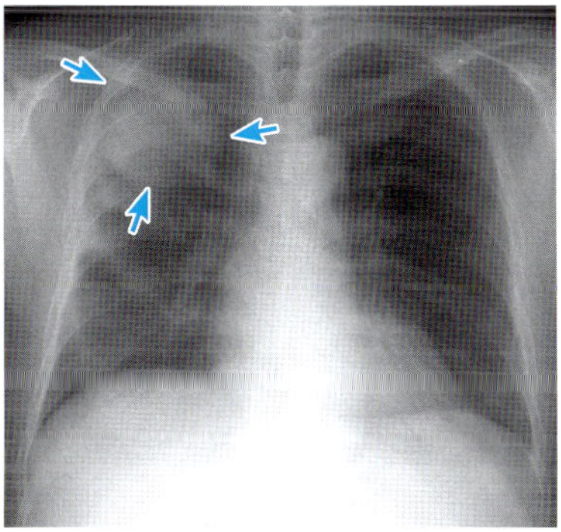

エックス線写真

肺の肺胞は空気で満たされているので黒く写る．右上葉の肺炎（→）は，炎症細胞が浸潤して肺胞の空気が失われるため白く見える．

エックス線撮影の実際

エックス線撮影法

- **デジタルエックス線撮影法**：被写体の後ろに，エックス線を入射すると微弱電流を発生する平面検出器（FPD）を置き，その信号をコンピューターで処理して画像を表示する（デジタルカメラと同じ原理．現在はほとんどがこの方式，→図4）
- **フィルム法**：被写体の後ろにエックス線フィルムを置いて撮影後，現像して観察する（従来のフィルム式カメラと同じ原理．現在はあまり行われなくなった）
- 撮影部位に応じて，標準的な撮影方法が決められており，原則としてそれに従って撮影する

例）胸部：正面，側面の2方向
　　腰椎：正面，側面，左斜位，右斜位の4方向

図4　エックス線撮影法

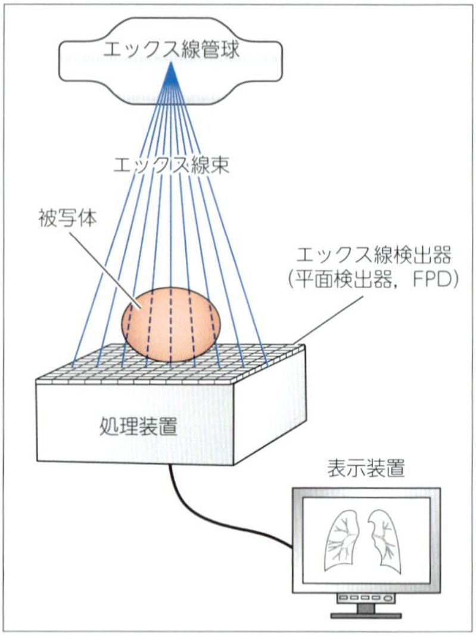

写真3　エックス線撮影の実際

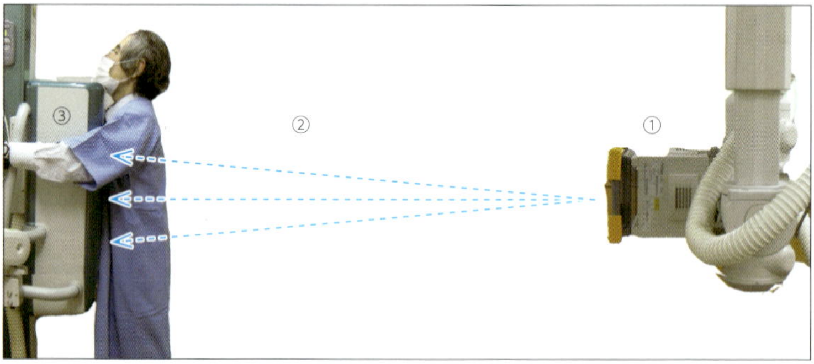

①エックス線管球
②エックス線束
③この中に平面検出器（FPD）あるいはエックス線フィルムが収められている

エックス線撮影の種類

- **単純エックス線撮影**：造影剤を使用しない（例：胸部エックス線写真，骨エックス線写真）
- **造影エックス線撮影**：造影剤を投与してから撮影する（→**写真4**，例：消化管造影，血管造影）

エックス線造影剤

- 原子番号が大きいためにエックス線吸収係数が大きい物質を体内に投与
  →造影剤のあるところが白くなり，特定の臓器を詳しく観察できる
- 現在使用されているエックス線造影剤は，次の2種類

バリウム製剤：硫酸バリウム（$BaSO_4$）の懸濁液．経口あるいは肛門から消化管内に投与する
ヨード製剤：血管内に注射針で注入，あるいは血管に挿入したカテーテルから注入する

＋α ヨード造影剤の副作用

- ヨード造影剤は，アレルギー反応による副作用をきたすことがある
- 軽度の副作用（発現率3%）：発疹，嘔気・嘔吐，頭痛など
- 重篤な副作用（発現率0.04%）：アナフィラキシーショック（血圧低下），気管支攣縮，肺水腫など
- 死亡はまれ（0.001%）

いろいろなエックス線造影検査

■**上部消化管造影**

方法：バリウム造影剤を口から飲み，食道，胃，十二指腸を造影する

目的：食道癌，胃癌，胃潰瘍，十二指腸潰瘍など

■**下部消化管造影**（＝注腸造影）

方法：バリウム造影剤を肛門から直腸に挿入した造影チューブから注入する

目的：大腸癌，潰瘍性大腸炎など

■**排泄性尿路造影**

方法：ヨード造影剤を静脈に注射し，数分後に腎～尿管～膀胱に排泄されたところで撮影する

目的：尿路結石，腎腫瘍など

■**血管造影**（＝アンジオグラフィー）

方法：血管内にカテーテル（細い管）を挿入し，そこからヨード造影剤を注入する

目的：動脈瘤，血管奇形，悪性腫瘍など

写真4　いろいろな造影検査

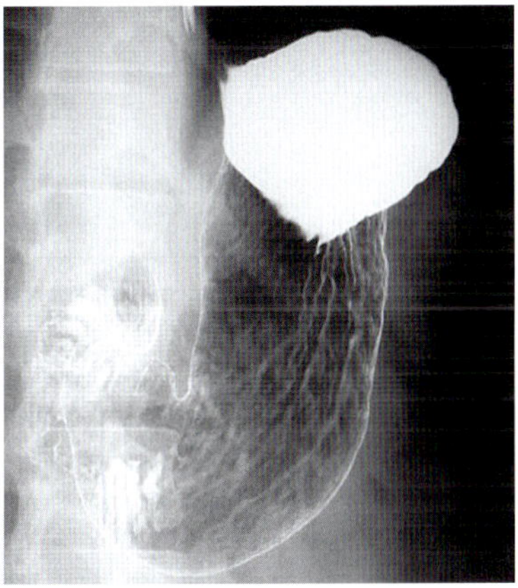

a　上部消化管造影

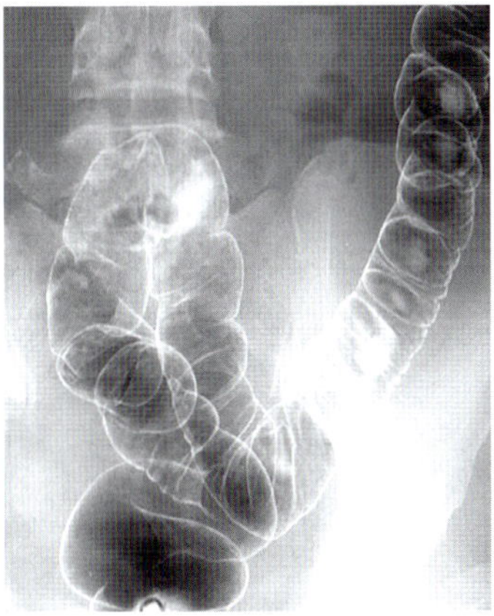

b　下部消化管造影（注腸造影）

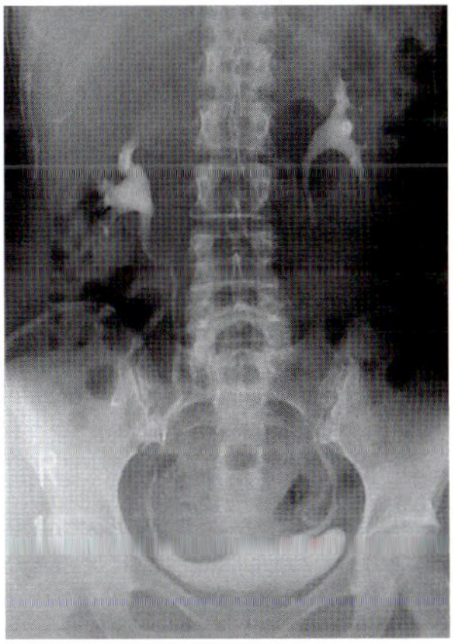

c　排泄性尿路造影

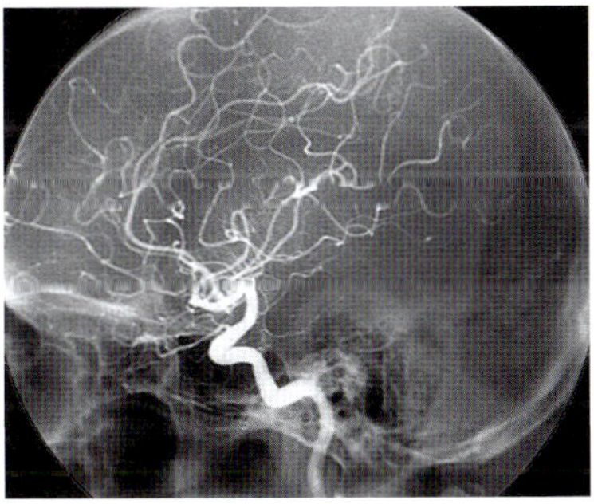

d　脳血管造影

CT

CTの基礎

撮影法

- 被写体をはさんで180°の位置に向き合ったエックス線管球とエックス線検出器が被写体の周りを回転しながら，エックス線を照射する（→図1）
- 頭部の場合はOM線（orbitomeatal line）に平行に撮影する（→図2）
- 多数方向からのエックス線吸収係数を計測し，コンピューターで処理して断層像を作成する
- 撮影できるのは軸位断面だが，後処理によって画像再構成することにより矢状断面，冠状断面を作成できる（→p.12）

図1　CTの原理

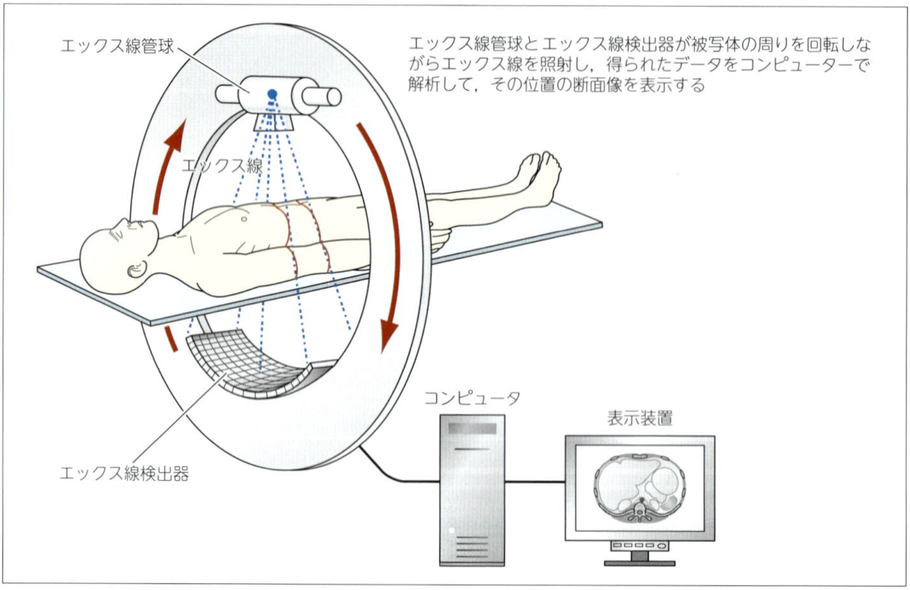

図2　OM線

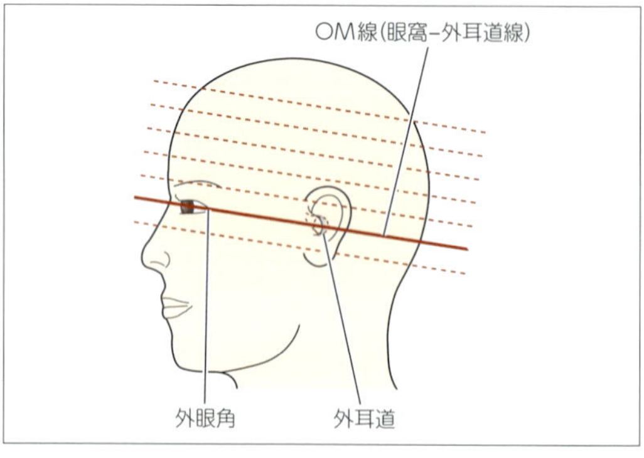

写真1　CT装置

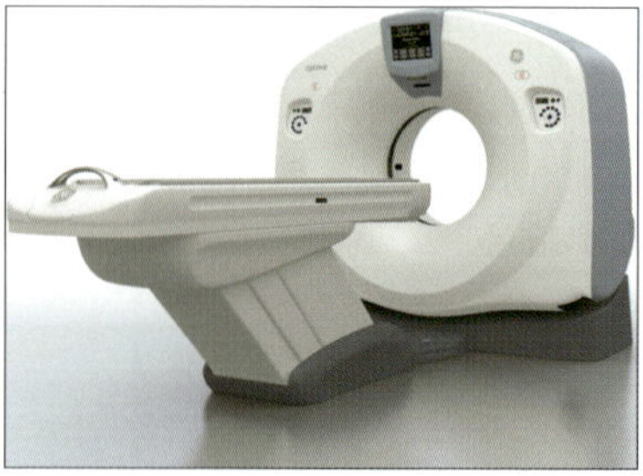

ドーナツ状部分の周囲を，エックス線管球とエックス線検出器がぐるぐると回転する．

CT値

- 水，空気（≒真空）をそれぞれ0，−1000として，いろいろな物質のエックス線吸収係数を相対的に表した数値（→図3）

$$CT値 = \frac{\mu_t - \mu_w}{\mu_w} \times 1000$$

μw：水のエックス線吸収係数，μt：組織のエックス線吸収係数

- 単位：HU（Hounsfield Unit）

図3　いろいろな組織のCT値

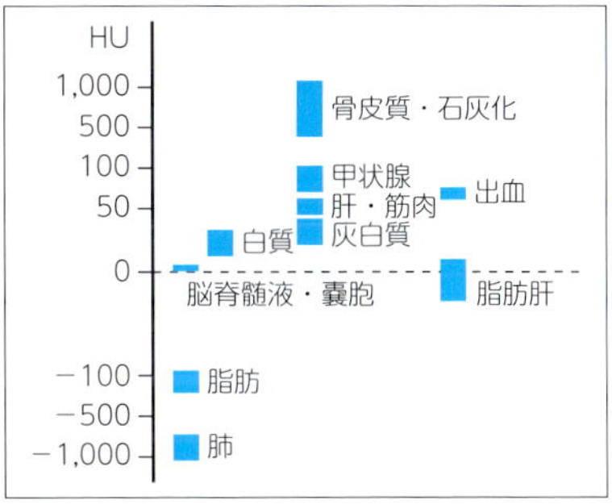

CTの読み方

画像の左右

- 軸位断の画像は，画像の右側が患者の左側になるように表示する（→図4）

図4　画像の左右

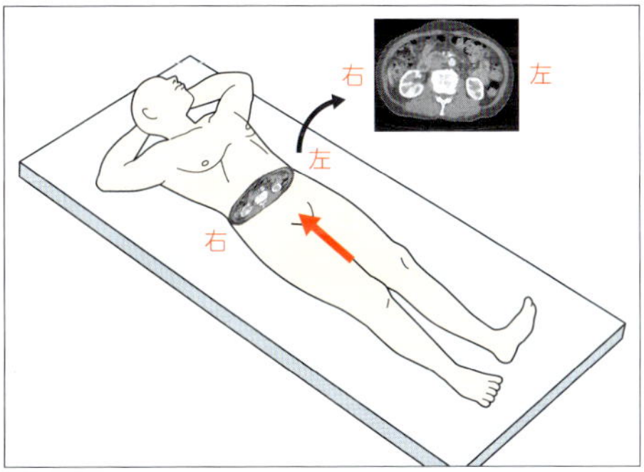

水平断面は足の方から見上げるように表示する（→）．従って，患者の右側は画面の向かって左側に表示される．

高吸収・低吸収

- CTの画像はグレイスケールで表示し，CT値が大きいものほど白く，小さいものほど黒く表示する（エックス線写真と同じ）
- 目的とする組織・病変が周囲の他の組織より白い（CT値が大きい）とき，その組織・病変は高吸収であると表現する．逆の場合は低吸収，両者が同程度の場合は等吸収という（→写真2）

写真2　高吸収・低吸収

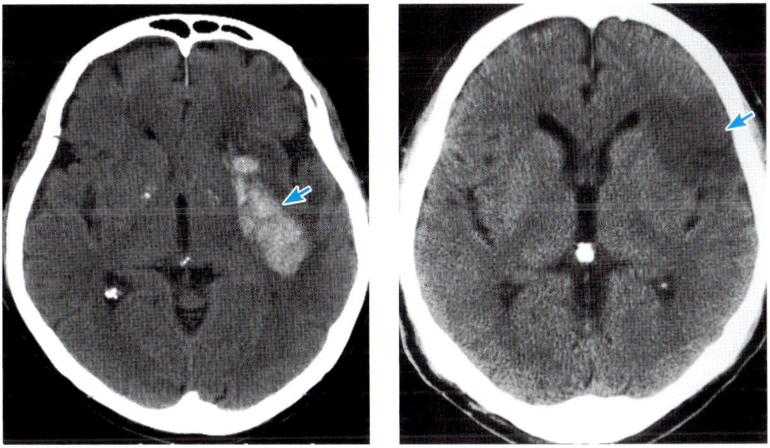

a　CT　　b　CT

(a) 高吸収病変．矢印の病変は，周囲の正常脳実質より白い（脳出血の例）．
(b) 低吸収病変．矢印の病変は，周囲の正常脳実質より黒い（脳梗塞の例）．

造影CT

- **単純CT**：造影剤を使用しないCT
- **造影CT**：ヨード造影剤（→p.4）を投与して撮影するCT．通常，肘静脈を穿刺して造影剤約100m*l*を静注する
- **造影効果**：造影CTにおいて，単純CTと比べて組織・病変のCT値が上昇する（白くなる）現象

正常組織の造影効果

- ほとんど全ての組織は造影効果を示す
- 造影効果を示さない組織

  脳・脊髄：血液脳関門（→Key Word）があり血中の造影剤が組織に移行しないため

  眼球のレンズ，硝子体，椎間板など：血管を欠くため

病変の造影効果

- ほとんど全ての病変は造影効果を示す
- 特に造影効果が強い腫瘍：髄膜腫，膠芽腫，肝細胞癌，腎細胞癌など（→**写真3**）

写真3　造影CTと造影効果

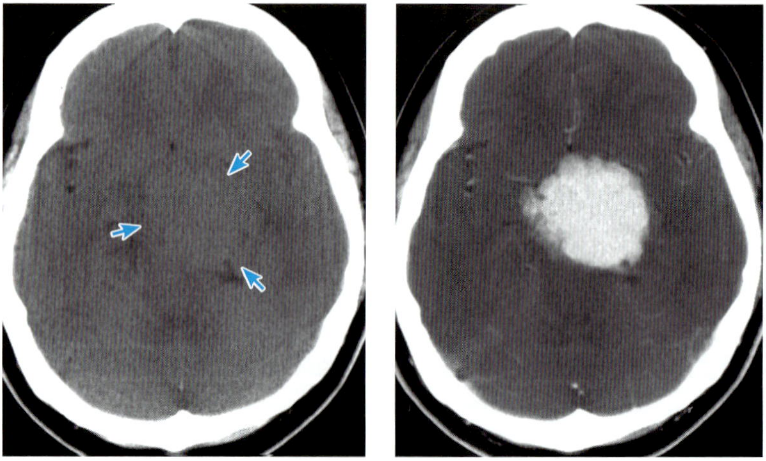

a　単純CT（造影前）　　b　造影CT

(a) 矢印の病変は正常脳実質とほぼ同程度の濃度を示す等吸収病変である．

(b) 病変は造影剤によって高吸収に変化している．この現象を造影効果という（髄膜腫の例）．

Key Word　血液脳関門

一般に，毛細血管壁をつくる内皮細胞の間には小さな間隙があり，血管内の物質が組織（間質）内に漏出する．ただし脳・脊髄ではこの間隙が通常の組織より狭いため，造影剤のように大きな分子は漏出しない．この構造を血液脳関門といい，重要臓器である脳・脊髄に血中の有害物質が影響を及ぼさないようにするための機構と考えられる

CT血管撮影（CTA）

- 造影剤を急速に注入し，血管の造影効果が最も強いタイミングで撮影し，特に高吸収になった造影効果をコンピューターによる画像処理で抽出すると，血管のみの画像が得られる．これをCT血管撮影という
- 通常の血管撮影は入院して鼠径部の動脈を穿刺する必要があるが，CTAは通常の造影CT（→左頁）と同じように外来で簡便に検査できる

写真4　CT血管撮影（CTA）

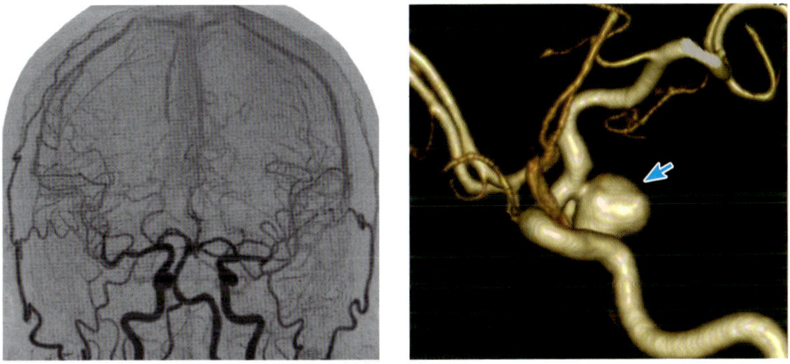

a　頭部正常像　　b　内頸動脈瘤（→）

+α ヘリカルCT

- CTの基本的な撮影法は，患者の位置を固定した状態でその周囲をエックス線管球が回転する方法だが，患者寝台を連続的に移動させながら，同時にエックス線管球を回転しながら撮影する方法（→図4）
- 管球の描く軌跡がらせん型（ヘリカル）になるので，ヘリカルCT（あるいはスパイラルCT）とよぶ．通常の撮影方法より高速に撮影できるので腹部CTなどに利用される

+α MDCT（多列検出器型CT）

- 従来のCTは，エックス線管球が1回転すると1枚の画像を撮影する方法であったが，最近は体軸方向に複数列（N＝4～320）配置され，1回転でN枚の画像を同時に撮影できるようになった．撮影時間を1/Nに短縮できる（→図4）
- これをMDCTというが，現在市場にあるCTはほとんどがこのタイプである

図4　CTの撮影法

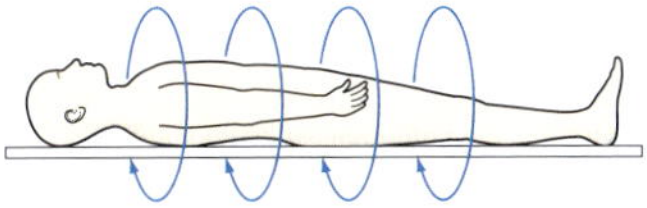

基本的なCTの撮影法

寝台の位置を固定し，エックス線管球が一回転して1枚の画像を撮影．寝台を次の撮影位置に動かして次の画像を撮影．これを繰り返す

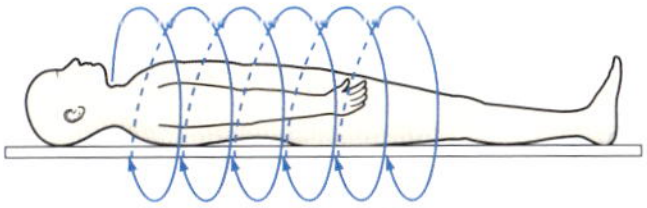

ヘリカルCT

エックス線管球を連続回転し，同時に寝台も連続的に移動しながら撮影する．管球が被写体の周囲に描く軌跡はらせん状となる．1枚ずつ撮影するよりも高速で，3次元CTに適した画像が得られる

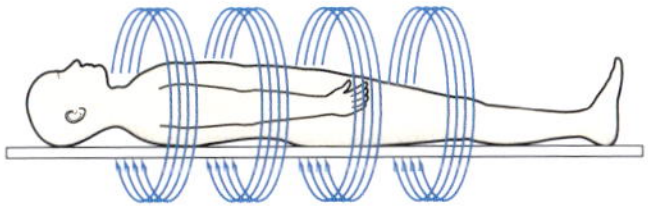

MDCT（多列検出器型CT）

従来のCTはエックス線管球が1列であるが，これを複数（現状では最大320列）配置したもの．同時に複数の断面を撮影でき，さらにヘリカル撮影を組み合わせることにより高速に撮影できる．標準的な撮影法である

MRI

MRIの基礎

MRIの原理

- 高磁場の中に被写体を置き，ここに特定の周波数の電磁波を照射すると，体内の水分子（H_2O）に含まれる水素原子（H＝プロトン）が励起され，同じ周波数の電磁波を発生する．これを磁気共鳴現象という（→図1）
- 個々のプロトンの置かれた状態は周囲の物質の影響を受けてそれぞれ異なり，それに応じて発生する電磁波の強度が異なる
- この電磁波の強度（＝信号強度）を分析し，それを画像の濃淡に表すことにより，その水素原子の状態の違いから，病変を正常組織と区別できる
- つまりMRIは，体内のプロトンの分布，状態を画像化したものである

＋α MRIの磁場強度

- 磁場の強さを表す単位はガウス（g）あるいはテスラ（T）（1T＝10,000g）で，MRI装置で使う磁場は，0.1〜3テスラ，最も標準的な装置で1.5テスラである．地磁気が0.6〜1ガウスであることを考えると，その1万倍以上という強い磁場である

図1　MRIの原理

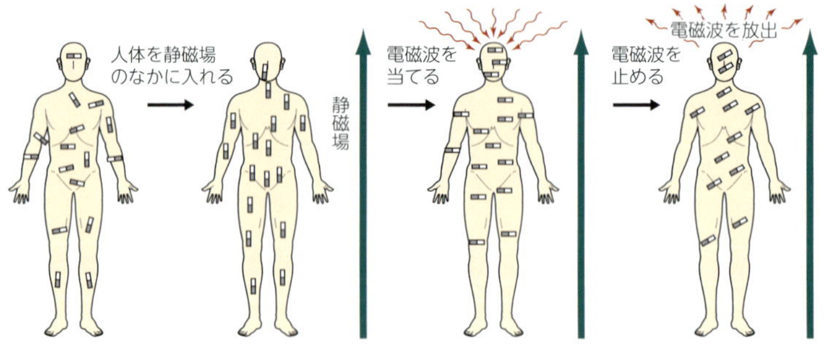

体内に無数にある水や脂肪の水素原子核（＝プロトン）は，微小な磁石とみなすことができるが，通常はランダムに配列している．
人体を強力な静磁場のなかに入れると，プロトンは静磁場の方向に整列する

特定の周波数の電磁波を照射すると，プロトンは向きを変えて横向きになる（共鳴現象）

電磁波を止めると，プロトンは元の方向に戻りながら電磁波を放出する（緩和現象）．その強さを表示したものがMRI画像．電磁波の強さは組織により異なるので病変を診断できる

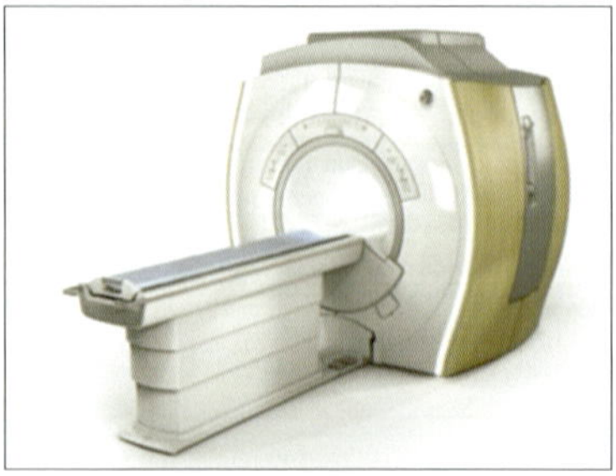

写真1　MRI撮影装置
見かけはCTに似ているが，ドーナツ状の部分の周囲にマグネットが収められている．

MRIとCTの比較

- MRIはエックス線被曝がなく人体に無害であることが最大の特長
- 禁忌：心臓ペースメーカー，薬剤注入ポンプなど体内埋込み式電子機器の装用者．ただし，最近はMRI対応型ペースメーカーが開発されており，その場合は撮影可能

表1　MRIとCTの比較

MRIが優れている点	MRI	CT
エックス線被曝	なし	あり
コントラスト分解能	高い	低い
造影剤の副作用	比較的少ない	比較的多い
血管の描出	造影剤がなくても可能	造影剤が必要
CTが優れている点	**MRI**	**CT**
検査時間	長い（10～30分）	短い（数分以内）
検査費用	比較的高い	比較的安い
空間分解能	低い	高い
骨・石灰化の診断	あまり良く見えないことがある	良く見える
肺病変の診断	ほとんど見えない	良く見える

表2　MRIとCTの部位別適応

		CT	MRI
頭部	脳	○	◎
脊椎	脊椎	○	◎
	脊髄	×	◎
胸部	肺	◎	×
	縦隔	○	◎
	心臓	○	○
腹部	肝胆膵	◎	◎
	腎	◎	◎
	消化管	◎	○
骨盤腔	子宮・卵巣	○	◎
	膀胱	○	◎
	前立腺	×	◎
骨関節	骨	◎	○
	関節	○	◎

◎：とてもよく見える
○：やや劣るがよく見える
×：あまりよく見えない

+α MRIの安全性

- MRIは強い磁場と微弱な電磁波を使用する．MRIが臨床に供されてから約35年経った現在，成人，小児，妊産婦を含め有害事象の報告はなく，基本的に安全と考えられている
- MRI検査時の注意：(1) 心臓ペースメーカー装用者：旧式ペースメーカーは禁忌の場合がある．(2) 金属物の持ち込み不可 (酸素ボンベ，車椅子など)．(3) 腕時計，磁気カードなどは破損することがある（→図2）

図2　MRI検査室入室時の注意事項

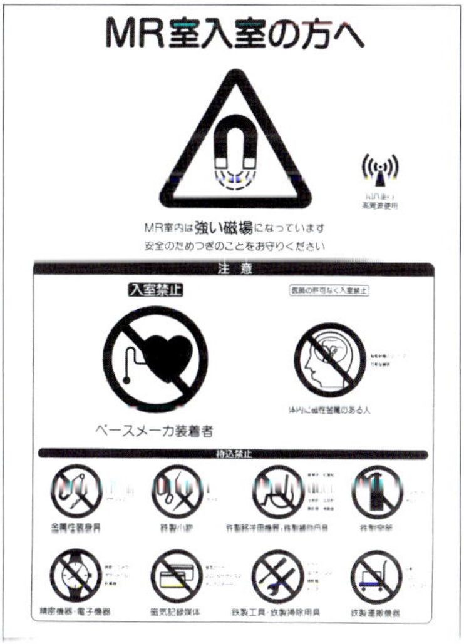

MRIの読み方

画像の左右

- 軸位断，冠状断（→Key Word）の画像は，CTと同じように画像の右側が患者の左側になるように表示する
- 矢状断の画像は，原則として画像の右側が患者の背側になるように表示する

Key Word　軸位断・矢状断・冠状断

断層画像の方向を表現する基本的な用語（→図3）．軸位断は体軸（頭尾方向）に直角な断面を指す

図3　基本的な断面の名称

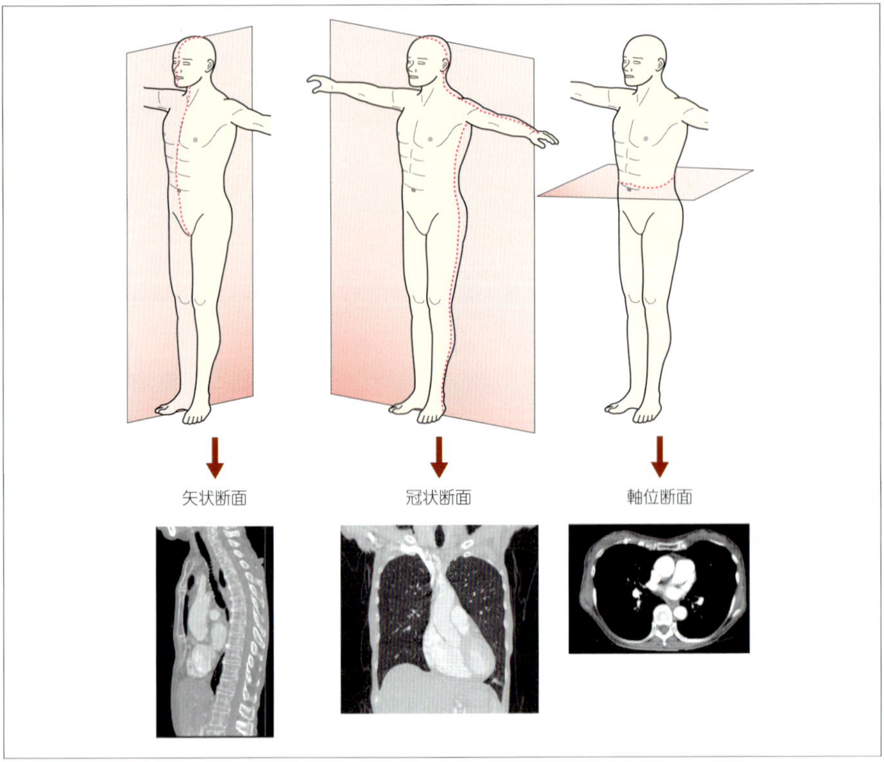

高信号・低信号

- MRIの画像はグレイスケールで表示し，**信号強度**（＝プロトンが発生する電磁波の強度）が強い部位は白く，弱いところは黒く表示する
- 目的とする組織・病変が周囲の他の組織より白い（信号強度が大きい）とき，その組織・病変は**高信号**であると表現する．逆の場合は**低信号**，両者が同程度の場合は**等信号**という（CTにおける高吸収・低吸収と同じように考えればよい，→写真2）

写真2　高信号・低信号
p.7写真2bと同じ症例．

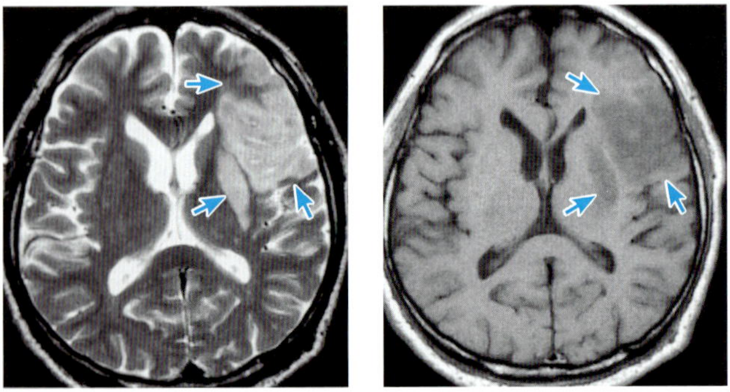

a　T2強調画像　　b　T1強調画像

(a) 高信号病変．病変部（→）は周囲の正常脳実質より白い．
(b) 低信号病変．病変部（→）は周囲の正常脳実質より黒い．

MRI画像の種類

■MRIでは，撮影装置の設定によりいろいろな種類の画像を撮影することができ，それを比較することにより診断する（→表3，写真3）

表3　いろいろなMRIの撮影法とその特徴

	特徴	高信号を示す病変・組織	低信号を示す病変・組織
T1強調画像	水が真っ黒 T1値が小さいほど高信号 白質＞灰白質	脂肪 亜急性期の出血（メトヘモグロビン） 濃度の高い液体（高蛋白濃度） メラニン ガドリニウム(Gd)による造影効果	水（脳脊髄液など） 大部分の病変
T2強調画像	水が真っ白 T2値が大きいほど高信号 灰白質＞白質	水（脳脊髄液など） 大部分の病変	急性期の出血（デオキシヘモグロビン） 慢性期の出血（ヘモシデリン） 濃度の高い液体（高蛋白濃度） メラニン
T2*強調画像（T2スター）	磁場の不均一に敏感．鉄沈着，ヘモシデリンなどが真っ黒	T2強調画像と同じ	急性期出血，慢性期出血 異常鉄沈着
FLAIR（フレア）	T2強調画像だが，例外的に水が真っ黒 脳でのみ撮影	T2強調画像と同じ	水（脳脊髄液など） T2強調画像と同じ
拡散強調画像	拡散が低下すると高信号	急性期脳梗塞 膿瘍 類表皮腫	

写真3　いろいろなMRIの撮影法とその特徴

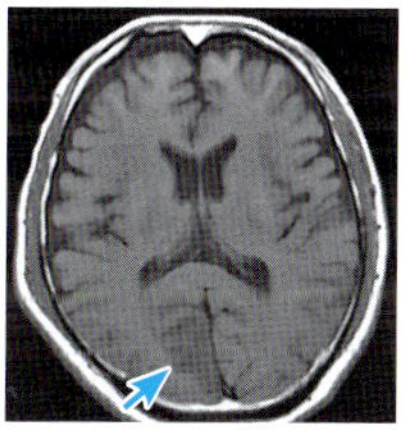

T1強調画像

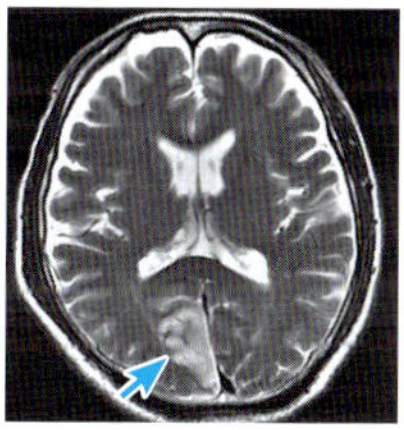

T2強調画像

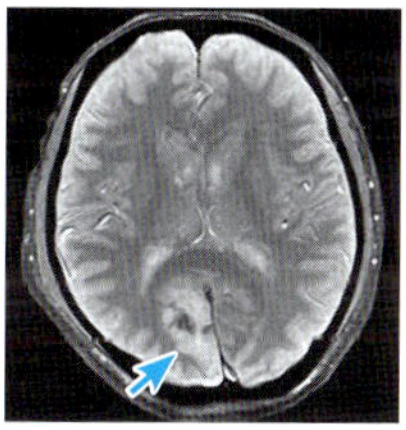

T2*強調画像

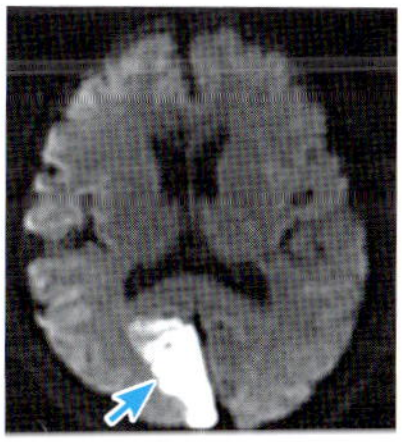

拡散強調画像

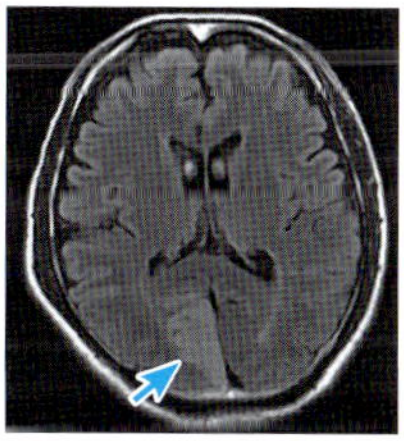

FLAIR

急性期脳梗塞．左後頭部葉の急性期梗塞巣はT1強調画像で低信号，その他の画像では高信号である（→）．出血に鋭敏なT2*強調画像は，出血性梗塞を反映して内部に低信号が混在している．

＋α　T1値とT2値

■T1値，T2値は，それぞれ縦緩和時定数，横緩和時定数といわれ，磁気共鳴現象においてプロトンから放出される電磁波の強度の経時的変化を表す基本的な物理定数．その物理的意味を知らなくても画像は読めるので，ここでは説明を省略するが，興味のある方は巻頭の参考図書を参照されたい．

MR血管撮影（MRA）

- MRIは体内の水分子のプロトンの分布を画像に表す方法であるが，移動しているプロトンと静止しているプロトンでは信号強度が異なる
- これを利用して，移動しているプロトンだけが高信号となるような画像を作成すれば，血流を選択的に画像化することができる．このような撮影法をMR血管撮影（MRA）という
- MRAでは，造影剤を用いることなく従来の血管造影に相当する画像を得ることができる（→**写真4**）

写真4　MR血管撮影

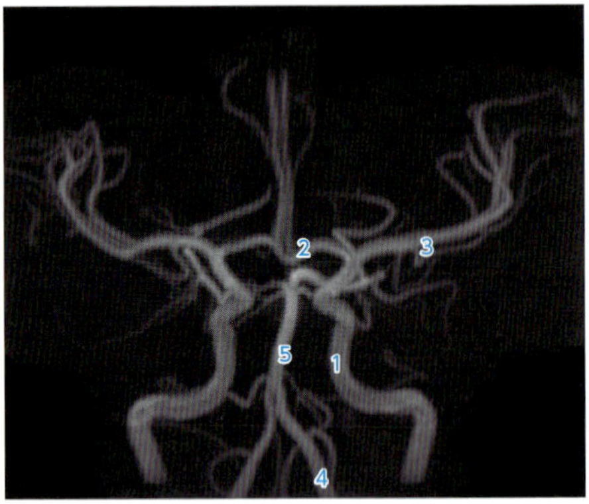

解剖名
1 内頸動脈
2 前大脳動脈
3 中大脳動脈
4 椎骨動脈
5 脳底動脈

MRA

頭部正常例．造影剤を使用せずに血管の画像が得られる．

MR胆管膵管撮影（MRCP）

- T2強調画像では水が高輝度，すなわち白く見える．特にT2強調度が極めて強い画像を撮影すると，液体だけが真っ白で，それ以外の構造が真っ黒な画像が得られる．MR水画像（MR hydrography）という
- 上腹部でこのような撮影をすると，胆道系内の胆汁，および膵管内の膵液だけが白く描出され，これを画像処理により3次元的に再構成して表示すると胆管，膵管だけを描出できる．これをMR胆管膵管撮影（MRCP）という（→**写真5**）

写真5　MR胆管膵管撮影

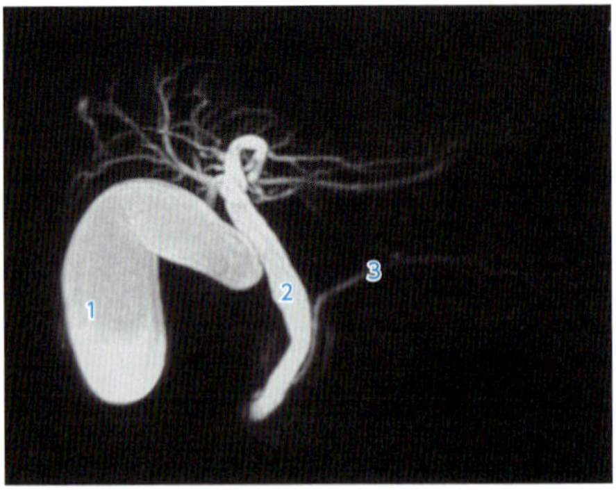

解剖名
1 胆嚢
2 総胆管
3 主膵管

MRCP

正常例．造影剤を使用せずに胆管や膵管の画像が得られる．

拡散強調画像

- 細胞内液，細胞外液の**水分子の拡散現象**（→Key Word）を画像の濃淡に表す特殊な撮影法で，拡散係数が小さいほど高信号に（白く）なる（→**写真2**）
- **脳梗塞の初期**には，虚血によりNa-Kポンプが停止するために細胞外の水が細胞内に移動して細胞が膨化するため水分子が動きにくくなって拡散係数が低下し，拡散強調画像で高信号となる

造影MRI

- MRIで使用する造影剤は**ガドリニウム製剤**で，CTと同じように肘静脈から静注して用いる
- ガドリニウム原子（Gd）は磁性をもつため，MRIの信号強度に影響を与え，造影剤のある部分は**T1強調画像で高信号**となる（T2強調画像ではほとんど変化しない，→**写真6**）
- 組織，病変の造影効果の有無，強さはCTに準じて考えてよい

写真6　造影MRIと造影効果

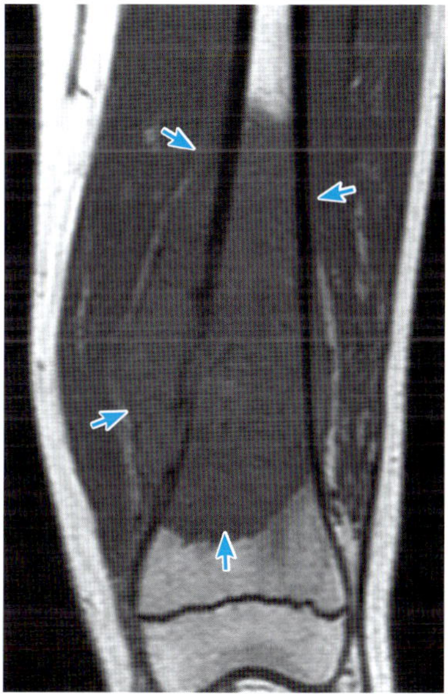

a　T1強調画像

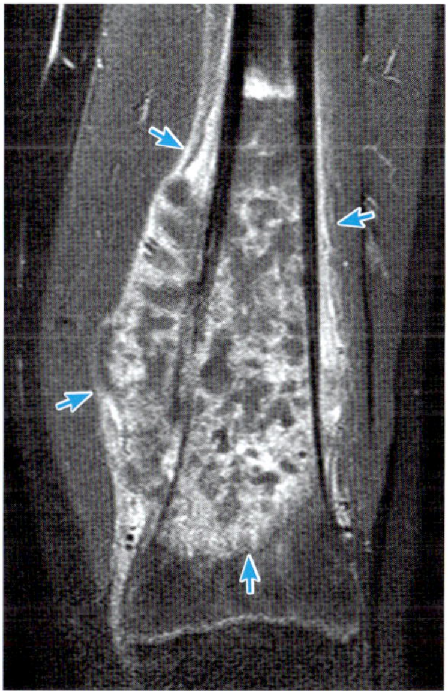

b　造影T1強調画像

(a) 造影前．大腿骨の骨肉腫（→）．
(b) 造影後．腫瘍は造影効果を示し，高信号となっている（→）．

＋α　Gd造影剤の副作用

- Gd造影剤も，CTのヨード造影剤と同じようなアレルギーによる副作用があるが，ずっと低頻度
- **腎性全身性線維症（NSF＊）**：Gd造影剤に特有の副作用．高度の腎障害がある患者で，強皮症のような皮膚症状（皮膚の硬化）がまれに発生する
- 従って，腎不全など高度の腎機能低下がある場合，Gd造影剤は禁忌

＊NSF：Nephrogenic Systemic Fibrosis

Key Word　拡散現象

水の中にインクを垂らすと，インクは徐々に広がってやがて均一になる．これは水分子の微小な動き（熱分子運動）によるもので，物理学で拡散現象という．拡散の度合いは拡散係数で表し，分子の動きが活発なほど拡散係数は大きくなる

超音波検査

超音波検査の基礎

原理

- 生体に超音波を照射し，臓器や組織からの反射波の強度，遅延時間を計測して，画像に表示する
- 物質中の超音波の速度は，物質によってそれぞれ異なる．超音波は速度が異なる組織の境界面で反射するので，病変と正常組織を区別することができる

図1　超音波検査の原理

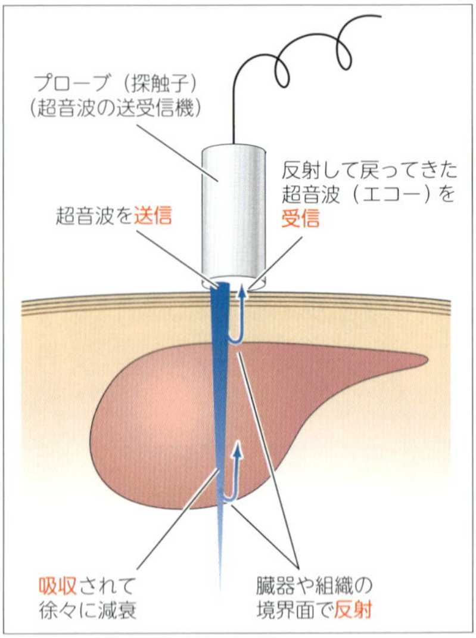

+α 超音波の周波数

- 人間の耳に聞こえる音波の周波数（可聴周波数）は20〜20,000Hzとされ，これよりも高い周波数の音波を超音波という．医用超音波検査に使用される超音波は3M〜10MHzで，周波数が高いほど空間分解能が向上するが，深達度が低下する．このため，例えば乳腺，甲状腺など表在臓器の検査には10MHz，腹部の検査には5MHzなど，適宜使い分ける

検査法

- 超音波の送受信機が組込まれたプローブ（探触子）を体表に密着させると，その直下の超音波像がリアルタイムに画面に表示される
- プローブの位置，向きを適宜変えながら観察する

超音波の読み方

高エコー・低エコー

- 超音波画像はグレイスケールで表示し，反射波の輝度が高いほど白く表示する
- 周囲の正常組織より，反射波の輝度が高い組織を高エコー性，低い組織を低エコー性という
- 特にエコーが全くない（真っ黒な）状態を無エコーという（→**写真1**）

音響陰影

- 著しく高エコー性の組織では，超音波がすべて反射されてしまうため，その背後が無エコーとなる．これを音響陰影という（→**写真2**）
- 胆石，腎結石など，石灰化の強い病変で認められる

+α 超音波ドプラ法

- 近づいてくる電車と遠ざかる電車では，警笛音の高さ（周波数）が異なるのがドプラ効果であるが，これと同じ原理で血管内を移動する血球成分が反射する超音波の周波数が，その方向と速度によって変化することを利用して，血流を画像化するのが超音波ドプラ法である
- 一般にプローブから遠ざかる血流を青，近づく血流を赤で表示する（→**写真3**）
- 血管内の血液の流速を測定したり，腫瘍内の血流の有無を知ることができる

写真1　高エコー・低エコー

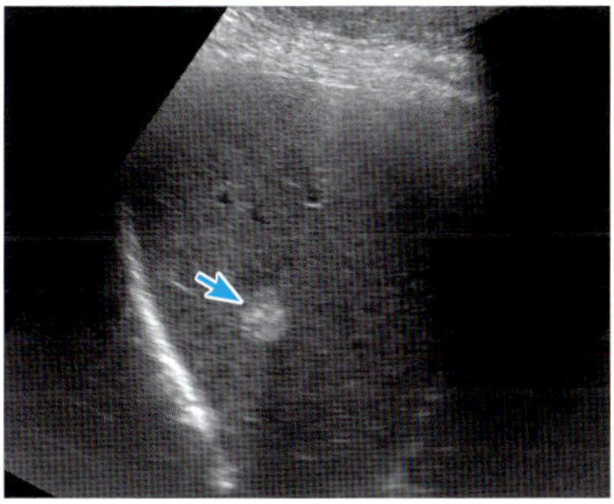

a　超音波画像

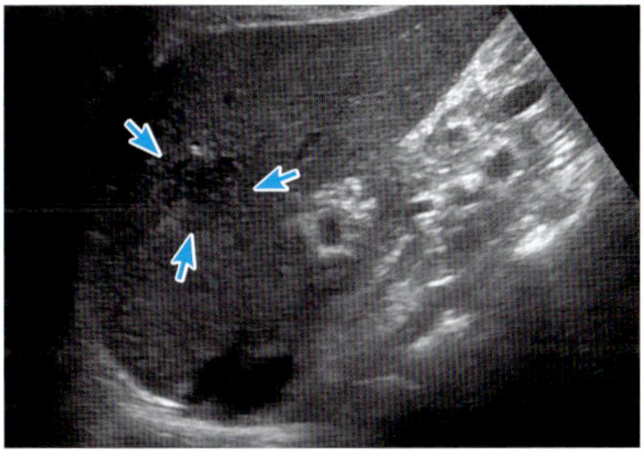

b　超音波画像

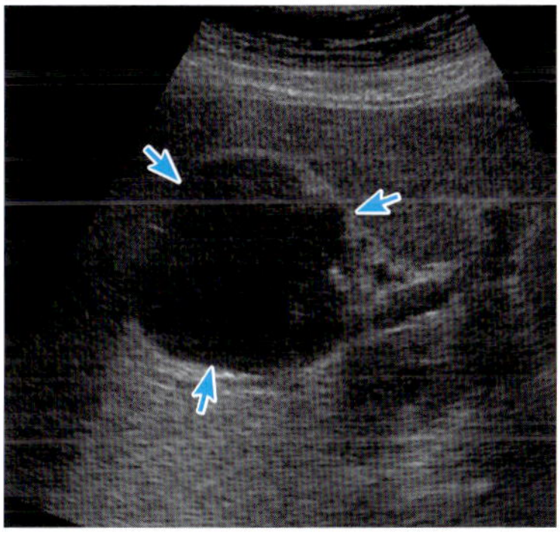

c　超音波画像

(a) 高エコー病変．病変は周囲の肝実質よりも白い（→）．肝血管腫の例．
(b) 低エコー病変．病変は周囲の肝実質より黒い（→）．肝細胞癌の例．
(c) 無エコー病変．病変は真っ黒で，内部にほとんどエコーがない（→）．肝嚢胞の例．

写真2　音響陰影

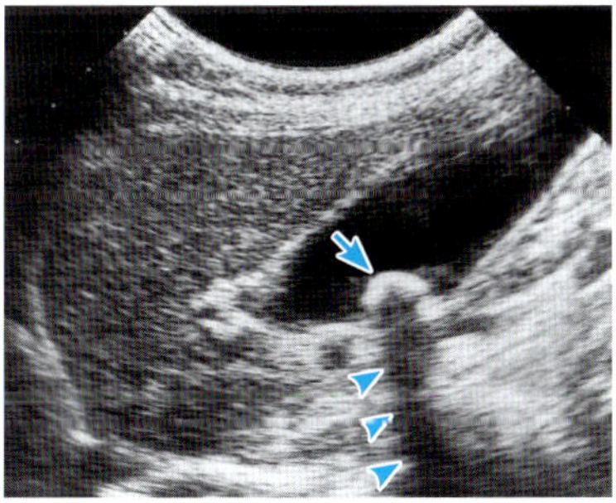

超音波画像

著しい高エコーの胆石（→）の背側に音響陰影（►）が認められる．

写真3　超音波ドプラ画像
腎細胞癌の例

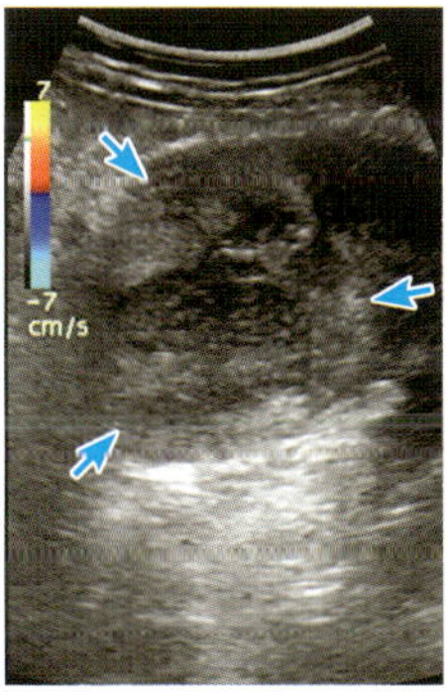

a　超音波画像

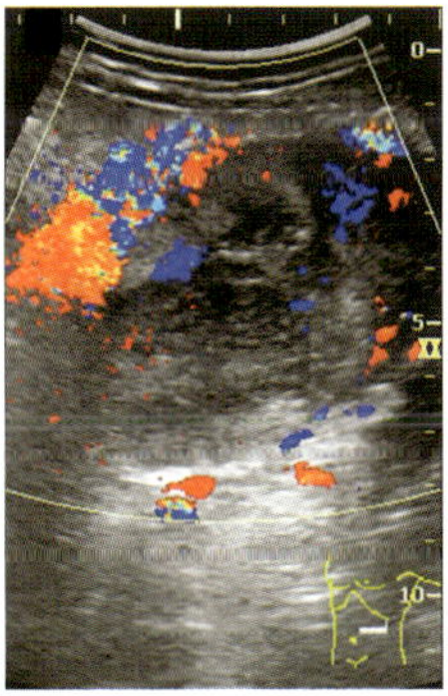

b　超音波ドプラ画像

(a) 通常の超音波画像．高エコーと低エコーが混在する不整な腎腫瘤（→）．
(b) 色のついている部分は血流があることを示し，血管が豊富な腫瘍であることが分かる．

核医学検査

核医学検査の基礎

放射性同位元素

- 同位元素（アイソトープ）：原子番号（＝陽子の数）が同じで，質量数（＝陽子の数＋中性子の数）が異なる元素を同位元素という
- 放射性同位元素（ラジオアイソトープ）：同位元素の中には放射線を放出して別の物質に変化する性質，すなわち放射能を有するものがあり，これを放射性同位元素という
- 半減期：放射性同位元素が別の物質に変化する率がそれぞれ決まっており，その量が半分になる時間を半減期という

表1　診断に使用する主な放射線同位元素と半減期

核種	半減期	主な用途
^{18}F	110分	PET，腫瘍シンチグラム（^{18}F-FDG）
^{67}Ga	78時間	腫瘍・炎症シンチグラム（クエン酸^{67}Ga）
^{81m}Kr	13秒	肺換気シンチグラム
^{99m}Tc	6時間	甲状腺（$^{99m}TcO_4^-$），骨（^{99m}Tc-MDP）など
^{111}In	2.8日	脳脊髄液シンチグラム（^{111}In-DTPA）
^{123}I	13時間	甲状腺シンチグラム（$Na^{123}I$）
^{131}I	8日	副腎皮質シンチグラム（^{131}I-アドステロール）
^{133}Xe	5.3日	肺換気シンチグラム
^{201}Tl	74時間	腫瘍，心筋血流シンチグラム（$^{201}TlCl$）

検査法

- 体内で代謝されるいろいろな物質に放射線同位元素を化学的に結合させ（＝ラベリング），これを体内に投与する
- その物質が代謝されて体内に分布したところを見計らって，放射性同位元素が放出する放射線（主にγ線，→Key Word）を撮影装置（ガンマカメラ，SPECT）でとらえて画像化する．画像はシンチグラムともいう
- この画像は，それぞれの物質の体内動態を反映しているので，機能的な情報が得られる．このような画像を機能的画像という（これに対してエックス線写真，CT，MRIなどは形態的な情報しか得られない）

Key Word γ線（ガンマ線）

γ線はエックス線と同様に電磁波で，波長も同じ（10^{-12}～10^{-8}m程度，→p.2）だが，放射線同位元素から発生するものをγ線，エックス線発生装置から発生するものをエックス線とよぶ

ガンマカメラ・SPECT

体内の放射性同位元素から発生するγ線を検出して画像化する装置をガンマカメラという．エックス線撮影におけるエックス線フィルムや蛍光板に相当する．さらにガンマカメラを回転させて，CTのような断層画像を撮影するのがSPECT*で，現在使用されている装置はほとんどがこの方式である（→写真1）

*SPECT：single photon emission computed tomography

写真1　SPECT

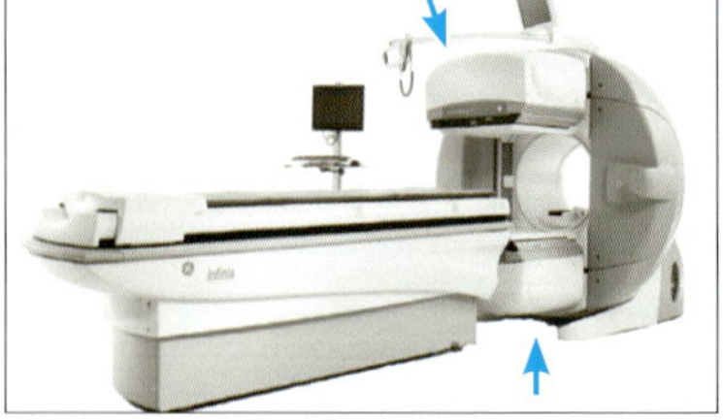

上下にγ線をとらえるガンマカメラがあり（→），これが回転することによってCTと同じような断層像も撮影することができる．

核医学検査の実際

■核医学検査には非常に多くの種類があるが，ここでは特にPT・OTが扱う疾患の診断に関連するものを取り上げて解説する

脳血流シンチグラム

検査法

■^{123}I-IMPなどを静注，約20分後に撮影
■脳血流が多いところほど多く集積する

臨床応用

■アルツハイマー病：頭頂葉，側頭葉，後部帯状回，楔前部の血流低下
■脳梗塞：梗塞部位の血流低下（→**写真2**）

心筋交感神経シンチグラム

検査法

■^{123}I-MIBGを静注．15～30分後に撮影
■正常では心筋に均等に分布する

臨床応用

■心筋梗塞：梗塞部の集積不良
■パーキンソン病，びまん性レビー小体病：心筋全体に集積不良（→**写真3**）

写真2

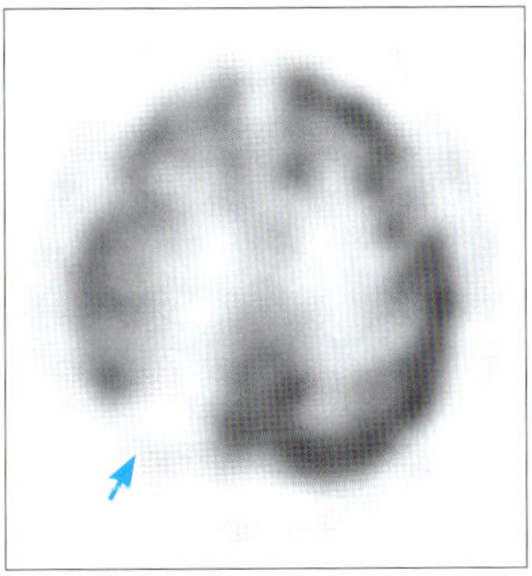

脳血流シンチグラム（SPECT）
脳梗塞．右頭頂葉の血流が低下している（→）．

写真3

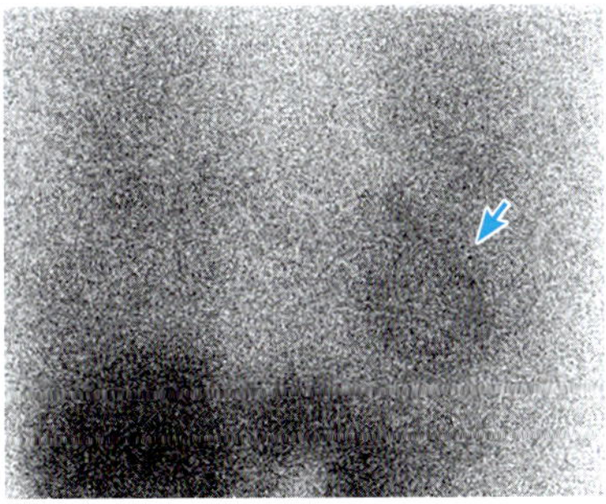

心筋交感神経シンチグラム
正常例．心筋に均一な集積が認められる（→）．パーキンソン病ではこの集積が不良となる（→p.88）．

骨シンチグラム

検査法

- ^{99m}Tc-MDPを静注，約3時間後に撮影
- 骨代謝の亢進している部位に集積する

臨床応用

- 特に有用な疾患：骨腫瘍，骨髄炎，急性期骨折（→**写真4**）

写真4
前立腺癌の骨転移

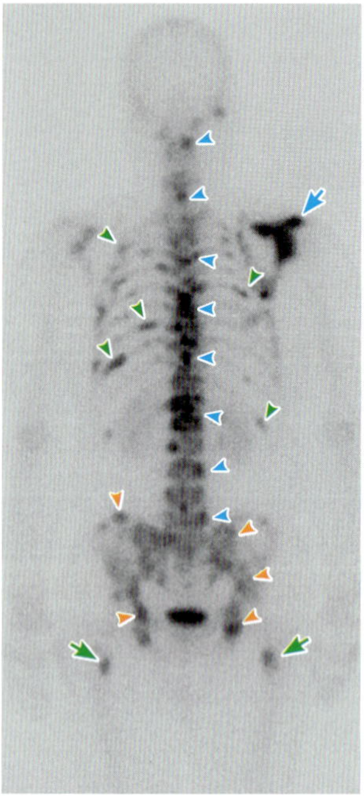

脊椎（►），肋骨（►），骨盤骨（►），大腿骨（→），肩関節（→）などに転移巣が多発している．

骨シンチグラム

+α PET

- 放射性同位元素の中には^{18}Fのように**陽電子**（positron）を放出するものがあり，これを利用するのが**PET**（Positron Emission Tomography，陽電子放出断層撮影）である．通常のγ線放出核種を使用するSPECTより，計測感度，精度が高い
- 現在もっとも普及しているのが^{18}**FDG**（Fluorodeoxyglulose）によるPETで，特に悪性腫瘍に強く集積することから，癌の診断，ステージングに用いられている（→**写真5**）

写真5　PET（^{18}FDG）
悪性リンパ腫

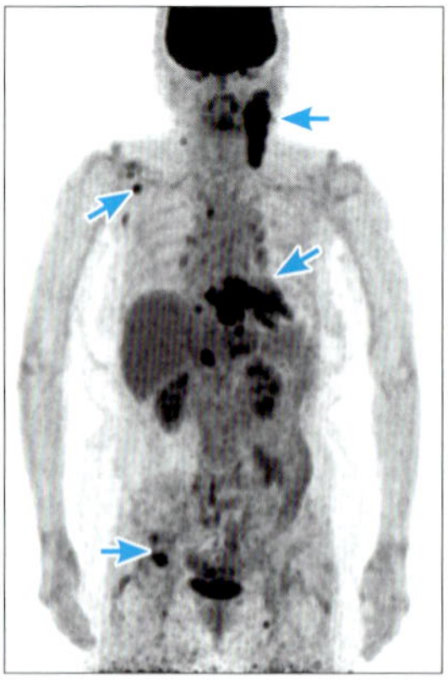

a　PET

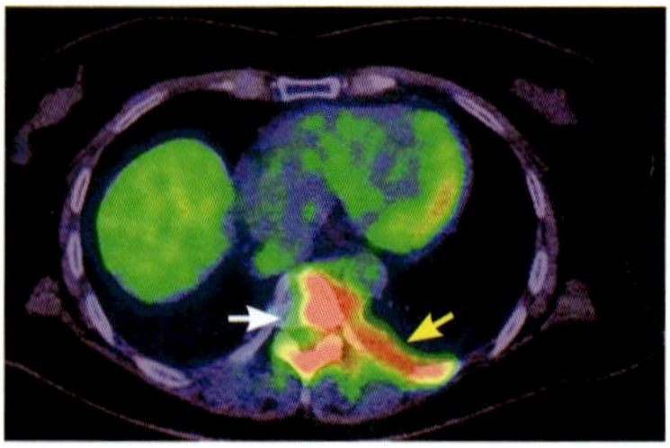

b　PET-CT

(a) 頸部，腋窩，胸椎，鼠径部などに病変が多発している（→）．
(b) 胸椎（⇨），肋骨（⇨）に高集積が認められる．

第Ⅱ部 画像解剖学

頭部

解剖の基本 p.022

正常画像 p.024

MRI水平断・MRI矢状断／MRI冠状断／MRA

脊椎

解剖の基本 p.028

正常画像 p.030

エックス線／CT矢状断・水平断／MRI矢状断・水平断

上肢

解剖の基本 p.038

正常画像 p.040

エックス線／MRI冠状断・水平断・矢状断

下肢

解剖の基本 p.044

正常画像 p.046

エックス線／MRI矢状断・水平断・冠状断

胸部

解剖の基本 p.050

正常画像 p.051

エックス線／CT水平断

腹部・骨盤

解剖の基本 p.054

正常画像 p.056

エックス線／CT水平断／MRI矢状断・水平断／MRCP／消化管エックス線造影

血管

解剖の基本 p.060

正常画像 p.063

エックス線造影

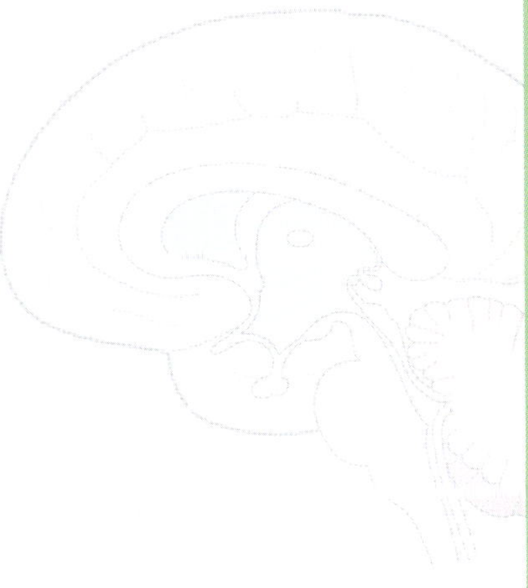

頭部 解剖の基本

図1 脳表の解剖

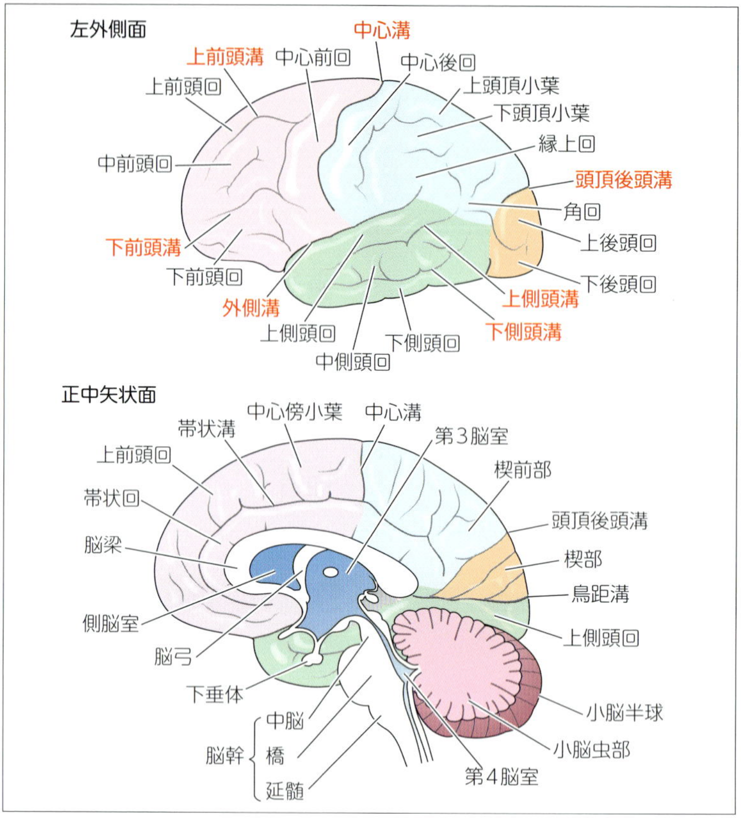

図2 脳室の解剖

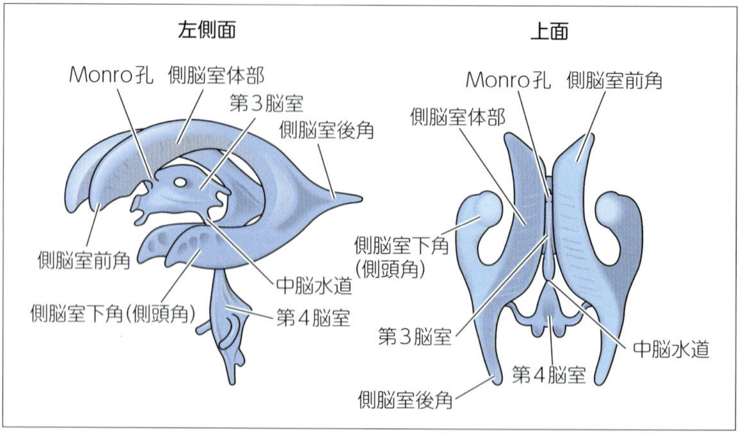

図3　水平断－脳葉の区分

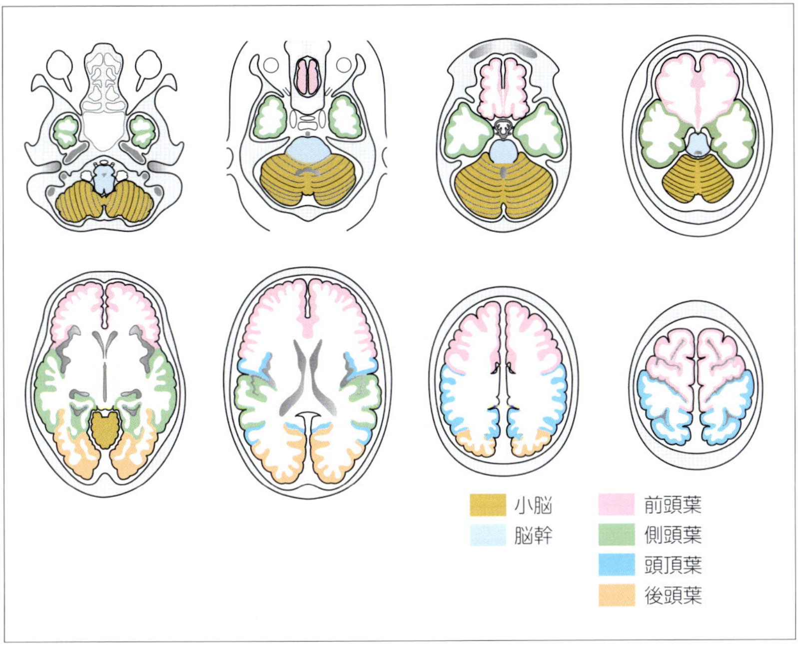

図4　水平断－血管支配

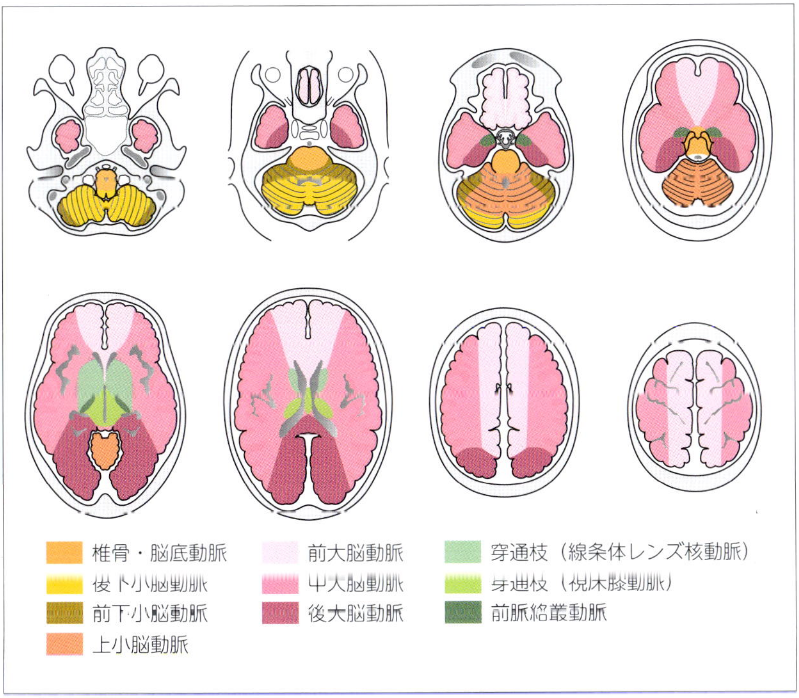

頭部 正常画像

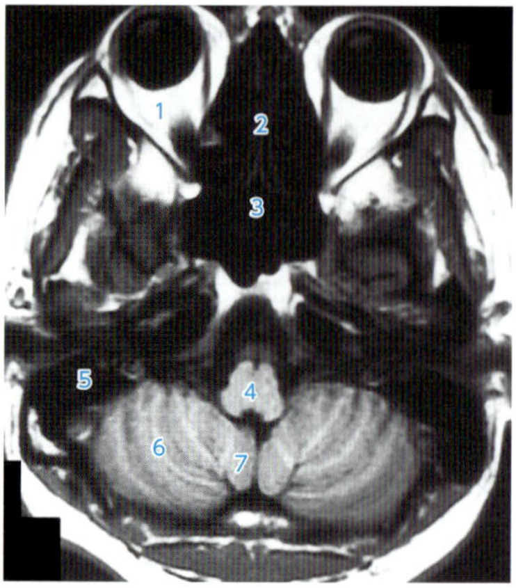

MRI T1強調画像（水平断）

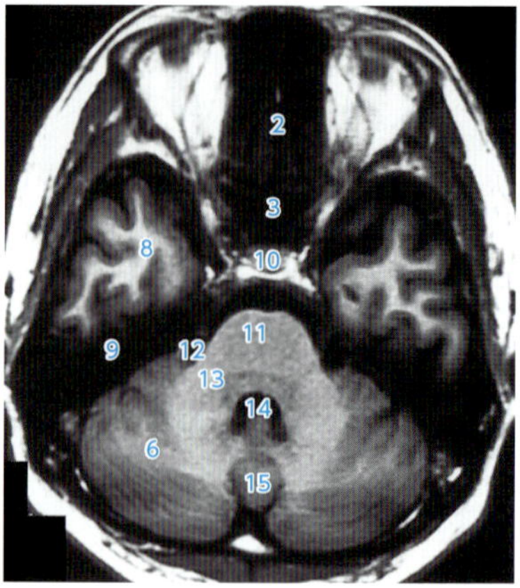

MRI T1強調画像（水平断）

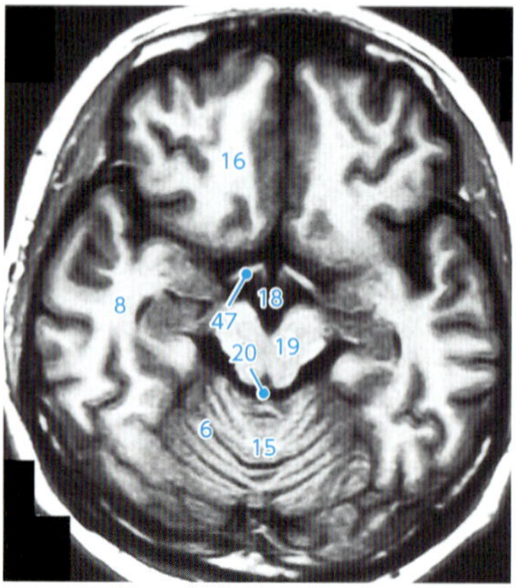

MRI T1強調画像（水平断）

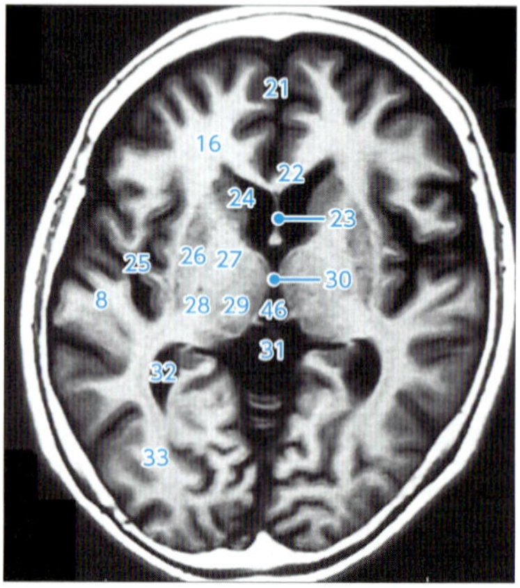

MRI T1強調画像（水平断）

解剖名

1眼窩　2篩骨洞　3蝶形骨洞　4延髄　5乳突蜂巣　6小脳半球　7小脳扁桃　8側頭葉　9側頭骨錐体　10下垂体
11橋　12小脳橋角槽　13中小脳脚　14第4脳室　15小脳虫部　16前頭葉　18鞍上槽　19中脳　20中脳水道
21大脳縦裂　22脳梁膝部　23側脳室（前角）　24尾状核頭部　25Sylvius裂　26被殻　27淡蒼球　28内包　29視床
30第3脳室　31松果体槽　32側脳室（三角部）　33後頭葉　46松果体　47視索

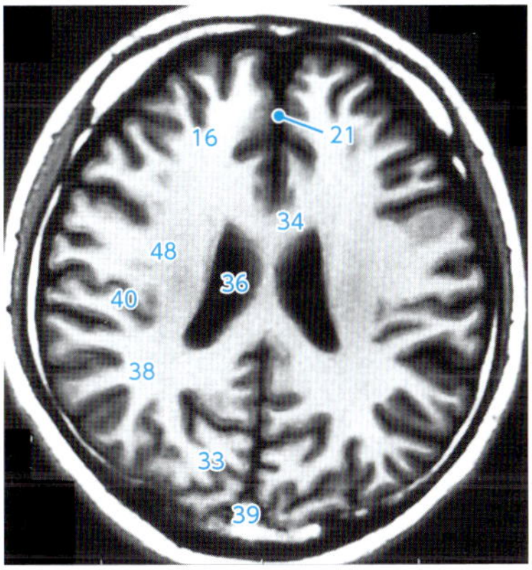

MRI T1強調画像（水平断）

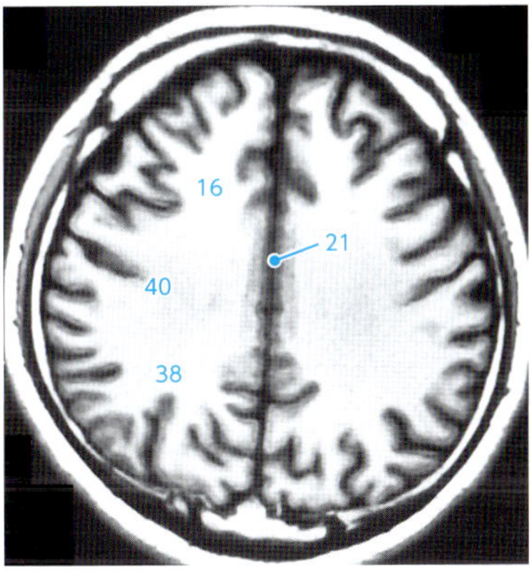

MRI T1強調画像（水平断）

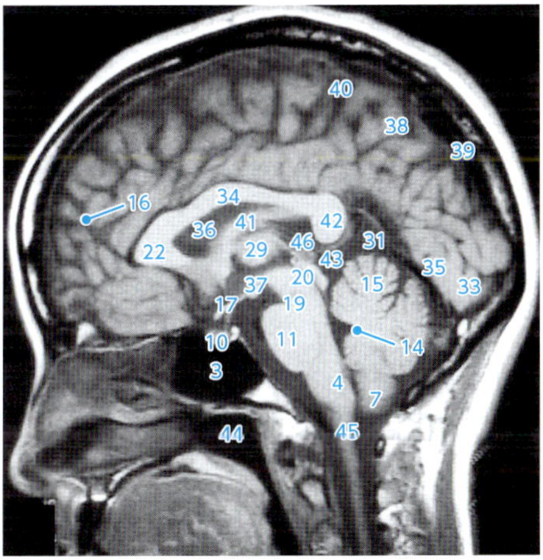

MRI T1強調画像（矢状断）

解剖名

3蝶形骨洞　4延髄　7小脳扁桃　10下垂体　11橋　14第4脳室　15小脳虫部　16前頭葉　17視交叉　19中脳　20中脳水道　21大脳縦裂　22脳梁膝部　29視床　31松果体槽　33後頭葉　34脳梁体部　35小脳テント　36側脳室（体部）　38頭頂葉　39上矢状静脈洞　40中心溝　41脳弓　42脳梁膨大部　43四丘体　44上咽頭　45頸髄　46松果体　48放線冠

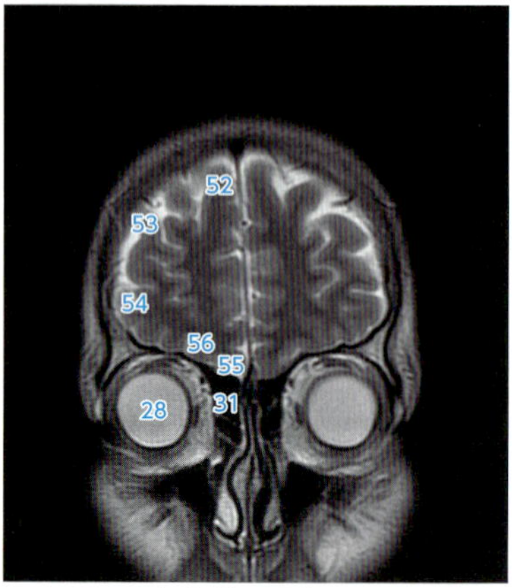

MRI（冠状断）前頭葉のレベル

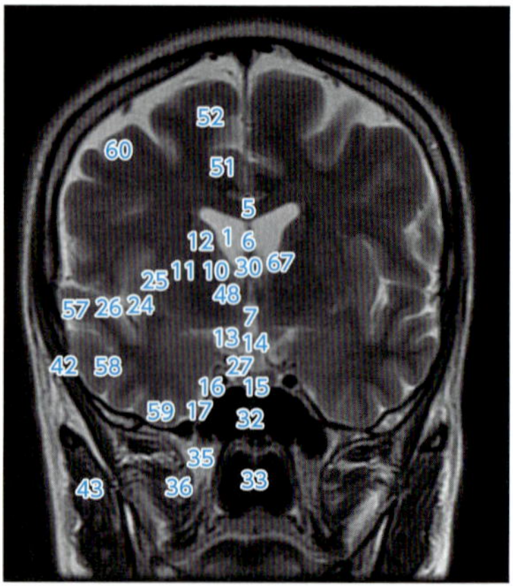

MRI（冠状断）トルコ鞍・大脳基底核のレベル

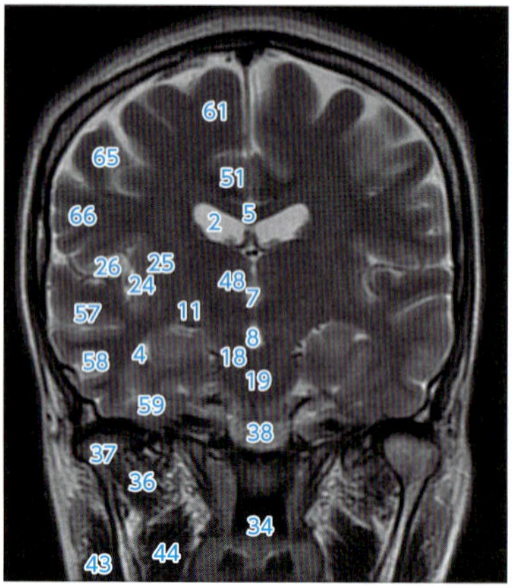

MRI（冠状断）視床・中脳のレベル

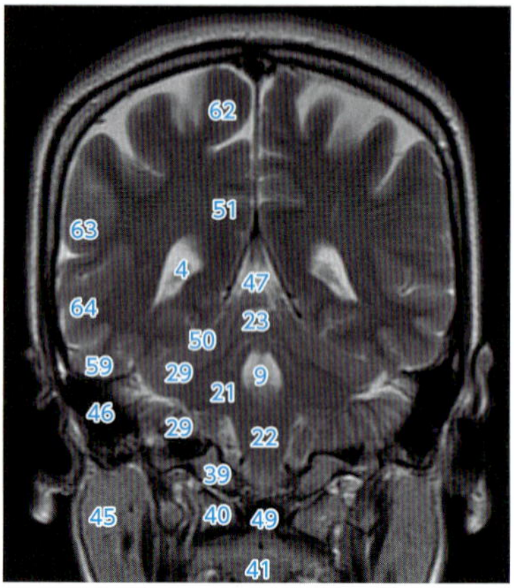

MRI（冠状断）第4脳室・小脳のレベル

解剖名

1側脳室前角　2側脳室体部　3側脳室後角　4側脳室下角（側頭角）　5脳梁体部　6透明中隔　7第3脳室　8中脳水道
9第4脳室　10淡蒼球　11被殻　12尾状核頭部　13視交叉　14漏斗　15下垂体　16内頸動脈　17海綿静脈洞
18大脳脚　19中脳　20橋　21中小脳脚　22延髄　23小脳上虫部　24島　25外包　26外側溝（Sylvius裂）
27鞍上槽　28眼球（硝子体）　29小脳半球　30脳弓　31篩骨洞　32蝶形骨洞　33後鼻孔　34上咽頭　35翼状突起
36外側翼突筋　37下顎突起　38斜台　39後頭顆　40環椎　41軸椎　42側頭筋　43咬筋　44内側翼突筋
45耳下腺　46錐体骨　47松果体槽　48視床　49軸椎歯突起　50小脳テント　51帯状回　52上前頭回　53中前頭回
54下前頭回　55直回　56眼窩回　57上側頭回　58中側頭回　59下側頭回　60中心前回　61傍中心小葉　62楔状部
63縁上回　64角回　65上頭頂小葉　66下頭頂小葉　67Monro孔

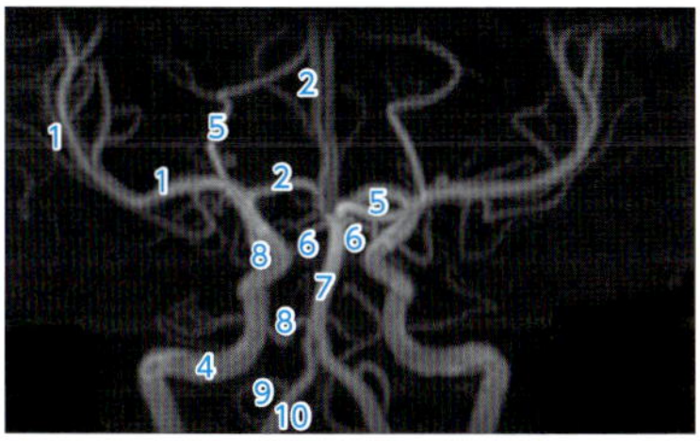

MR血管撮影（MRA）（正面像）

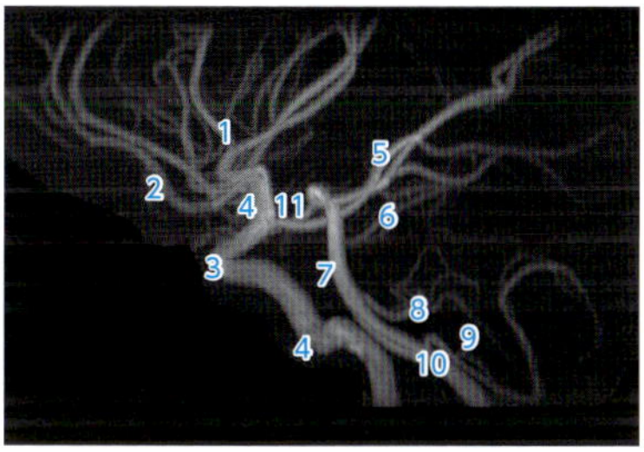

MR血管撮影（MRA）（左側面像）

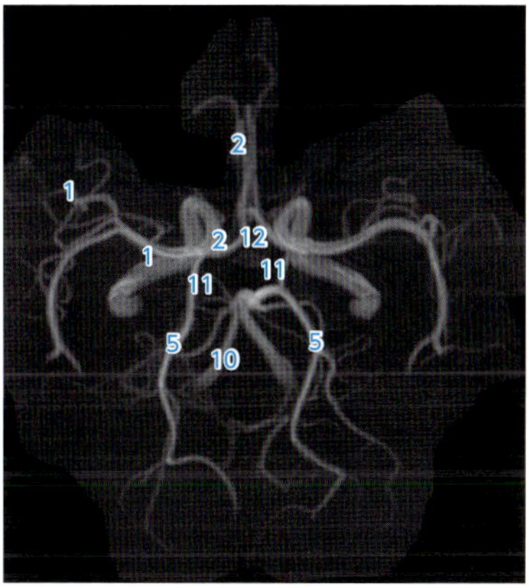

MR血管撮影（MRA）（軸位像）

解剖名

1中大脳動脈　2前大脳動脈　3内頸動脈サイフォン部　4内頸動脈　5後大脳動脈　6上小脳動脈　7脳底動脈　8前下小脳動脈　9後下小脳動脈　10椎骨動脈　11後交通動脈　12前交通動脈

脊椎 解剖の基本

図1　頸椎の解剖

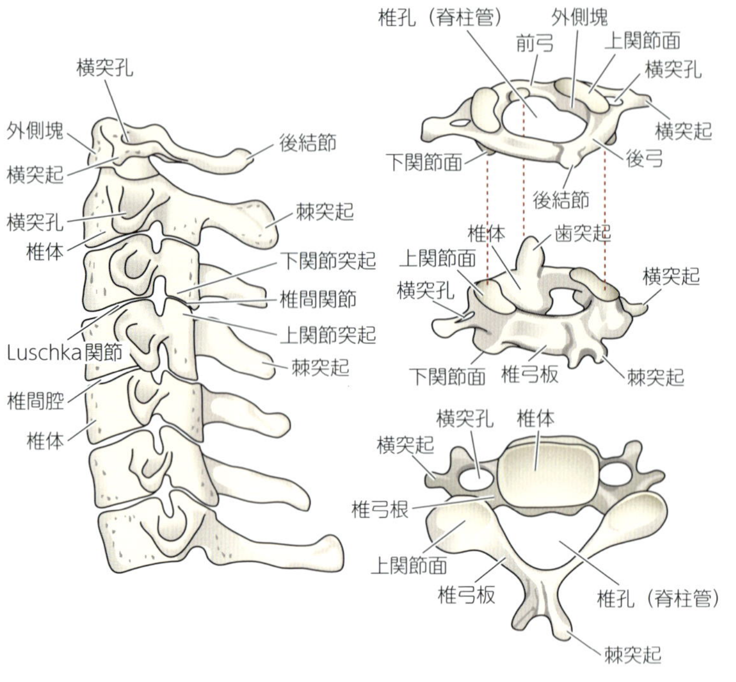

図2　胸椎の解剖

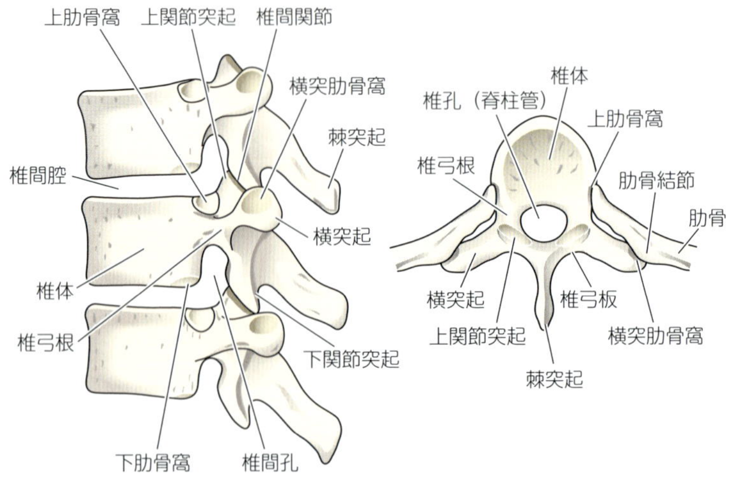

図3　腰椎の解剖

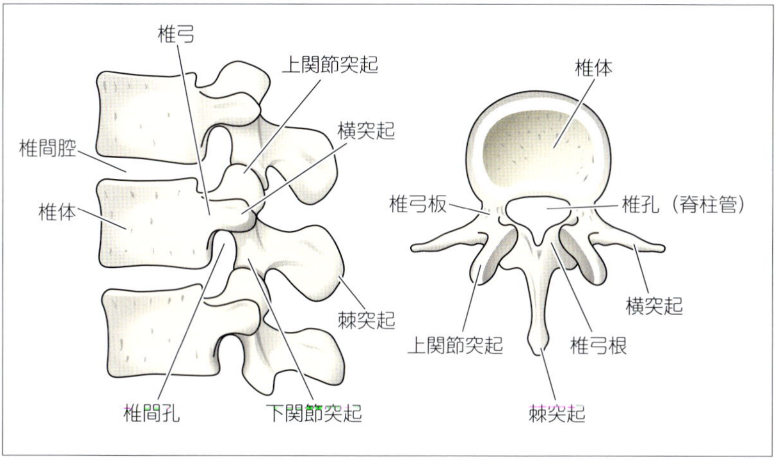

図4　脊髄・脊髄神経の解剖

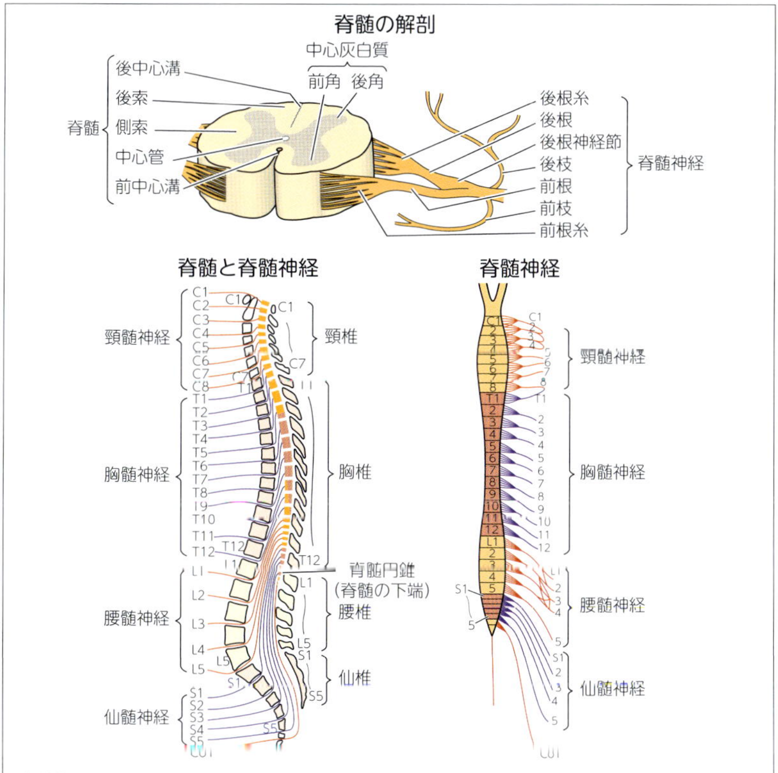

脊髄神経は，脊柱管内にある脊髄から，椎体の間（椎間孔）を通って全身に分布する．頸髄神経は同じ番号の椎体の頭側から，胸・腰・仙髄神経は同じ番号の椎体の下から出る

脊髄から出る脊髄神経は，頸髄ではほぼ真横に走るが，尾側ほど次第に角度が大きくなる

脊椎 正常画像

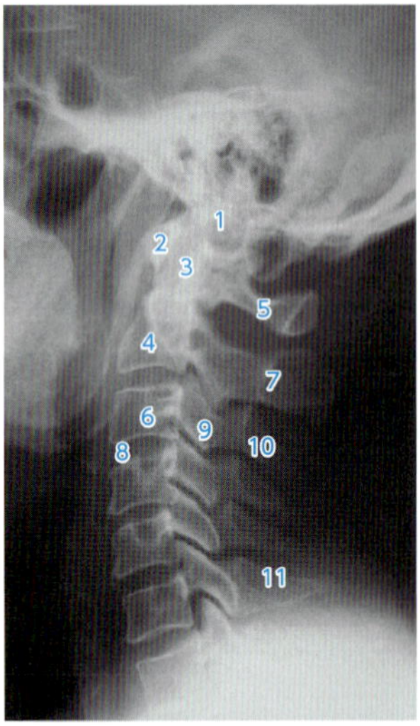

頸椎エックス線
（側面像）

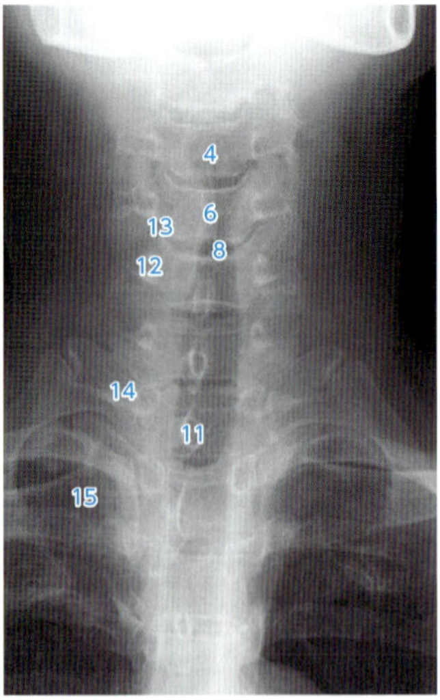

頸椎エックス線
（正面像）

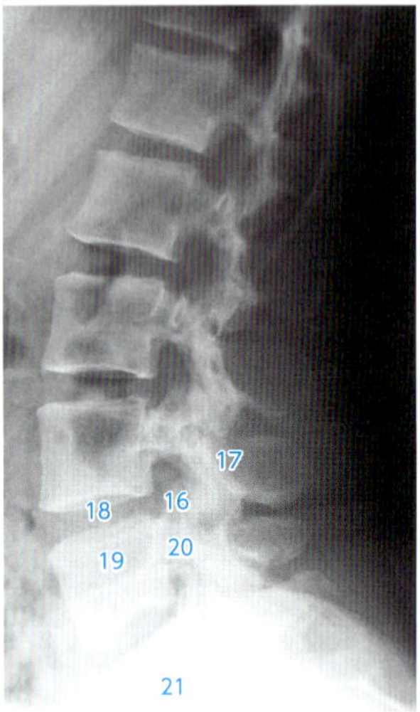

腰椎エックス線
（側面像）

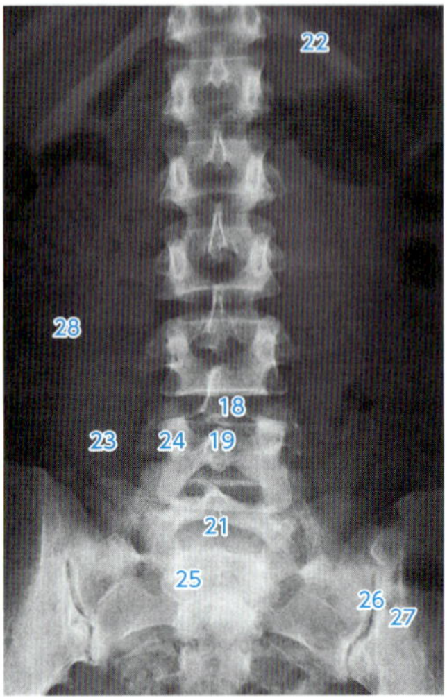

腰椎エックス線
（正面像）

解剖名

1大後頭孔　2環椎（第1頸椎）前弓　3軸椎歯突起　4軸椎（第2頸椎）椎体　5環椎（第1頸椎）後弓　6椎体（第3頸椎）
7軸椎棘突起　8椎間腔　9椎弓（第3頸椎）　10棘突起（第3頸椎）　11棘突起（第7頸椎）　12椎弓根（第4頸椎）
13Luschka関節　14第1肋骨　15鎖骨　16椎間孔　17椎間関節　18椎間腔（第4/第5腰椎）　19椎体（第5腰椎）
20椎弓（第5腰椎）　21椎体（第1仙椎）　22第12肋骨　23横突起（第5腰椎）　24椎弓根（第5腰椎）　25仙骨孔
26仙腸関節　27腸骨　28腸腰筋縁

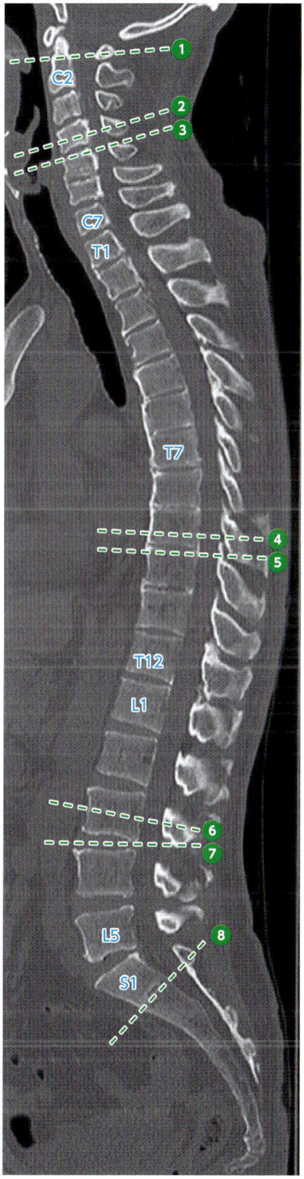

脊椎全長CT矢状断（再構成像）

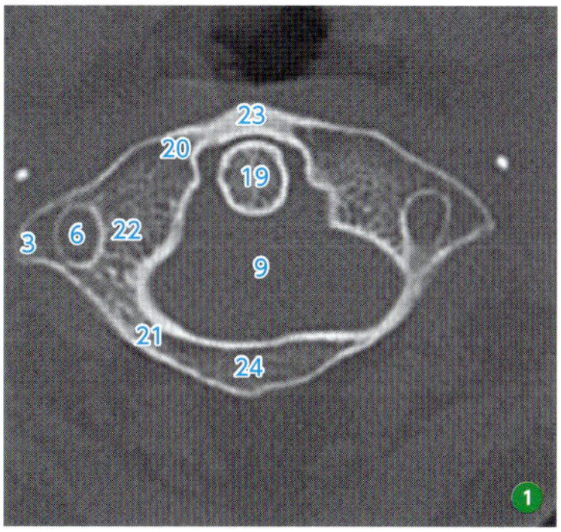

1 環軸椎（C1-C2）CT（水平断）

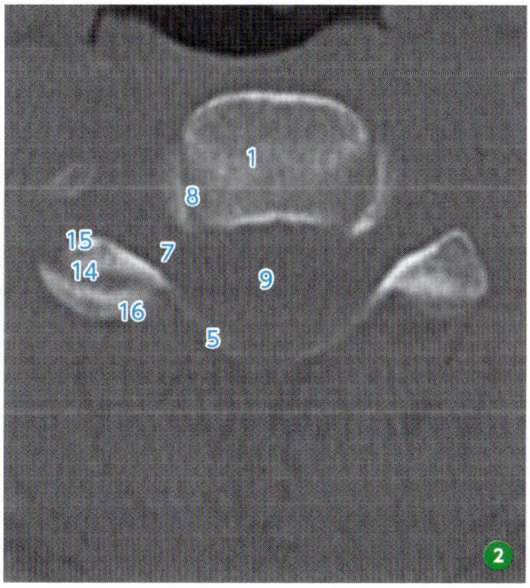

2 頸椎（C6）CT（水平断）

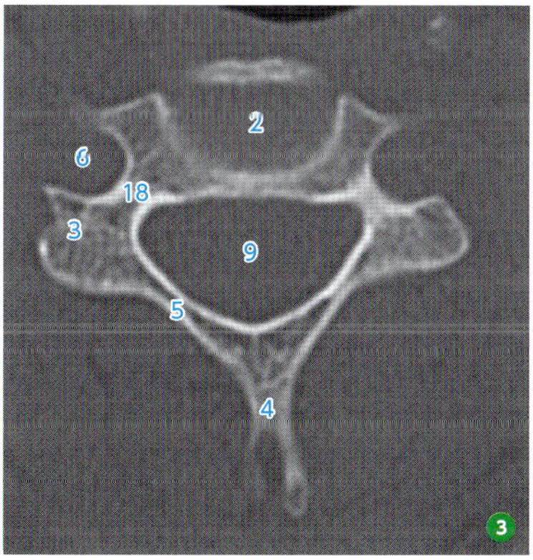

3 頸椎椎間（C6/7）CT（水平断）

解剖名

C2第2頸椎（軸椎）　C7第7頸椎　T1第1胸椎　T7第7胸椎　T12第12胸椎　L1第1腰椎　L5第5腰椎　S1第1仙椎　1椎体　2椎間板　3横突起　4棘突起　5椎弓板　6横突孔　7椎間孔　8Luschka関節　9椎孔（脊柱管）　14椎間関節　15上関節突起　16下関節突起　18椎弓根　19歯突起　20前弓　21後弓　22外側塊　23前結節　24後結節

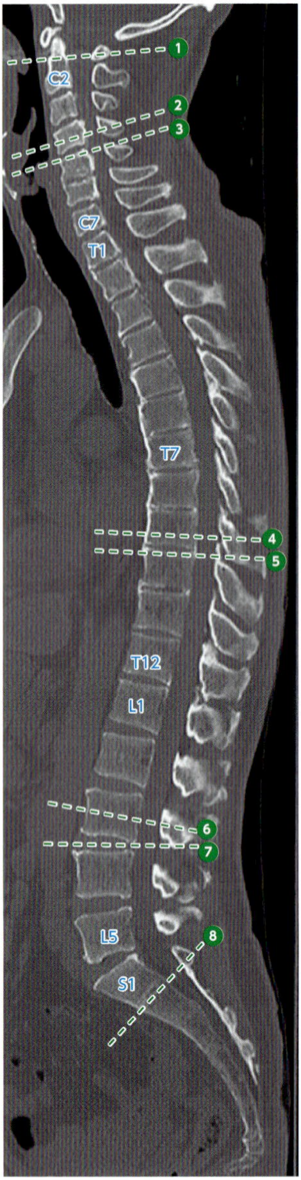

脊椎全長CT矢状断（再構成像）

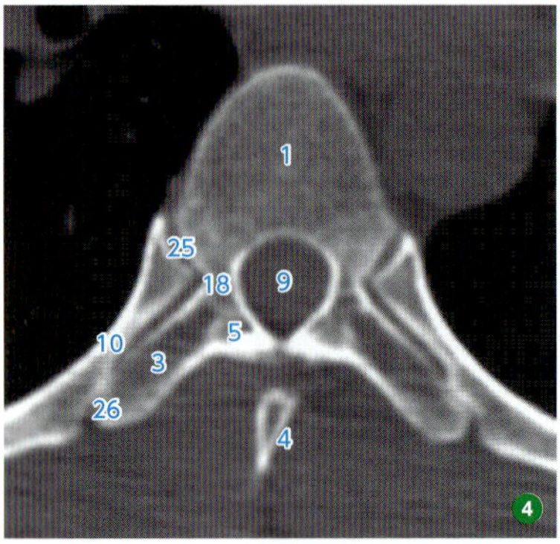

胸椎（T7）CT（水平断）

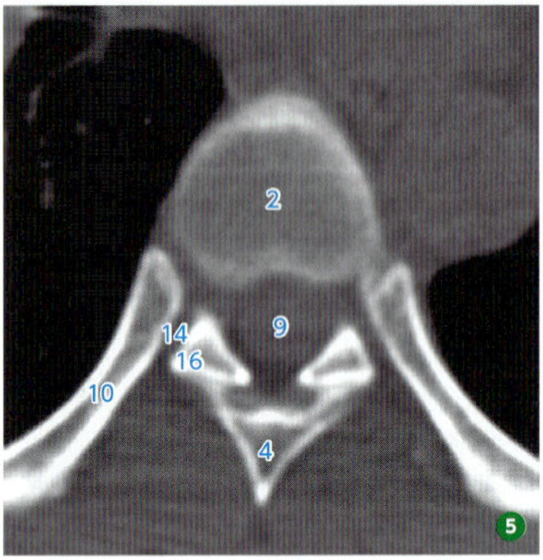

胸 椎（T7/T8）CT（水平断）

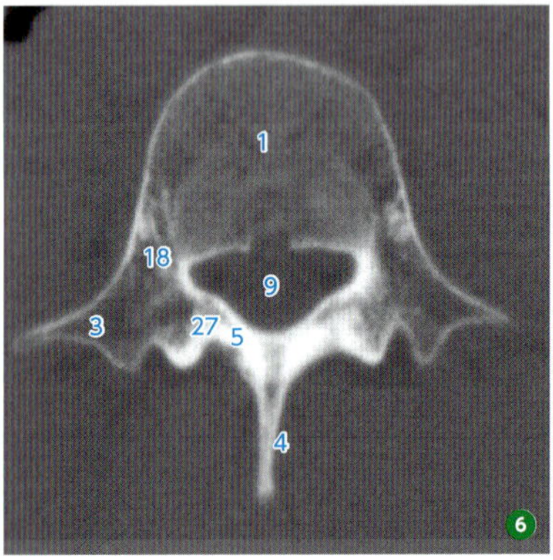

腰椎（L3）CT（水平断）

解剖名

C2第2頸椎（軸椎）　C7第7頸椎　T1第1胸椎　T7第7胸椎　T12第12胸椎　L1第1腰椎　L5第5腰椎　S1第1仙椎
1椎体　2椎間板　3横突起　4棘突起　5椎弓板　9椎孔（脊柱管）　10肋骨　14椎間関節　16下関節突起　18椎弓根
25肋骨窩　26横突肋骨窩　27椎弓間部

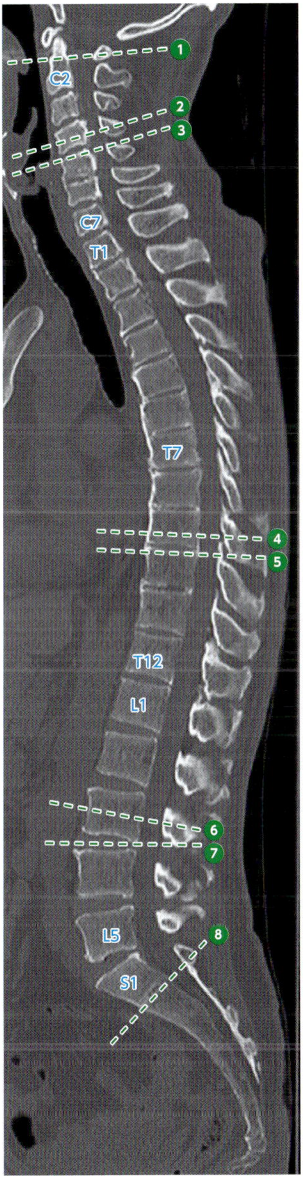

脊椎全長CT矢状断（再構成像）

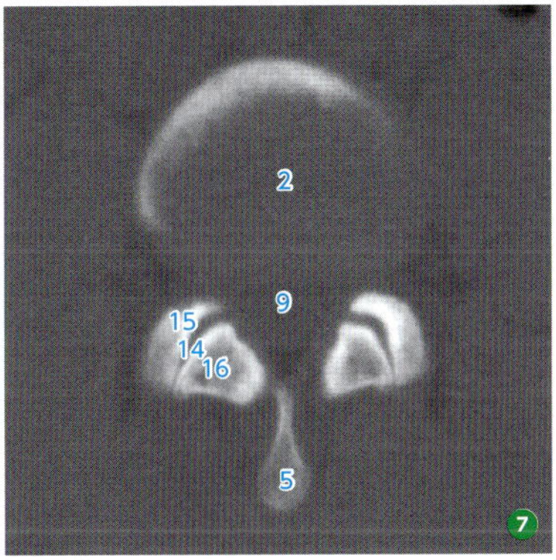

腰椎椎間（L3/L4）
CT（水平断）

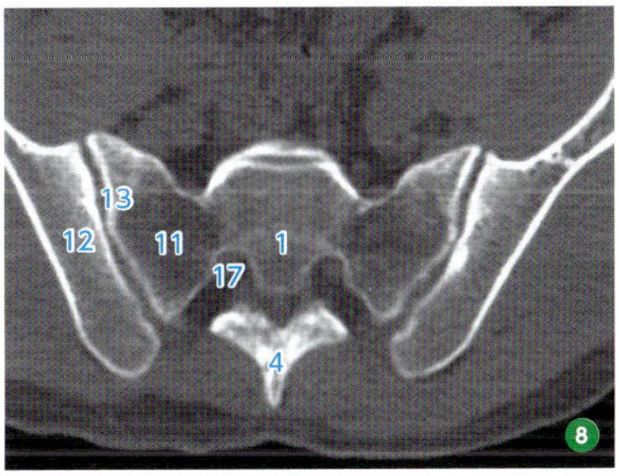

仙椎（S2）CT
（水平断）

解剖名

C2第2頸椎（軸椎）　C7第7頸椎　T1第1胸椎　T7第7胸椎　T12第12胸椎　L1第1腰椎　L5第5腰椎　S1第1仙椎
1椎体　2椎間板　4棘突起　5椎弓板　9椎孔（脊柱管）　11仙骨翼　12腸骨　13仙腸関節　14椎間関節
15上関節突起　16下関節突起　17仙骨孔

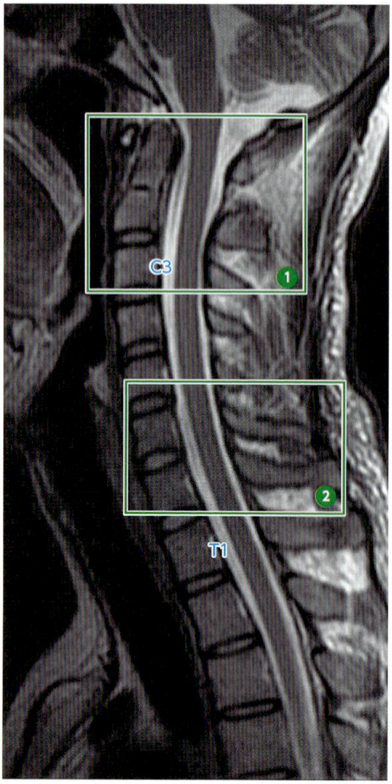

頸椎MRI（矢状断）

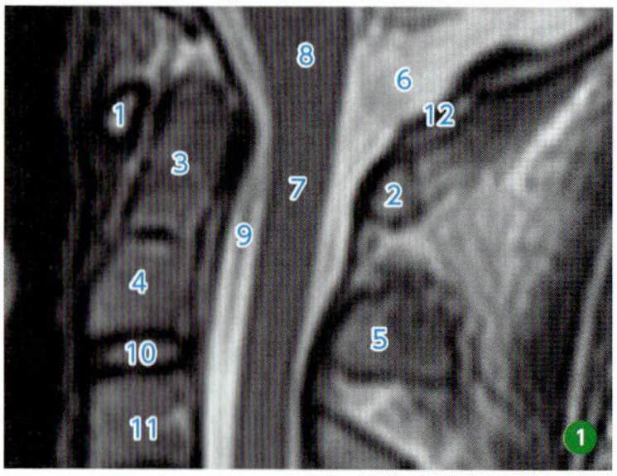

頸椎MRI（矢状断，拡大）

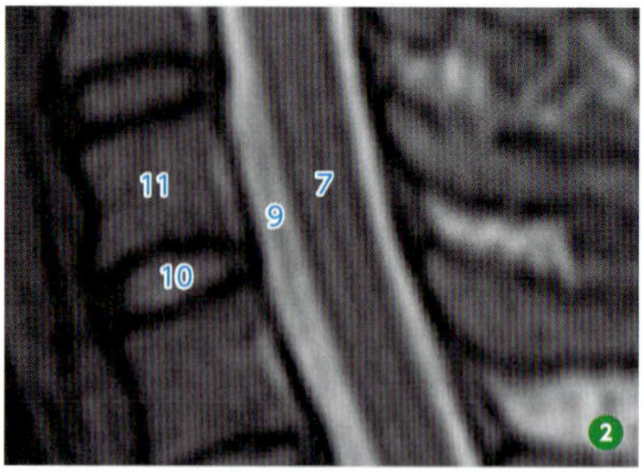

頸椎MRI（矢状断，拡大）

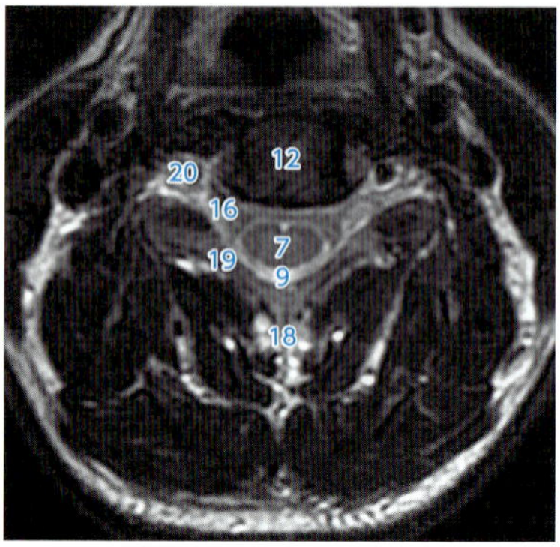

頸椎MRI（水平断）

解剖名

C3第3頸椎　T1第1胸椎　1第1頸椎（環椎）前弓　2第1頸椎（環椎）後弓　3第2頸椎（軸椎）歯突起　4第2頸椎（軸椎）椎体　5第2頸椎（軸椎）棘突起　6大槽　7頸髄　8延髄　9脊髄クモ膜下腔　10椎間板　11椎体　12後頭骨　16椎間孔　18棘突起　19椎弓板　20椎骨動脈（横突孔）

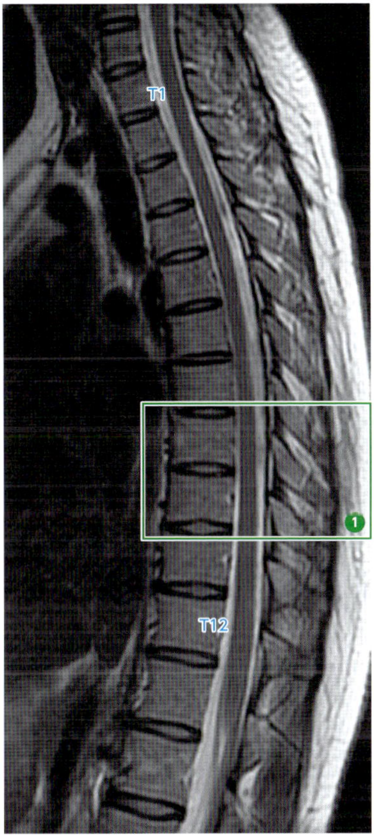

胸椎MRI（矢状断）

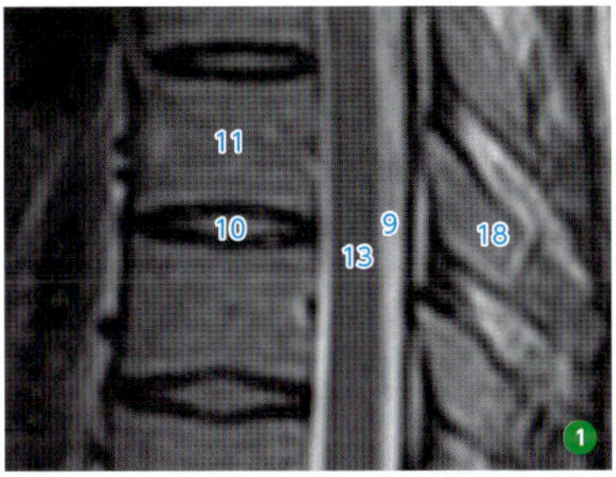

胸椎MRI（矢状断，拡大）

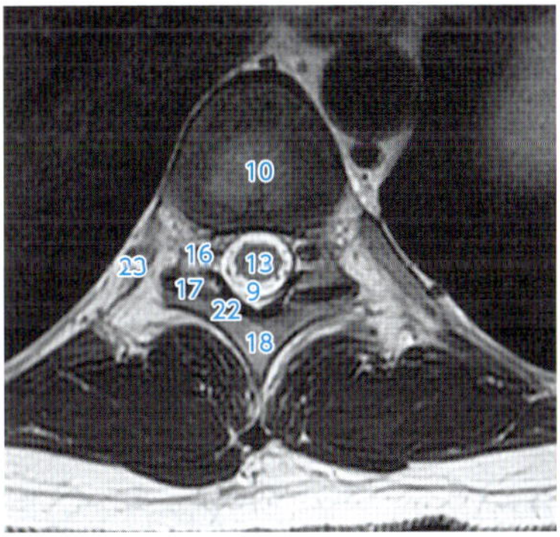

胸椎MRI（水平断）

解剖名

T1第1胸椎　T12第12胸椎　9脊髄クモ膜下腔　10椎間板　11椎体　13胸髄　16椎間孔　17椎間関節　18棘突起
22下関節突起　23肋骨

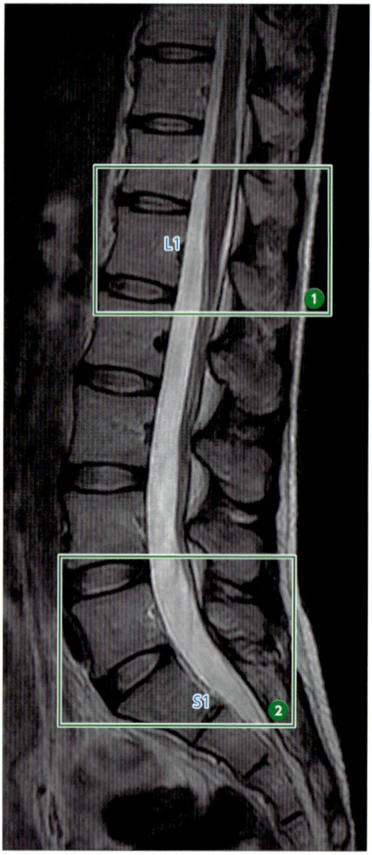

腰椎MRI（矢状断）

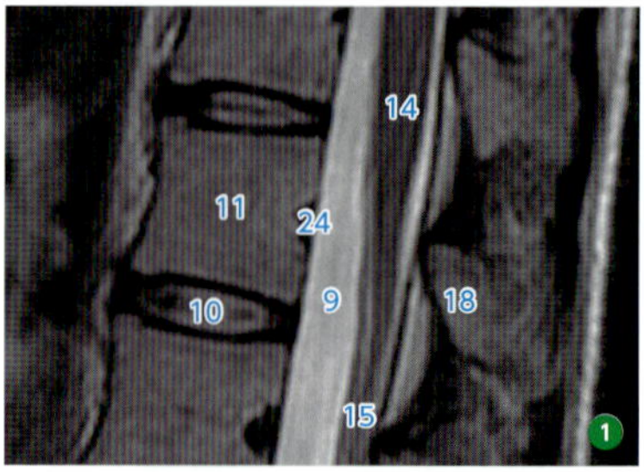

腰椎MRI（矢状断，拡大）

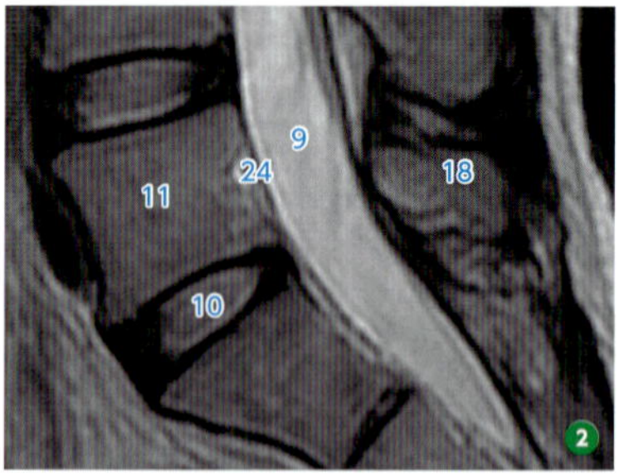

腰椎MRI（矢状断，拡大）

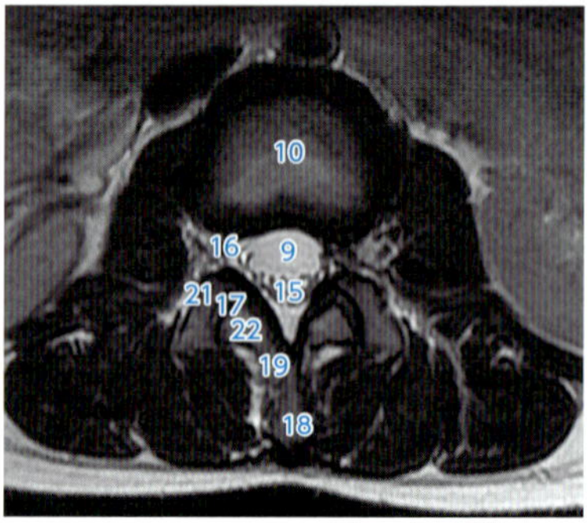

腰椎MRI（水平断）

解剖名

L1第1腰椎　S1第1仙椎　9脊髄クモ膜下腔　10椎間板　11椎体　14脊髄円錐（腰髄）　15馬尾　16椎間孔　17椎間関節　18棘突起　19椎弓板　21上関節突起　22下関節突起　24椎体静脈

Memo

上肢 解剖の基本

図1　肩関節の解剖（右）

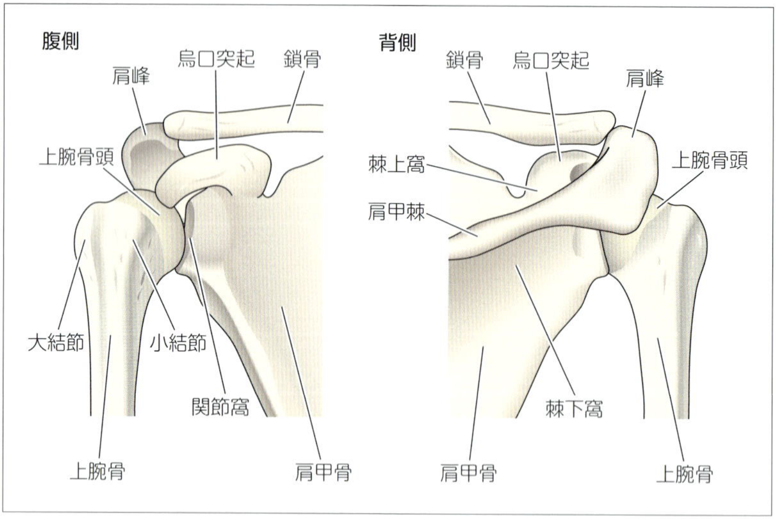

図2　肘関節の解剖（右）

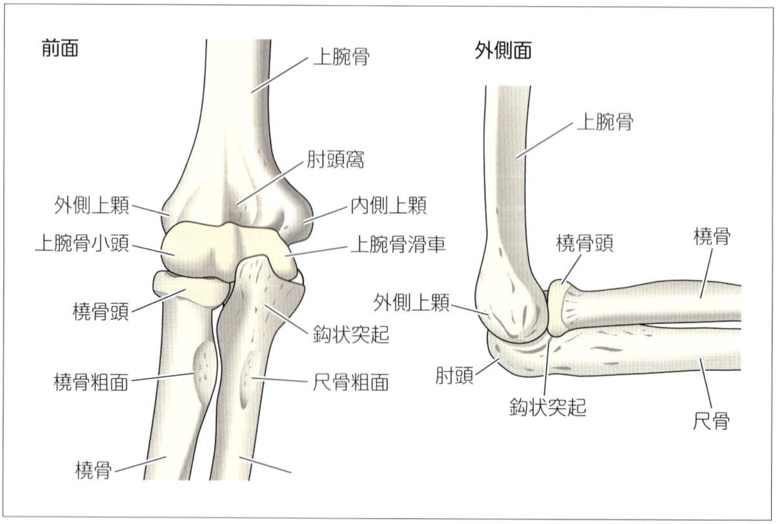

図3　手関節の解剖（右）

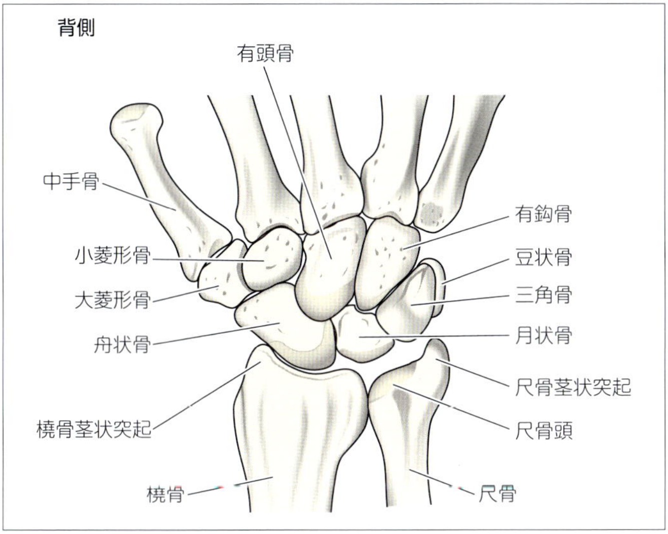

背側
有頭骨
中手骨
有鈎骨
小菱形骨
豆状骨
三角骨
大菱形骨
舟状骨
月状骨
尺骨茎状突起
橈骨茎状突起
尺骨頭
橈骨
尺骨

上肢 正常画像

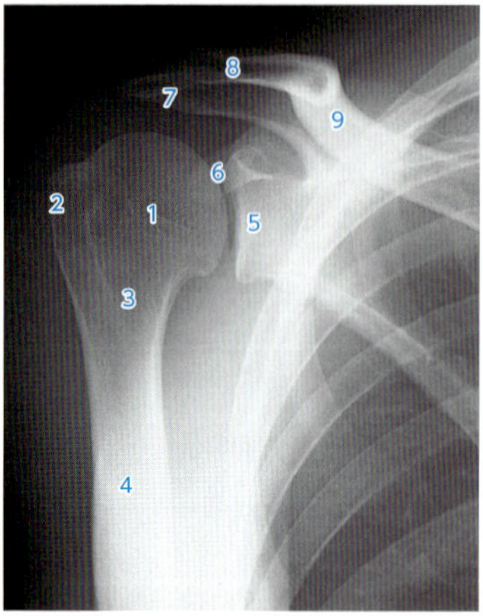

肩関節エックス線（右正面像）

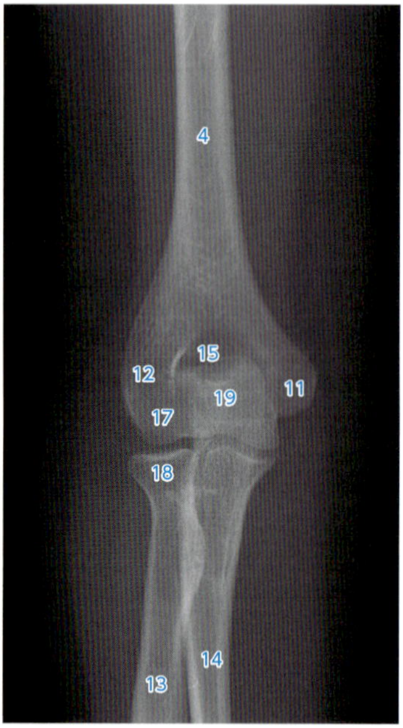

肘部エックス線（右正面像）

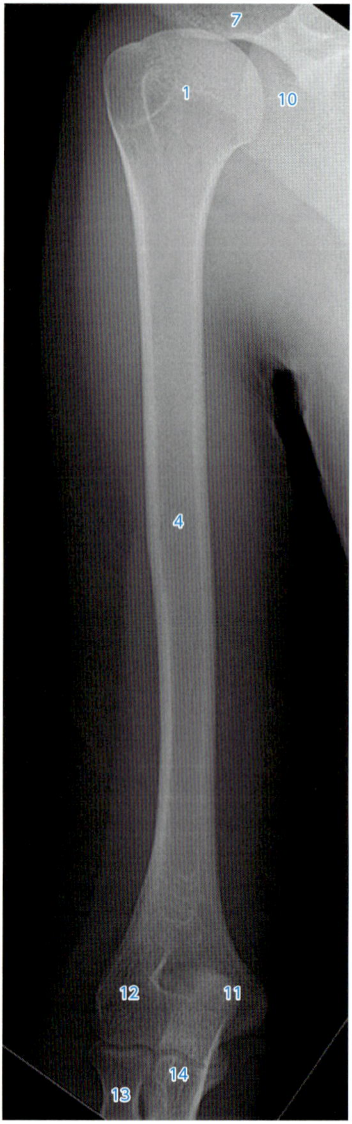

上腕部エックス線（右正面像）

解剖名

1上腕骨頭　2大結節　3外科頸　4上腕骨　5関節窩（肩甲骨）　6烏口突起　7肩峰　8肩峰端（鎖骨）　9鎖骨　10肩甲骨　11上腕骨内側上顆　12上腕骨外側上顆　13橈骨　14尺骨　15肘頭窩　17上腕骨小頭　18橈骨頭　19肘頭

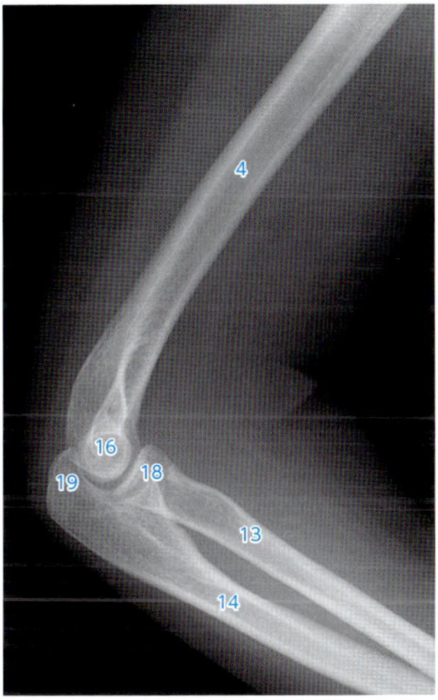

肘部エックス線（右側面像）

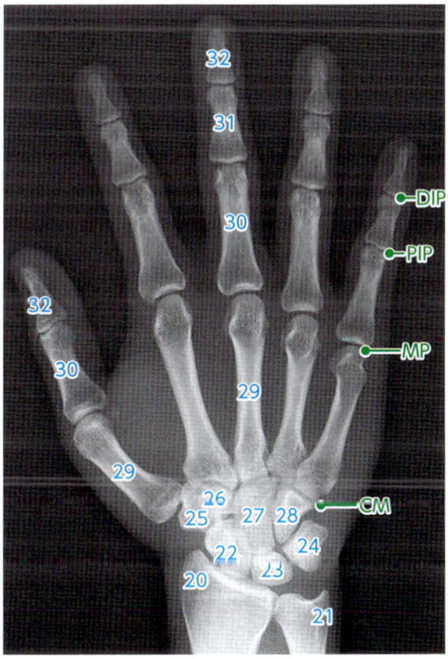

手関節エックス線（右正面像）

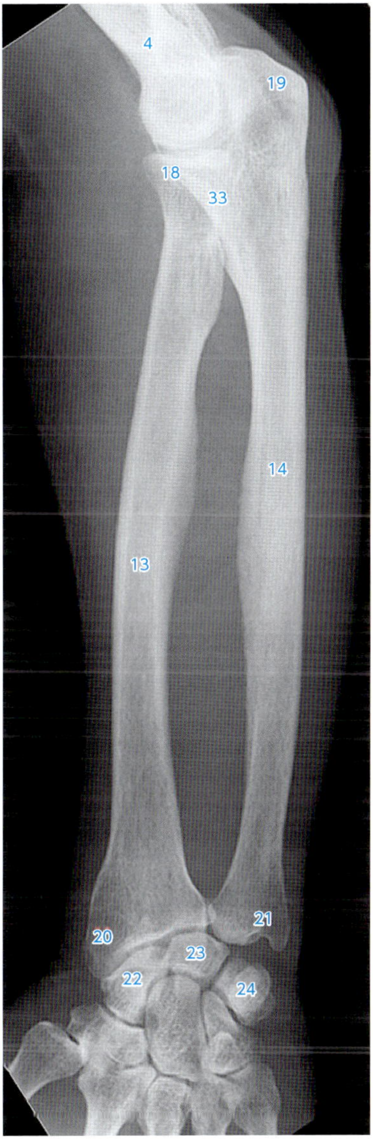

前腕部エックス線（右正面像）

解剖名

DIP遠位指節間関節　PIP近位指節間関節　MP中手指節間関節　CM手根中手関節　4上腕骨　13橈骨　14尺骨
16上腕骨滑車　18橈骨頭　19肘頭　20橈骨茎状突起　21尺骨茎状突起　22舟状骨　23月状骨　24三角骨
25大菱形骨　26小菱形骨　27有頭骨　28有鉤骨　29中手骨　30基節骨　31中節骨　32末節骨　33鉤状突起

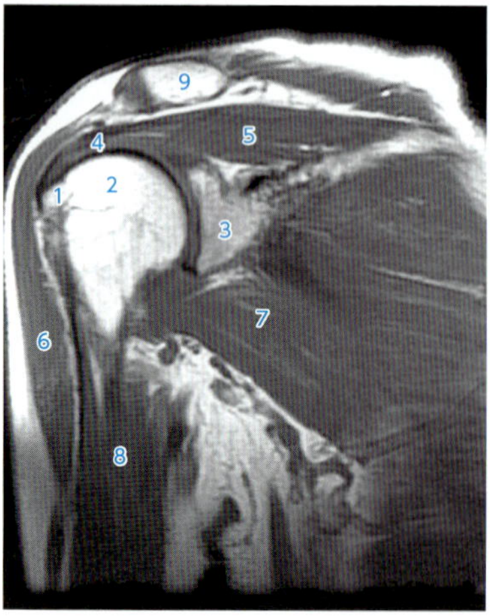

肩関節MRI T1強調画像（右冠状断）

解剖名

1上腕骨大結節　2上腕骨頭　3関節窩（肩甲骨）
4棘上筋腱　5棘上筋　6三角筋　7肩甲下筋
8上腕二頭筋　9肩峰（肩甲骨）

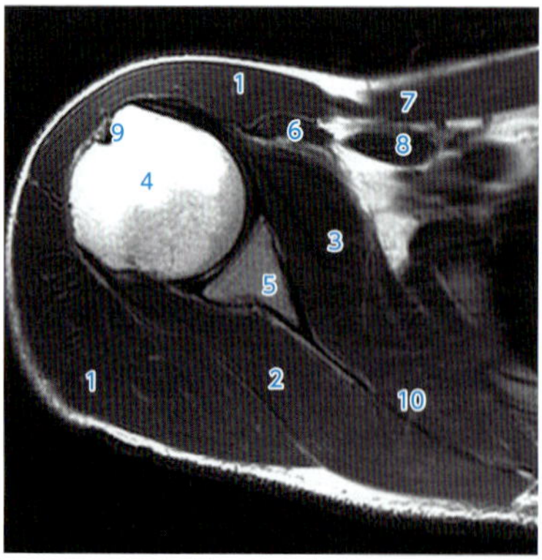

肩関節MRI T1強調画像（右水平断）

解剖名

1三角筋　2棘下筋　3肩甲下筋　4上腕骨頭
5関節窩（肩甲骨）　6烏口腕筋　7大胸筋
8小胸筋　9上腕二頭筋腱　10肩甲骨

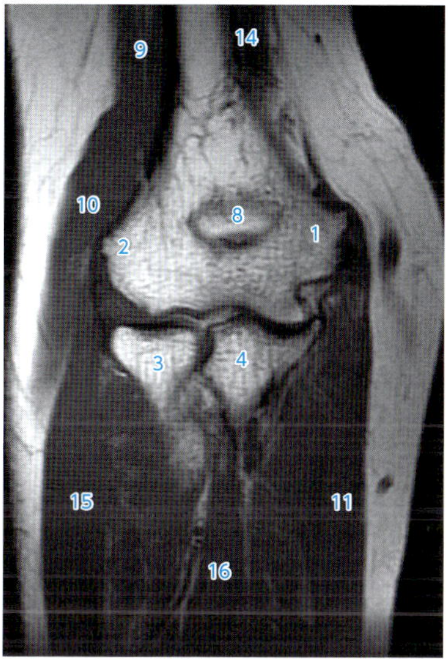

肘関節MRI（冠状断）

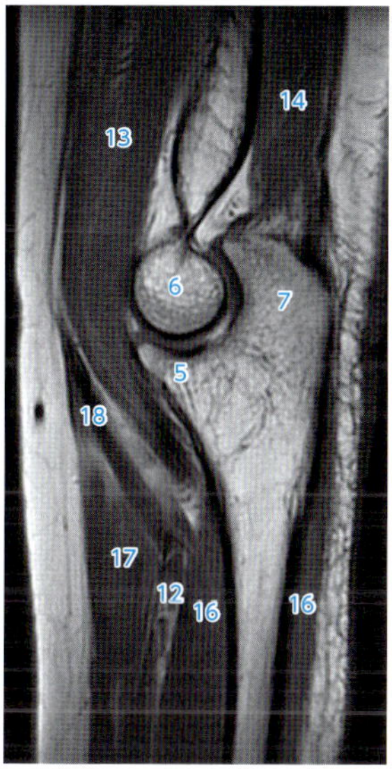

肘関節MRI（矢状断）

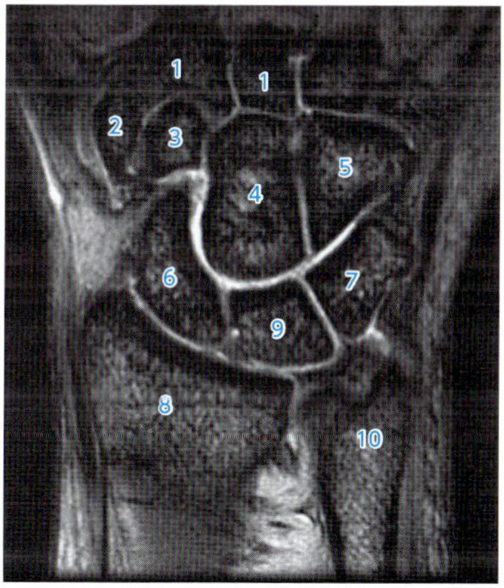

手根関節MRI T2強調画像（水平断）

解剖名（上段）

1内側上顆　2外側上顆　3橈骨頭　4尺骨
5鈎状突起　6滑車　7肘頭　8肘頭窩
9腕橈骨筋　10長橈側手根伸筋
11尺側手根屈筋　12浅指屈筋　13上腕筋
14上腕三頭筋　15短橈側手根伸筋
16深指屈筋　17円回内筋　18上腕二頭筋腱

解剖名（下段）

1中手骨　2大菱形骨　3小菱形骨　4有頭骨
5有鈎骨　6舟状骨　7三角骨　8橈骨
9月状骨　10尺骨

下肢 解剖の基本

図1　股関節の解剖（右）

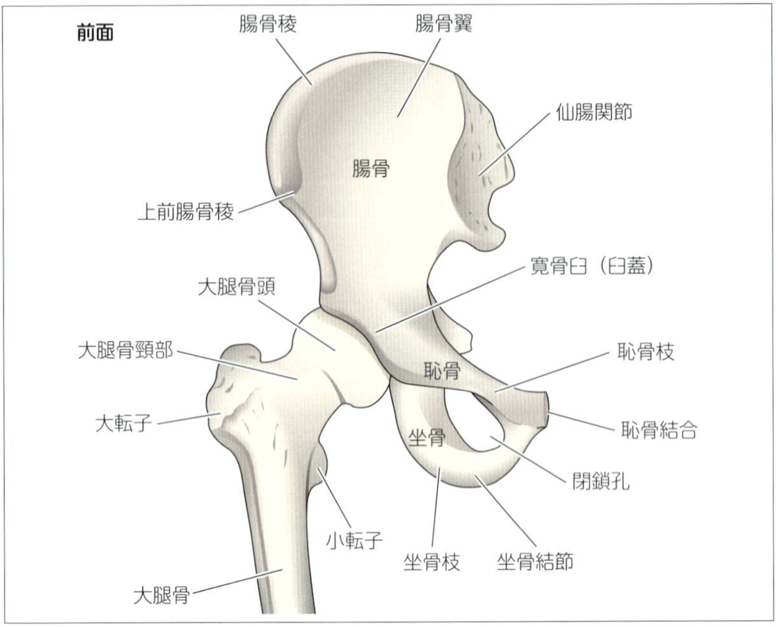

図2　膝関節の解剖（右）

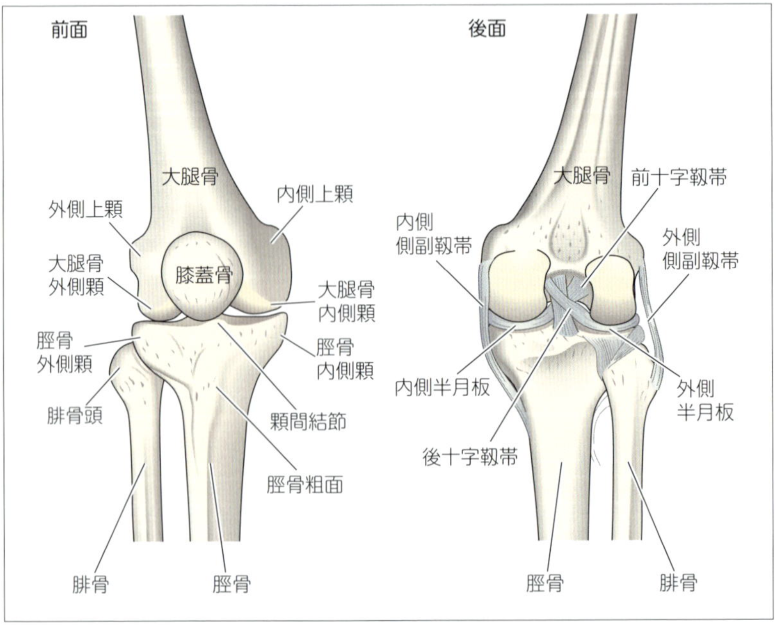

図3　足関節の解剖（右）

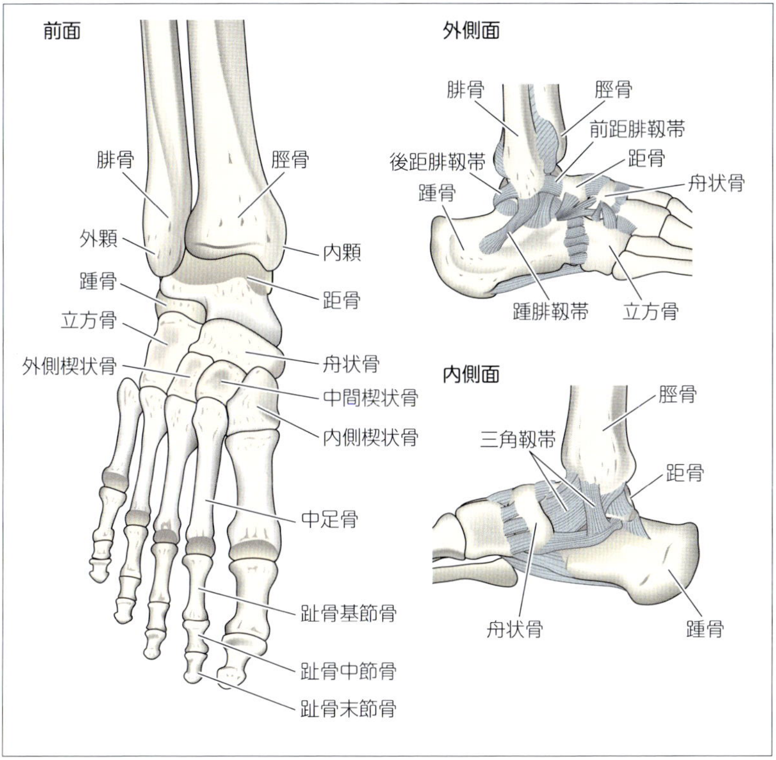
前面
腓骨
脛骨
外顆
内顆
踵骨
距骨
立方骨
舟状骨
外側楔状骨
中間楔状骨
内側楔状骨
中足骨
趾骨基節骨
趾骨中節骨
趾骨末節骨
外側面
腓骨
脛骨
前距腓靱帯
後距腓靱帯
距骨
舟状骨
踵骨
踵腓靱帯
立方骨
内側面
脛骨
三角靱帯
距骨
舟状骨
踵骨

下肢 正常画像

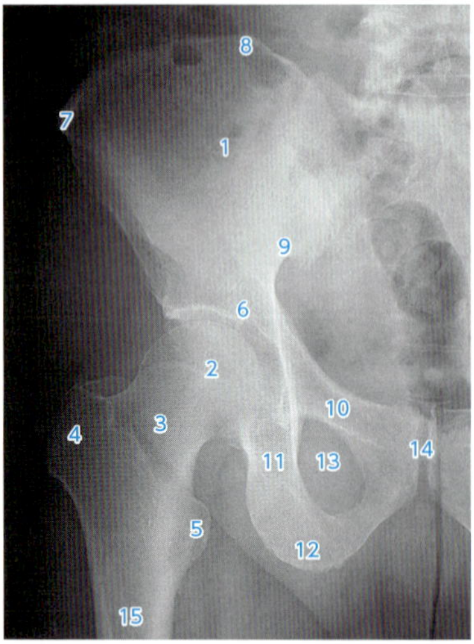

股関節エックス線（正面像）

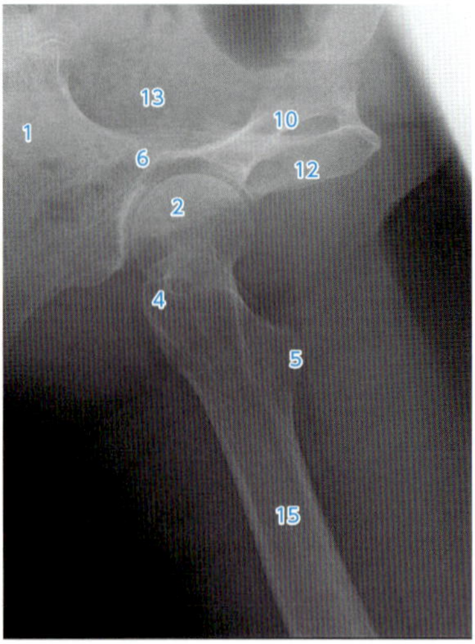

股関節エックス線 Lauenstein撮影

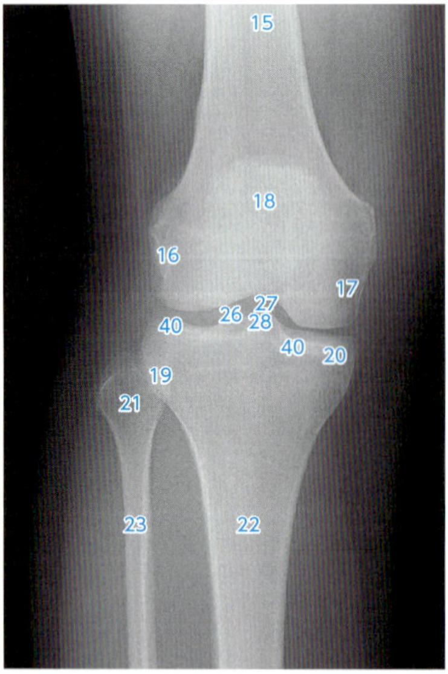

膝関節エックス線（正面像）

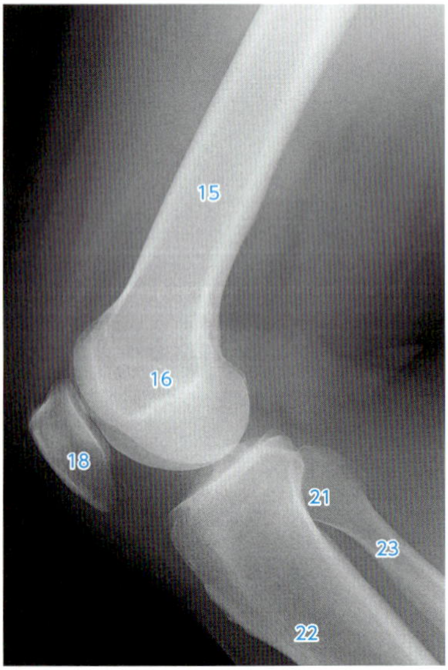

膝関節エックス線（側面像）

解剖名

1腸骨　2大腿骨頭　3大腿骨頸部　4大転子　5小転子　6臼蓋（寛骨臼）　7上前腸骨棘　8腸骨稜　9弓状線　10恥骨
11坐骨　12坐骨結節　13閉鎖孔　14恥骨結合　15大腿骨　16大腿骨外側顆　17大腿骨内側顆　18膝蓋骨
19脛骨外側顆　20脛骨内側顆　21腓骨頭　22脛骨　23腓骨　26外側顆間結節　27内側顆間結節　28顆間隆起
40脛骨高原（平面）

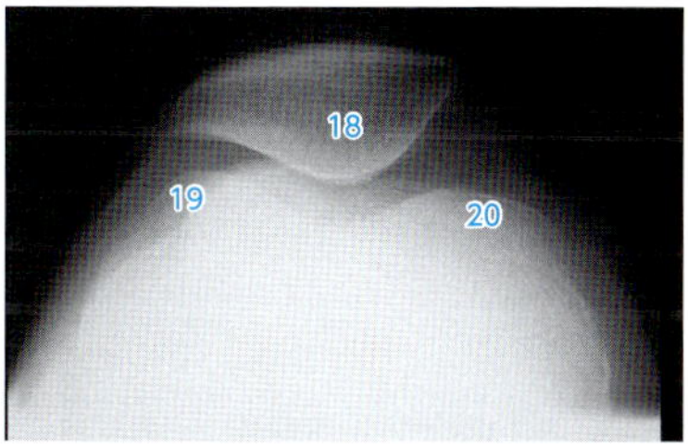

膝蓋骨エックス線

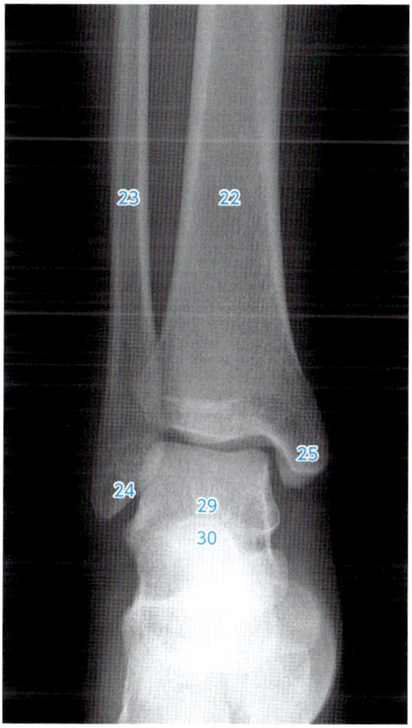

足関節エックス線（正面像）

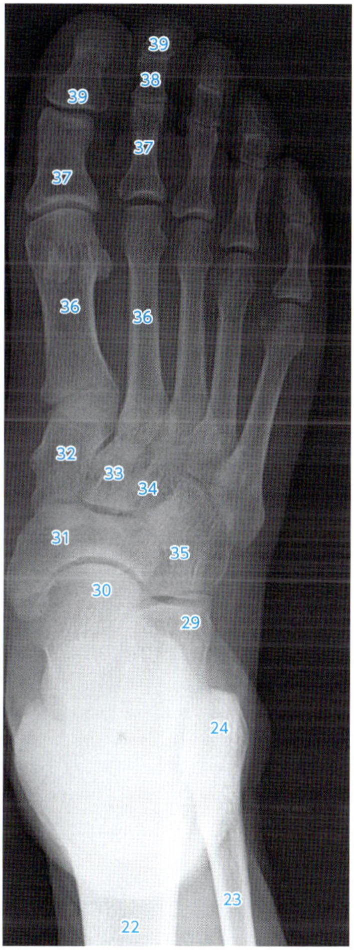

足関節エックス線（正面像）

解剖名

18膝蓋骨　19脛骨外側顆　20脛骨内側顆　22脛骨　23腓骨　24外顆　25内顆　29距骨　30踵骨　31舟状骨
32内側楔状骨　33中間楔状骨　34外側楔状骨　35立方骨　36中足骨　37基節骨　38中節骨　39末節骨

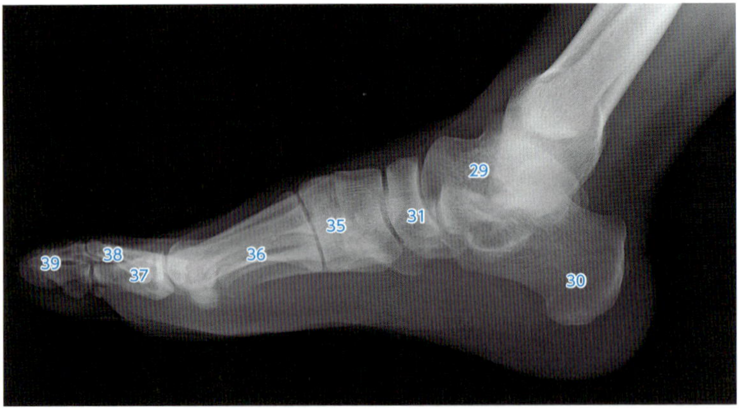

足関節エックス線（側面像）

解剖名

29距骨　30踵骨　31舟状骨　35立方骨　36中足骨　37基節骨　38中節骨　39末節骨

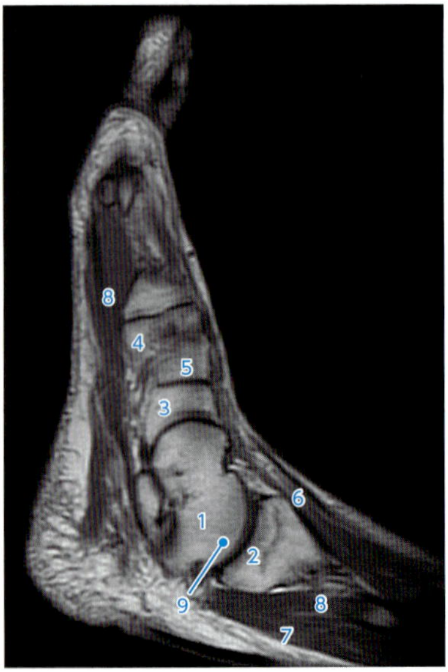

足関節MRI（矢状断）

解剖名

1距骨　2脛骨　3舟状骨　4内側楔状骨　5中間楔状骨　6長趾伸筋　7短母趾屈筋　8短趾屈筋　9距骨滑車

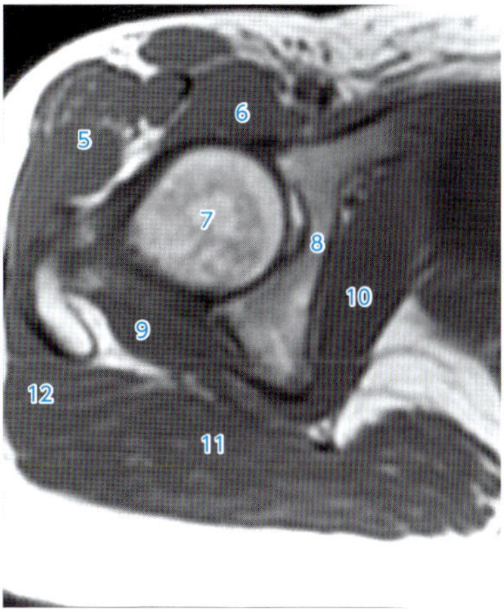

大腿部MRI T1強調画像（水平断）

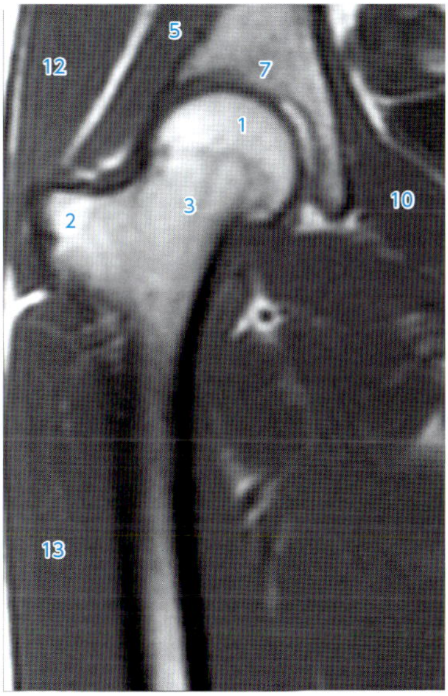

大腿部MRI
T1強調画像
（冠状断）

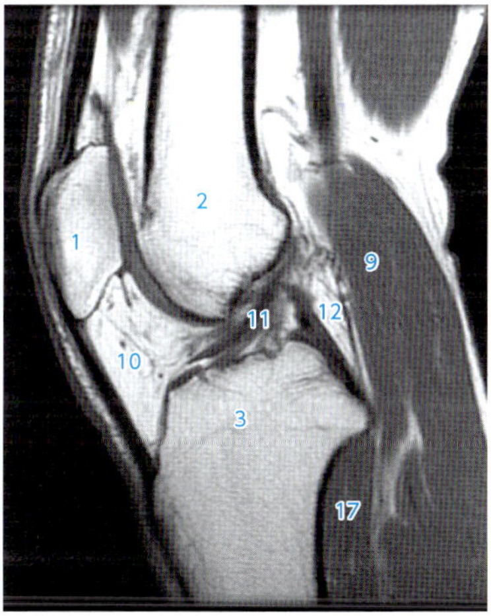

膝関節MRI T1強調画像（矢状断）

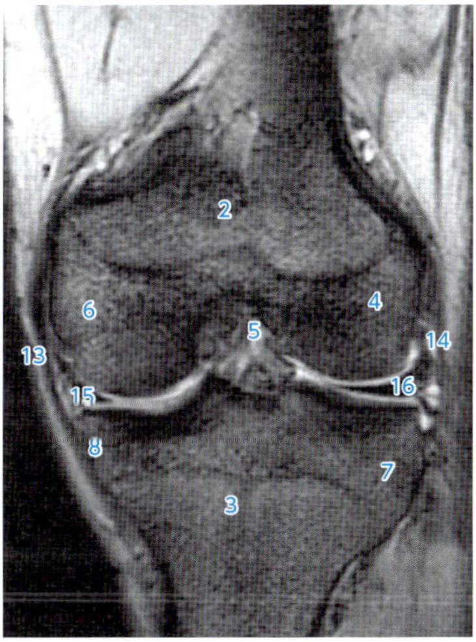

膝関節MRI
T2強調画像
（冠状断）

解剖名（上段）

1大腿骨頭　2大転子　3大腿骨頸部　5小殿筋　6腸腰筋　7大腿骨頭　8寛骨臼　9梨状筋　10内閉鎖筋　11大殿筋　12中殿筋　13外側広筋（大腿四頭筋）

解剖名（下段）

1膝蓋骨　2大腿骨　3脛骨　4大腿骨外側顆　5顆間窩　6大腿骨内側顆　7脛骨外側顆　8脛骨内側顆　9腓腹筋　10膝蓋下脂肪組織　11前十字靱帯　12後十字靱帯　13内側側副靱帯　14外側側副靱帯　15内側半月板　16外側半月板　17膝窩筋

胸部 解剖の基本

図1　胸部概観

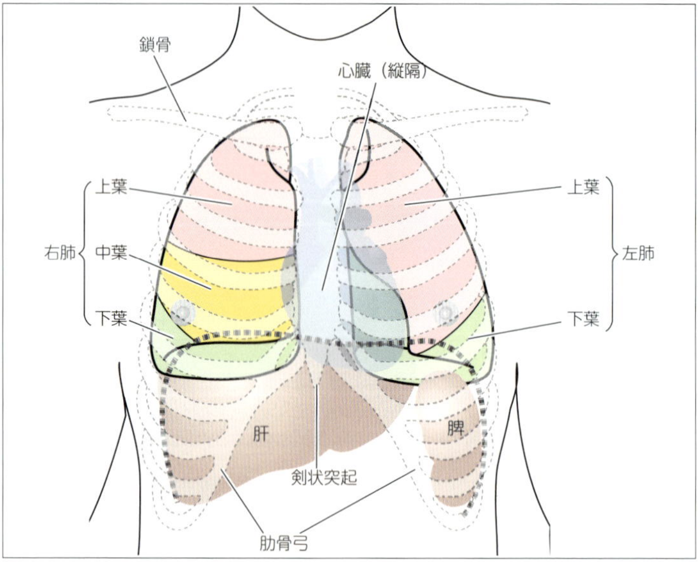

図2　肺葉の解剖

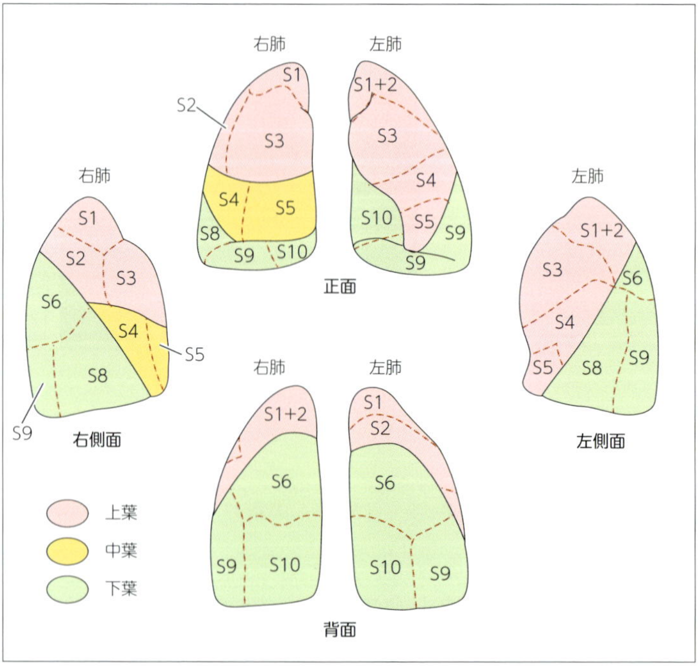

胸部 正常画像

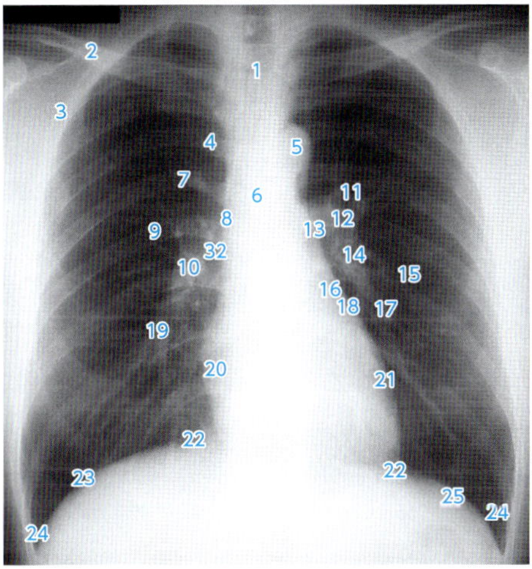

胸部エックス線（正面像）

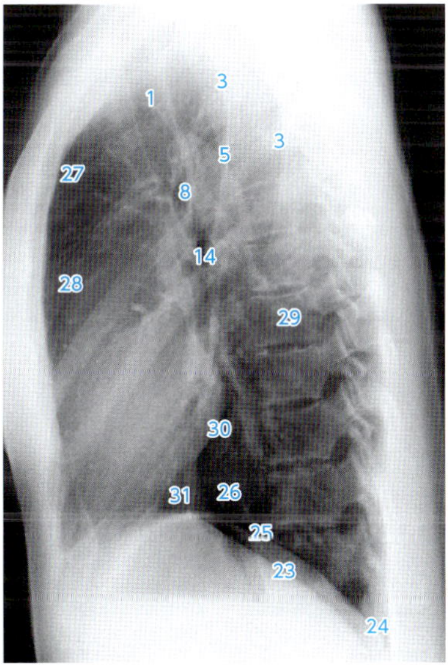

胸部エックス線（側面像）

解剖名

1気管　2鎖骨　3肩甲骨縁　4上大静脈　5大動脈弓　6気管分岐部　7右上葉肺動脈枝　8右上葉気管支口
9右中葉肺動脈枝　10右肺動脈　11左上葉肺動脈枝　12左肺動脈　13肺動脈弓　14左上葉気管支口
15左舌区肺動脈枝　16胸部下行大動脈　17左下葉肺動脈枝　18左心耳　19右下葉肺動脈枝　20右心縁（右心房）
21左心縁（左心室）　22心横隔膜角　23右横隔膜　24肋骨横隔膜角　25左横隔膜　26心後腔　27胸骨後腔
28心前縁（右心室）　29胸椎　30心後縁（左心室）　31下大静脈　32右中間気管支幹

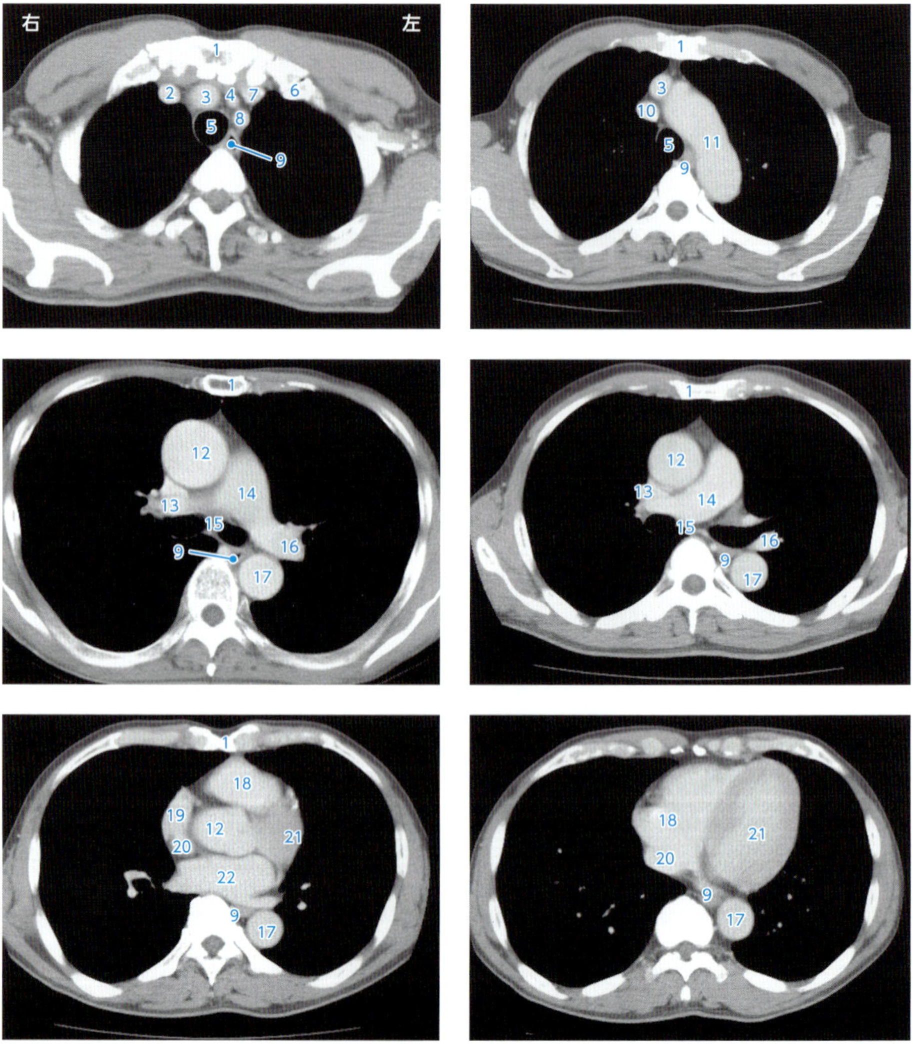

造影CT（縦隔条件）

解剖名

1胸骨　2右鎖骨下静脈　3腕頭動脈　4左総頸動脈　5気管　6鎖骨　7腕頭静脈　8左鎖骨下動脈　9食道
10上大静脈　11大動脈弓　12上行大動脈　13右肺動脈　14主肺動脈　15気管分岐部　16左肺動脈　17下行大動脈
18右心室　19右心房　20下大静脈　21左心室　22左心房

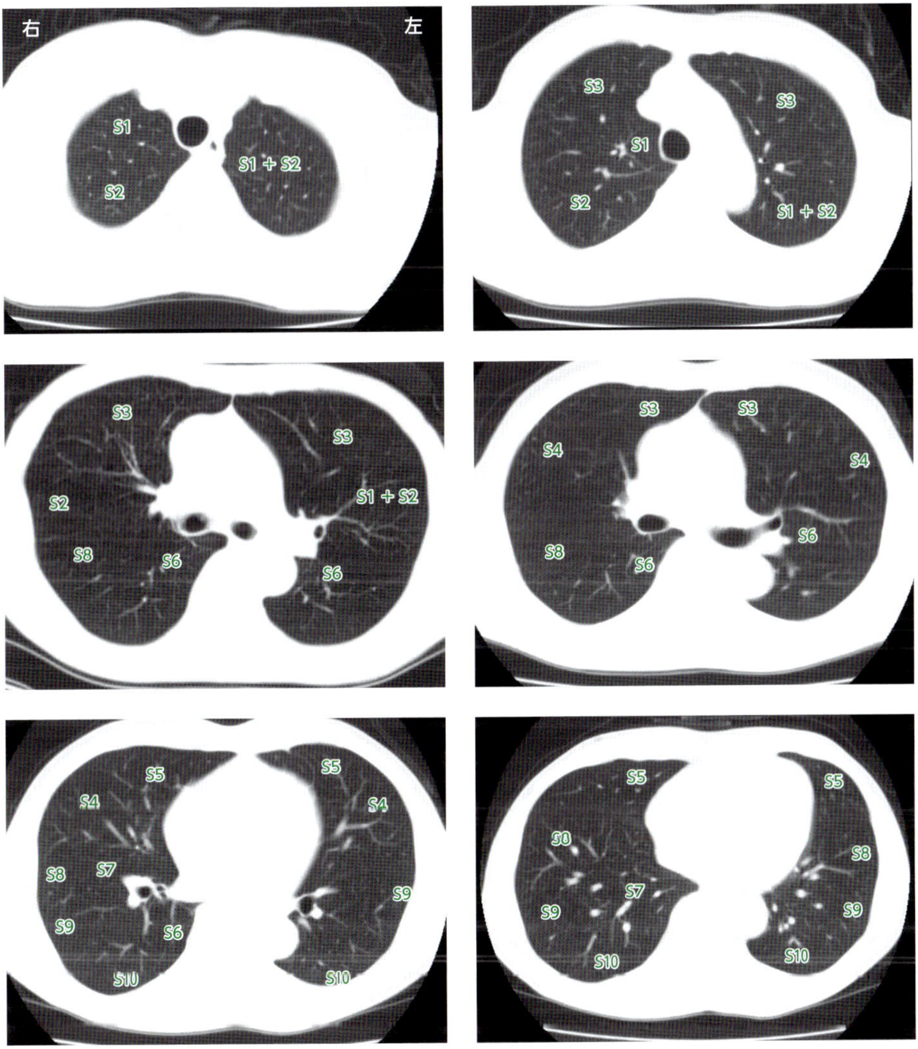

CT（肺野条件）

解剖名

S1：肺尖区　S1＋S2：肺尖後区（左）　S2：後上葉区　S3：前上葉区　S4：外側中区（右）/上舌区（左）
S5：内側中区（右）/下舌区（左）　S6：上下葉区　S7：内側肺底区（右）　S8：前肺底区　S9：外側肺底区
S10：後肺底区

腹部・骨盤 解剖の基本

図1　消化管の解剖

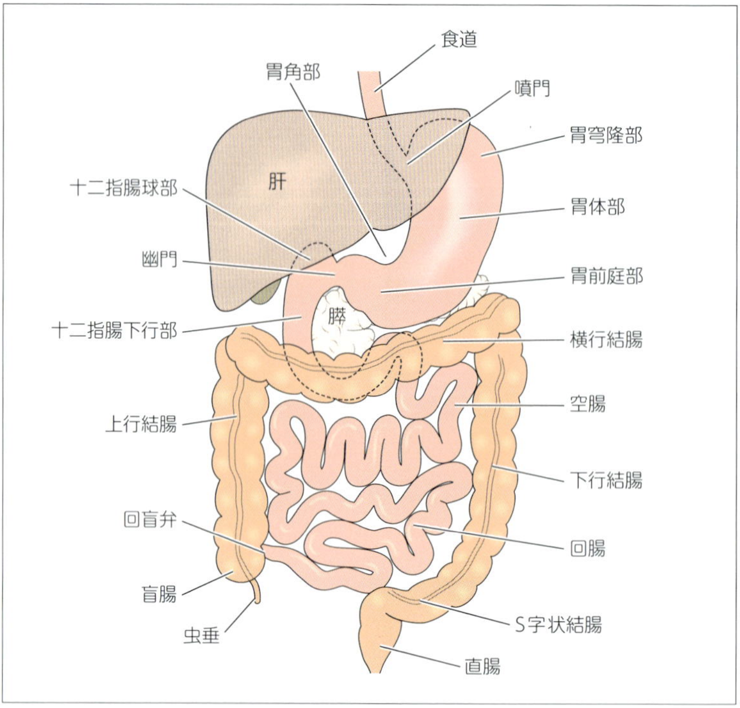

図2　肝胆膵の解剖

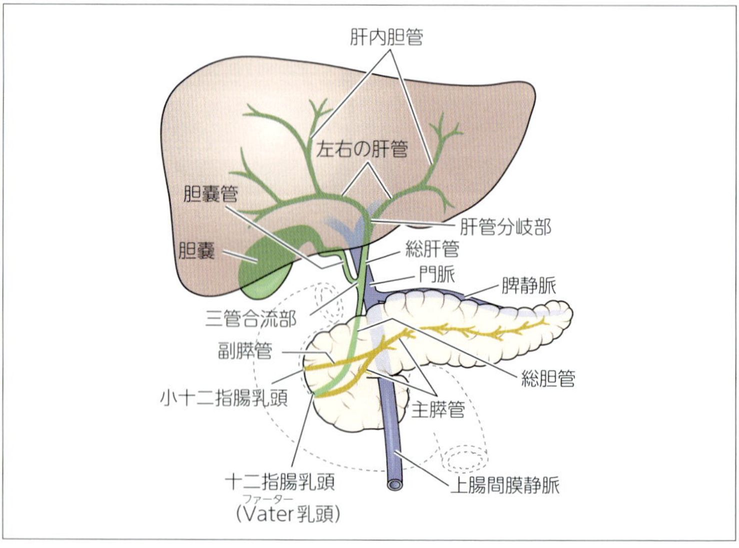

図3　男性骨盤の解剖

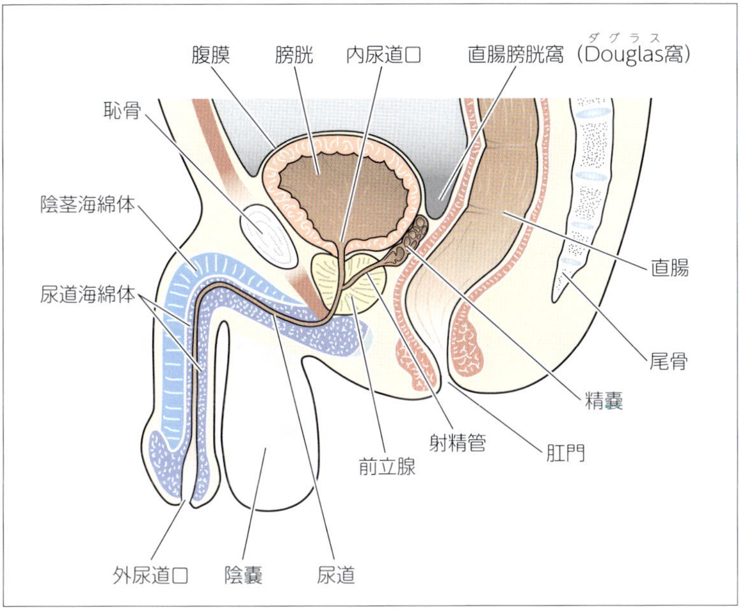

図4　女性骨盤の解剖

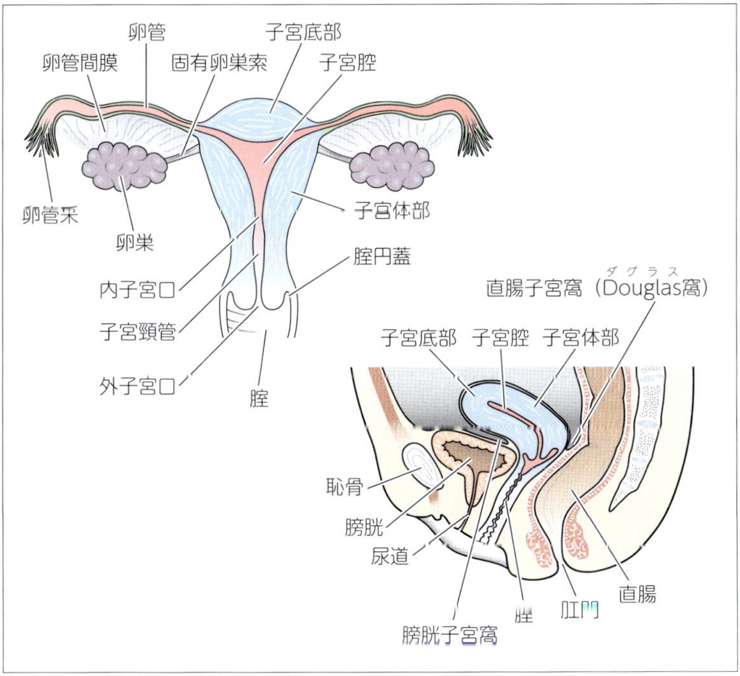

腹部・骨盤 正常画像

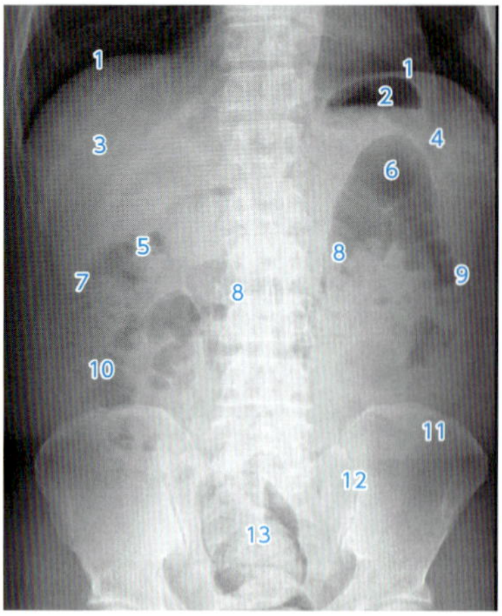

腹部エックス線（正面像）

解剖名

1横隔膜　2胃泡　3肝　4脾　5結腸肝弯曲　6結腸脾弯曲
7肝角　8横行結腸　9下行結腸　10上行結腸　11腸骨翼
12仙腸関節　13直腸

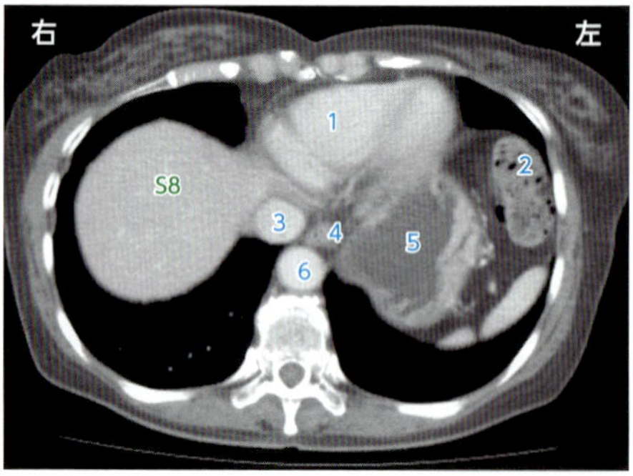

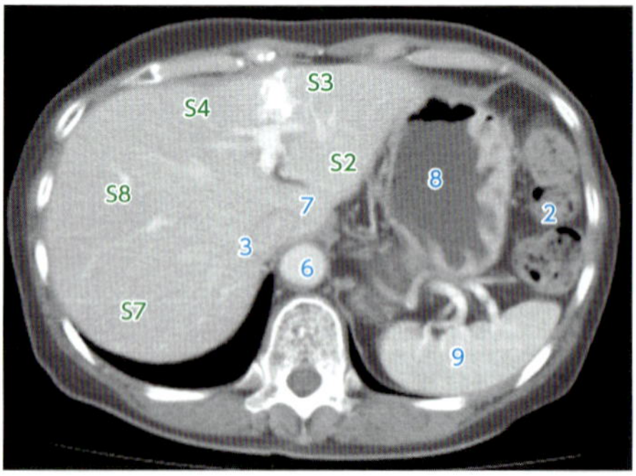

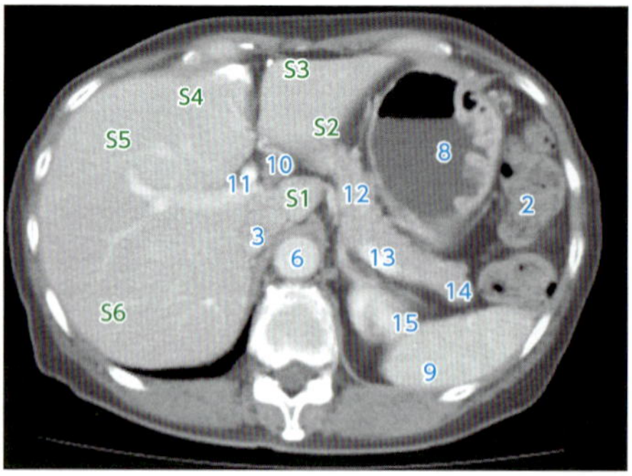

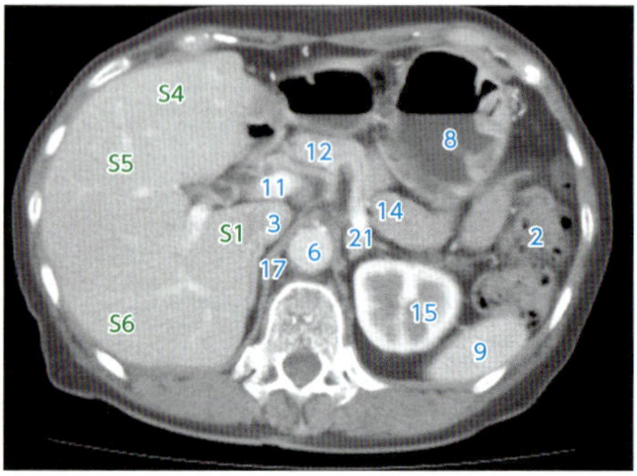

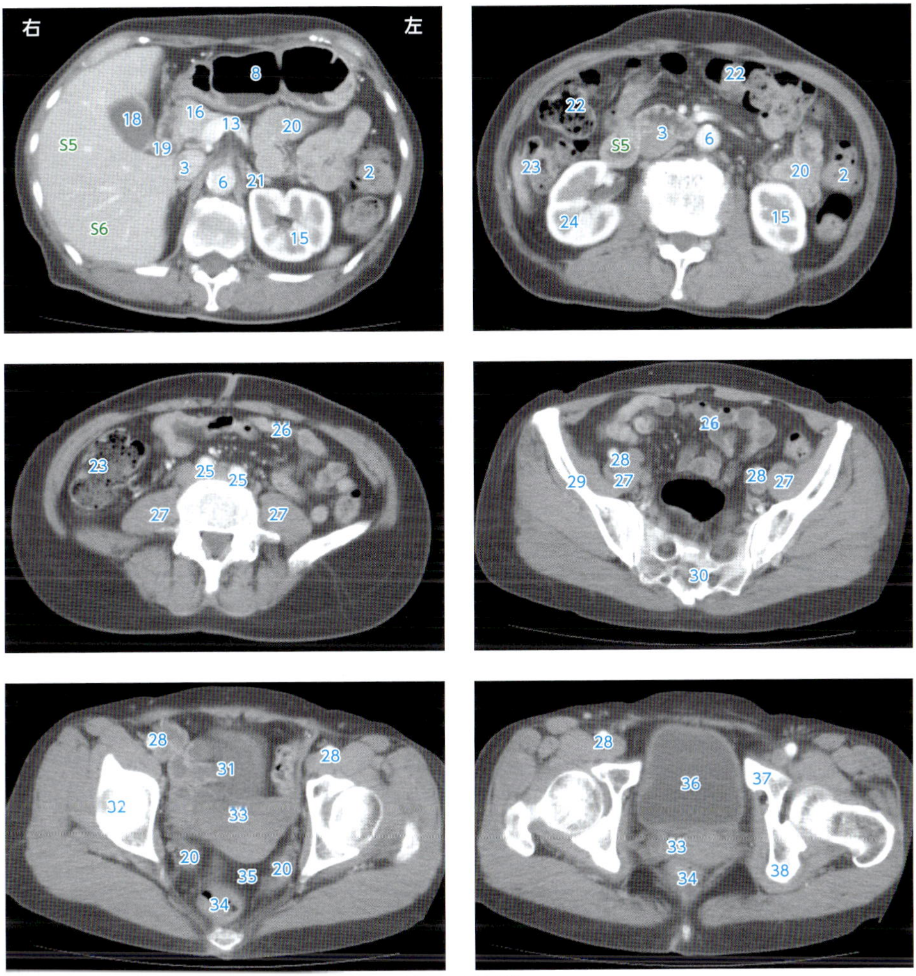

腹部CT（水平断）

解剖名

S1：尾状葉　S2：左葉－背外側区域　S3：左葉－腹外側区域　S4：左葉－内側区域　S5：右葉－前下区域
S6：右葉－後下区域　S7：右葉－後上区域　S8：右葉－前上区域
1左心室　2下行結腸　3下大静脈　4食道　5胃穹隆部　6腹部大動脈　7肝尾状葉　8胃体部　9脾　10総胆管
11門脈　12膵体部　13脾静脈　14膵尾部　15左腎　16膵頭部　17右副腎　18胆嚢　19十二指腸　20空腸
21左副腎　22横行結腸　23上行結腸　24右腎　25総腸骨動脈　26回腸　27腸腰筋　28大腿動脈　29腸骨
30仙骨　31S字状結腸　32大腿骨頭　33子宮　34直腸　35Douglas窩　36膀胱　37恥骨　38坐骨

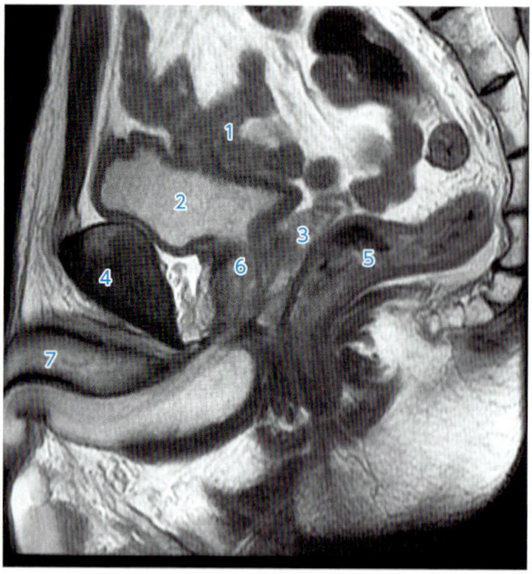

男性骨盤MRI（矢状断）

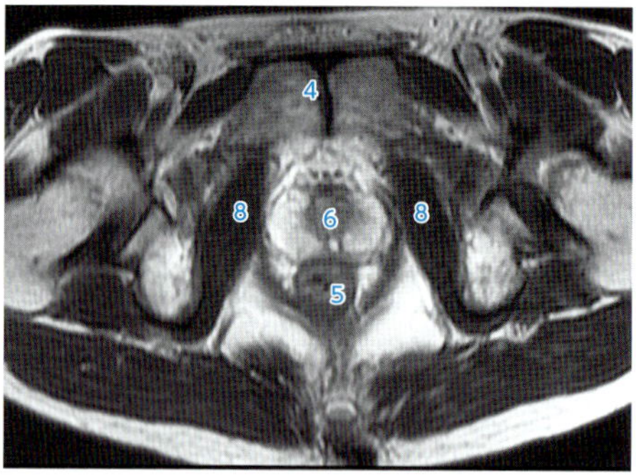

男性骨盤MRI（水平断）

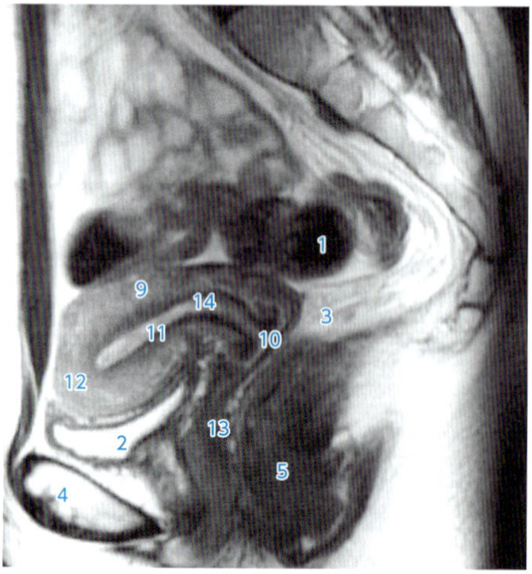

女性骨盤MRI（矢状断）

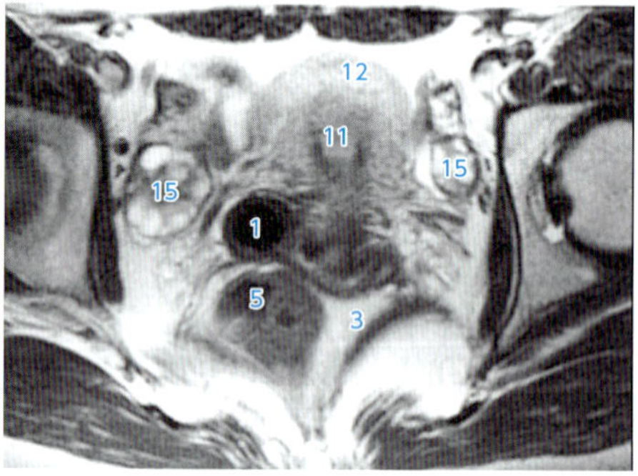

女性骨盤MRI（水平断）

解剖名

1S字状結腸　2膀胱　3Douglas窩　4恥骨　5直腸　6前立腺　7陰茎海綿体　8恥骨直腸筋　9子宮体部　10子宮頸部　11子宮内膜　12子宮底部　13腟　14junctional zone　15卵巣

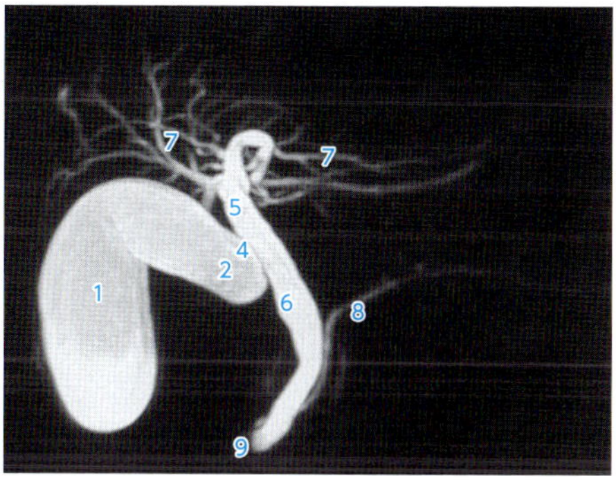

MR胆管膵管撮影（MRCP）

解剖名

1胆囊体部　2胆囊頸部　4三管合流部　5総肝管
6総胆管　7肝内胆管　8主膵管
9十二指腸乳頭（開口部）

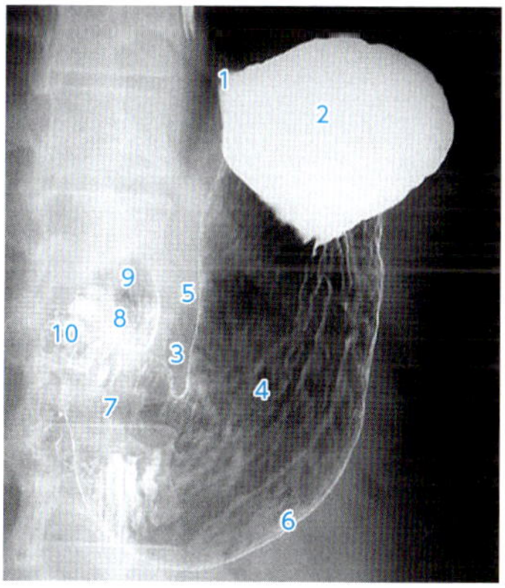

上部消化管エックス線造影（胃造影）

解剖名

1噴門　2胃穹隆部　3胃角　4胃体部　5小弯
6大弯　7胃前庭部　8幽門　9十二指腸球部
10十二指腸下行部

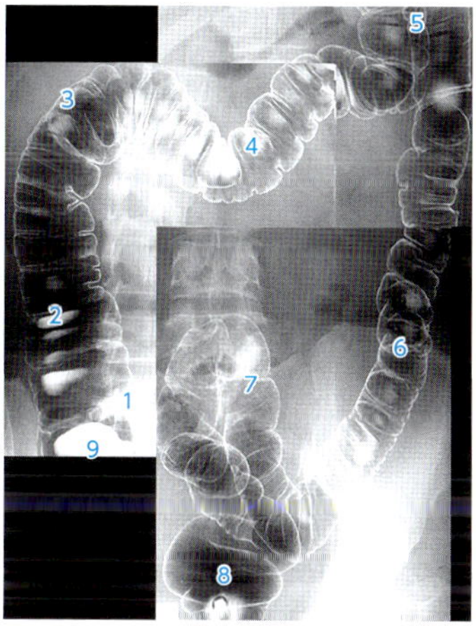

下部消化管エックス線造影（注腸造影）

解剖名

1回盲弁　2上行結腸　3肝弯曲　4横行結腸
5脾弯曲　6下行結腸　7S字状結腸　8直腸　9盲腸

血管 解剖の基本

図1　頭部

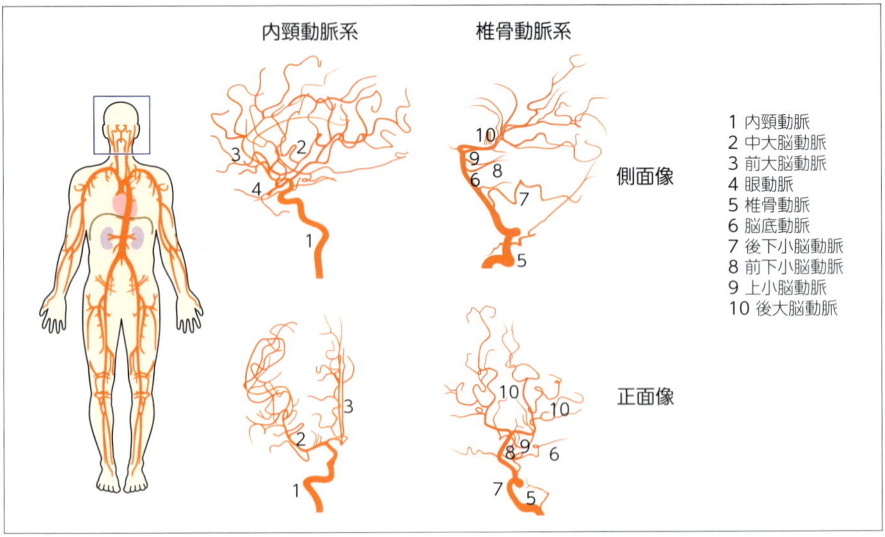
内頸動脈系
椎骨動脈系
側面像
正面像
1 内頸動脈
2 中大脳動脈
3 前大脳動脈
4 眼動脈
5 椎骨動脈
6 脳底動脈
7 後下小脳動脈
8 前下小脳動脈
9 上小脳動脈
10 後大脳動脈

図2　頸部

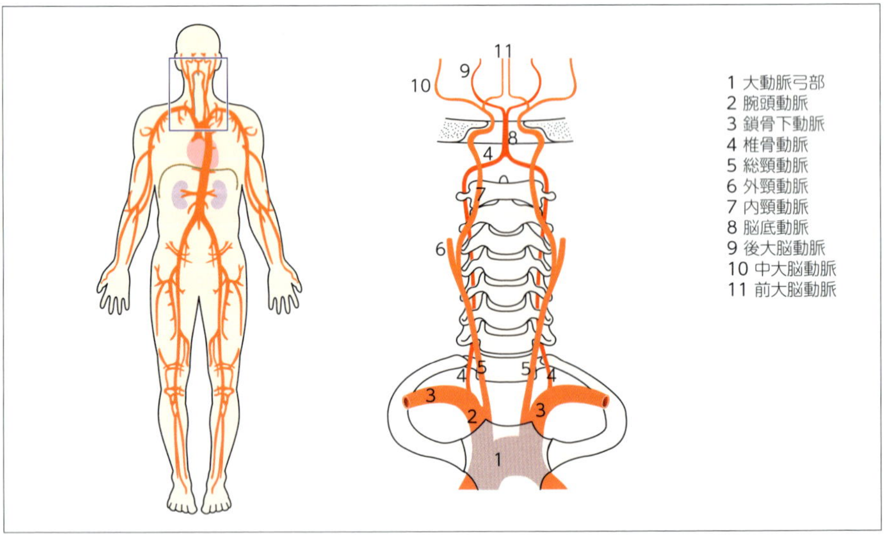
1 大動脈弓部
2 腕頭動脈
3 鎖骨下動脈
4 椎骨動脈
5 総頸動脈
6 外頸動脈
7 内頸動脈
8 脳底動脈
9 後大脳動脈
10 中大脳動脈
11 前大脳動脈

図3　上肢

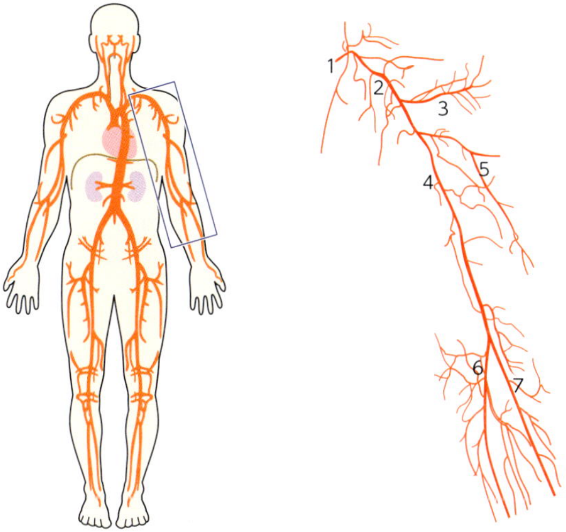

1 鎖骨下動脈
2 腋窩動脈
3 上腕回旋動脈
4 上腕動脈
5 上腕深動脈
6 橈骨動脈
7 尺骨動脈

図4　胸腹部

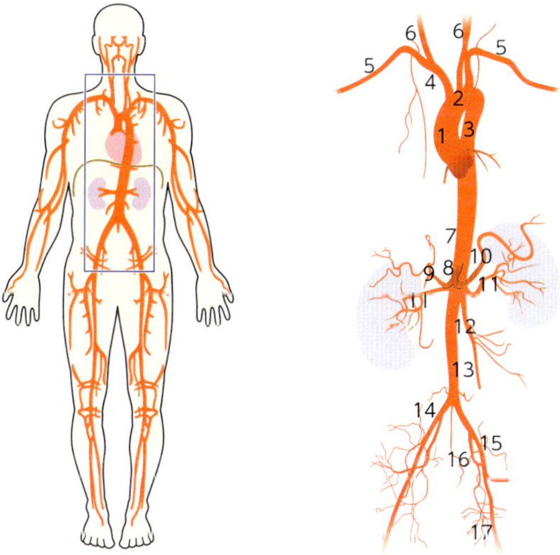

1 上行大動脈
2 大動脈弓部
3 胸部下行大動脈
4 腕頭動脈
5 鎖骨下動脈
6 総頸動脈
7 腹部大動脈
8 腹腔動脈幹
9 肝動脈
10 脾動脈
11 腎動脈
12 上腸間膜動脈
13 下腸間膜動脈
14 総腸骨動脈
15 外腸骨動脈
16 内腸骨動脈
17 大腿動脈

図5　下肢

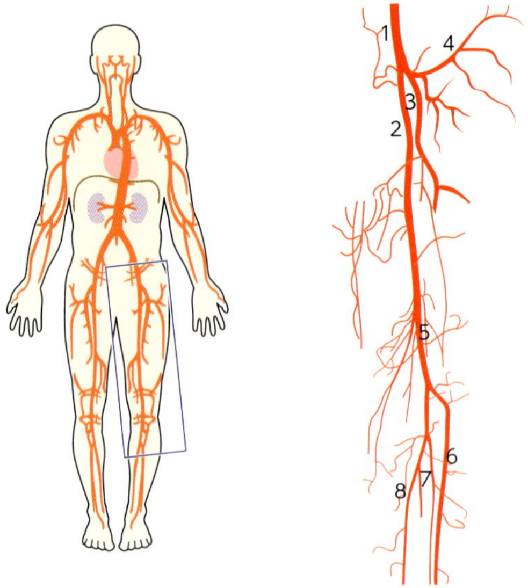

1 総大腿動脈
2 大腿浅動脈
3 大腿深動脈
4 外側大腿回旋動脈
5 膝窩動脈
6 前脛骨動脈
7 腓骨動脈
8 後脛骨動脈

血管 正常画像

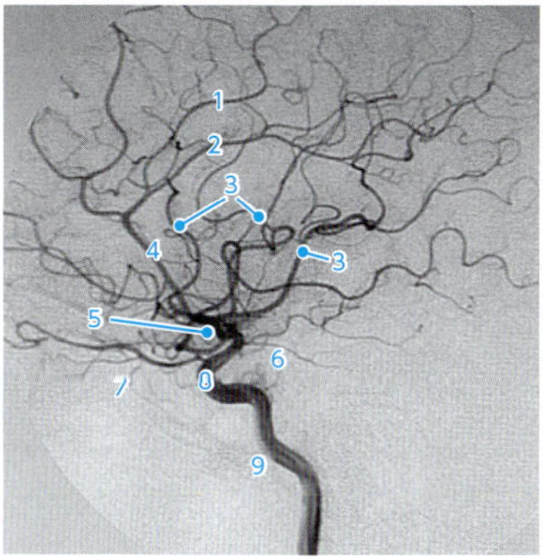

内頸動脈造影（左側面像）動脈相

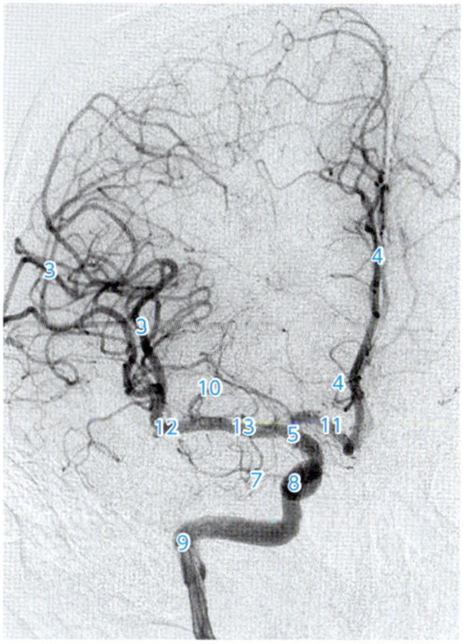

右内頸動脈造影（正面像）動脈相

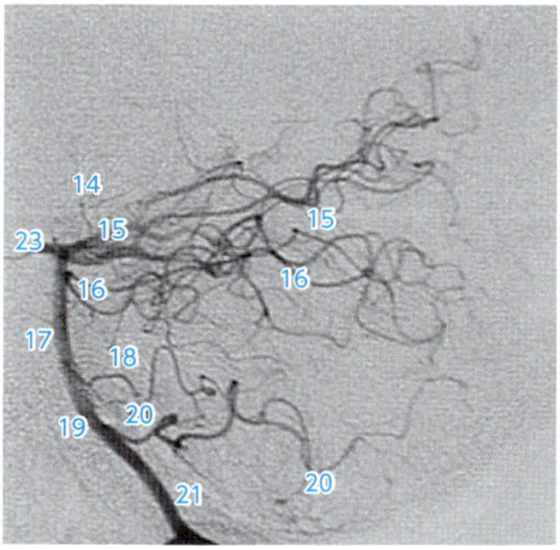

椎骨動脈造影（左側面像）

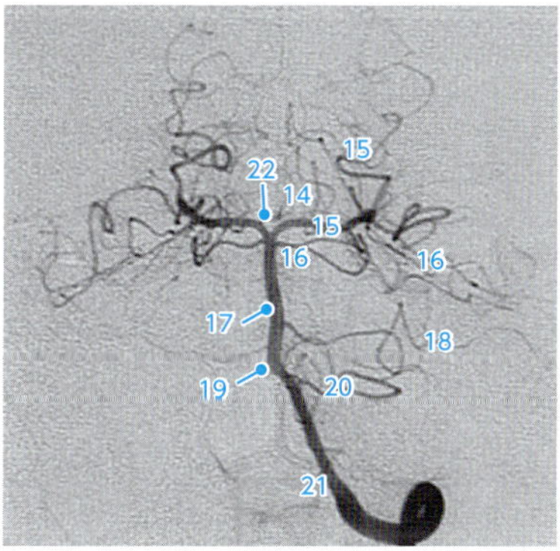

左椎骨動脈造影（正面像）

解剖名

1脳梁辺縁動脈　2脳梁周囲動脈　3中大脳動脈　4前大脳動脈　5内頸動脈分岐部　6前脈絡叢動脈　7眼動脈
8内頸動脈サイフォン部　9内頸動脈　10レンズ核線条体動脈（穿通枝）　11前大脳動脈（水平部）
12中大脳動脈（分岐部）　13中大脳動脈（水平部）　14視床膝動脈（穿通枝）　15後大脳動脈　16上小脳動脈
17脳底動脈　18前下小脳動脈　19椎骨動脈－脳底動脈合流部　20後下小脳動脈　21椎骨動脈　22脳底動脈分岐部
23後交通動脈

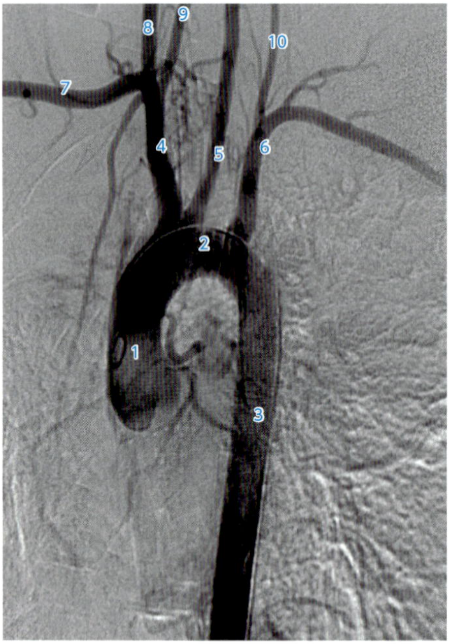

胸部大動脈造影

解剖名

1上行大動脈　2大動脈弓部　3下行胸部大動脈
4腕頭動脈　5左総頸動脈　6左鎖骨下動脈
7右鎖骨下動脈　8右総頸動脈　9右椎骨動脈
10左椎骨動脈

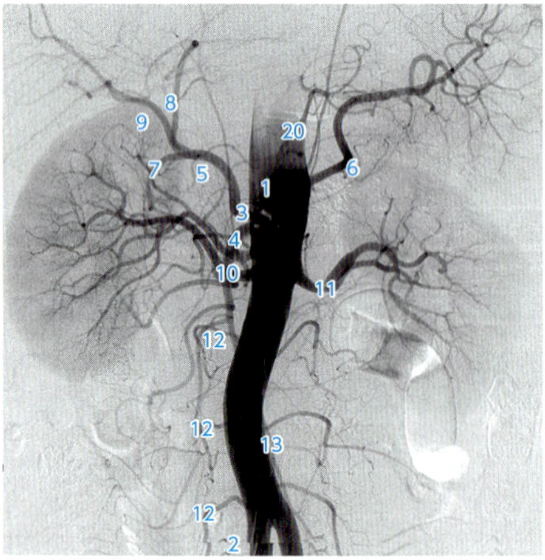

腹部大動脈造影

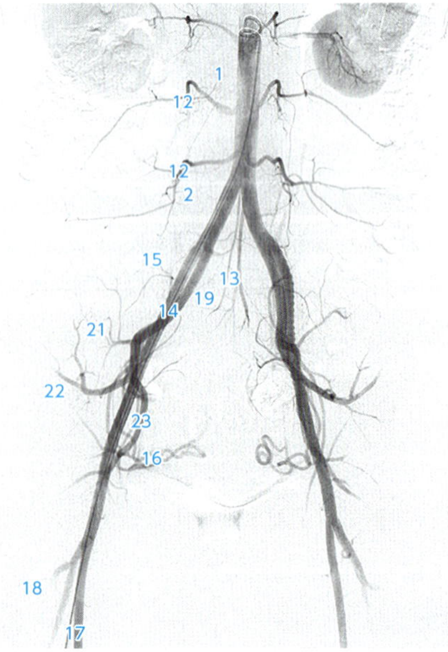

腹部大動脈－腸骨動脈造影

解剖名

1腹部大動脈　2総腸骨動脈　3腹腔動脈幹　4上腸間膜動脈　5総肝動脈　6脾動脈　7胃十二指腸動脈　8左肝動脈
9右肝動脈　10右腎動脈　11左腎動脈　12腰動脈　13下腸間膜動脈　14内腸骨動脈　15外腸骨動脈　16子宮動脈
17大腿動脈　18大腿深動脈　19正中仙骨動脈　20下横隔動脈　21腸腰動脈　22上殿動脈　23下殿動脈

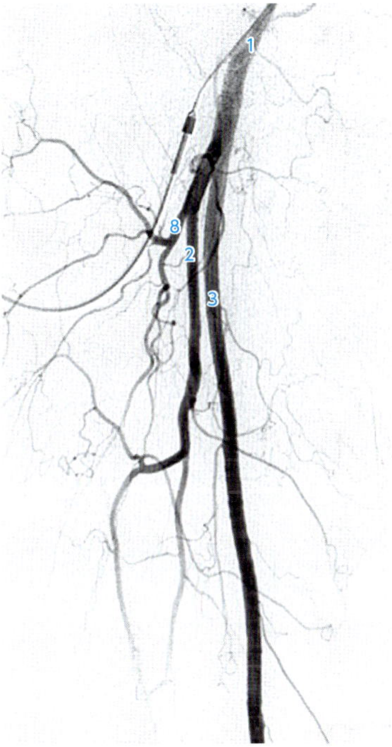

右下肢動脈造影（大腿部）

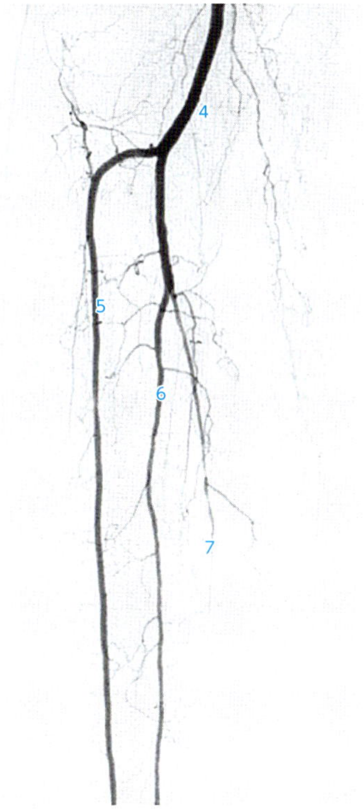

右下肢動脈造影（下腿部）

解剖名

1外腸骨動脈　2大腿深動脈　3大腿動脈　4膝窩動脈　5前脛骨動脈　6腓骨動脈　7後脛骨動脈　8大腿回旋動脈

第III部　疾患各論

頭部

脳血管障害（CVD）
脳血管障害総論　p.068
脳出血　p.070
クモ膜下出血・脳動脈瘤　p.072
脳動脈奇形（AVM）　p.074
脳梗塞　p.076
もやもや病　p.078

頭部外傷
頭部外傷総論　p.080
急性硬膜外血腫　p.081
急性・慢性硬膜下血腫　p.082
脳挫傷　p.083

変性・脱髄疾患
変性・脱髄疾患総論　p.084
アルツハイマー病　p.086
パーキンソン病　p.088
多系統萎縮症　p.090
特徴的な画像所見を示すその他の疾患　p.092
進行性核上麻痺／ハンチントン病／ウィルソン病／MELAS／一酸化炭素中毒
多発性硬化症（MS）　p.094

脳腫瘍
脳腫瘍　p.096
膠芽腫／びまん性星細胞腫／髄芽腫／転移性脳腫瘍／髄膜腫／下垂体腺腫／神経鞘腫

炎症性疾患・先天異常・その他の疾患
炎症性疾患　p.102
脳膿瘍／クロイツフェルトーヤコブ病
先天異常・周産期異常　p.103
脳梁欠損／頭蓋早期癒合症／脳周囲白質軟化症
神経皮膚症候群　p.104
特発性正常圧水頭症　p.106

脳血管障害総論

脳血管障害の分類

- 脳の血管に原因があり，さまざまな症状を呈する疾患の総称．脳卒中といわれることもある
- 出血性脳血管障害，虚血性脳血管障害に大別する（→図1，図2，表1）
  出血性：血管が破綻して頭蓋内に出血して障害を起こす（脳出血，クモ膜下出血など）
  虚血性：血管が狭窄，閉塞して脳組織への血流が不足して障害を起こす（脳梗塞，一過性脳虚血発作（TIA）など）

図1　脳血管障害の分類

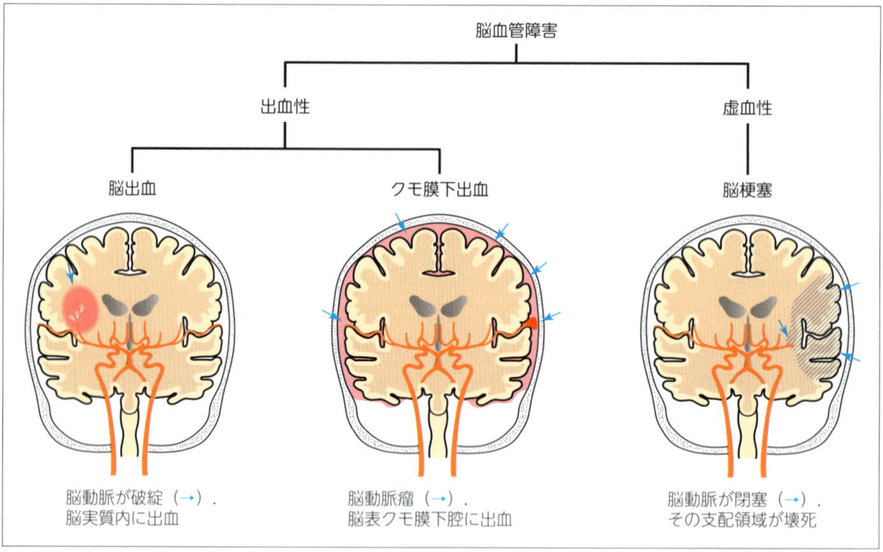

Key Word 脳卒中

卒中とは急に意識を消失することを意味する言葉で，急性脳血管障害とほぼ同義

表1　脳血管障害の分類

	疾患	病態	原因	画像所見
出血性脳血管障害	脳出血	脳実質内の出血による脳組織の破壊 →さまざまな神経症状	高血圧性が大部分 脳動静脈奇形，脳腫瘍など	CTで脳実質内に高吸収
	クモ膜下出血	クモ膜下腔の出血 →激しい頭痛，嘔気・嘔吐	破裂脳動脈瘤（最多） 脳動静脈奇形，もやもや病，外傷など	CTで脳表クモ膜下腔，脳室内に高吸収
虚血性脳血管障害	脳梗塞	脳動脈の狭窄，閉塞による脳組織の虚血性壊死 →さまざまな神経症状	アテローム血栓症(動脈硬化) 心原性塞栓（心房細動など）	CTで低吸収， T1強調画像で低信号， T2強調画像で高信号
	一過性脳虚血発作(TIA)	脳動脈の一過性狭窄 → 脳の可逆的機能異常 → 24時間以内に回復		異常所見なし

図2　脳血管障害の頻度

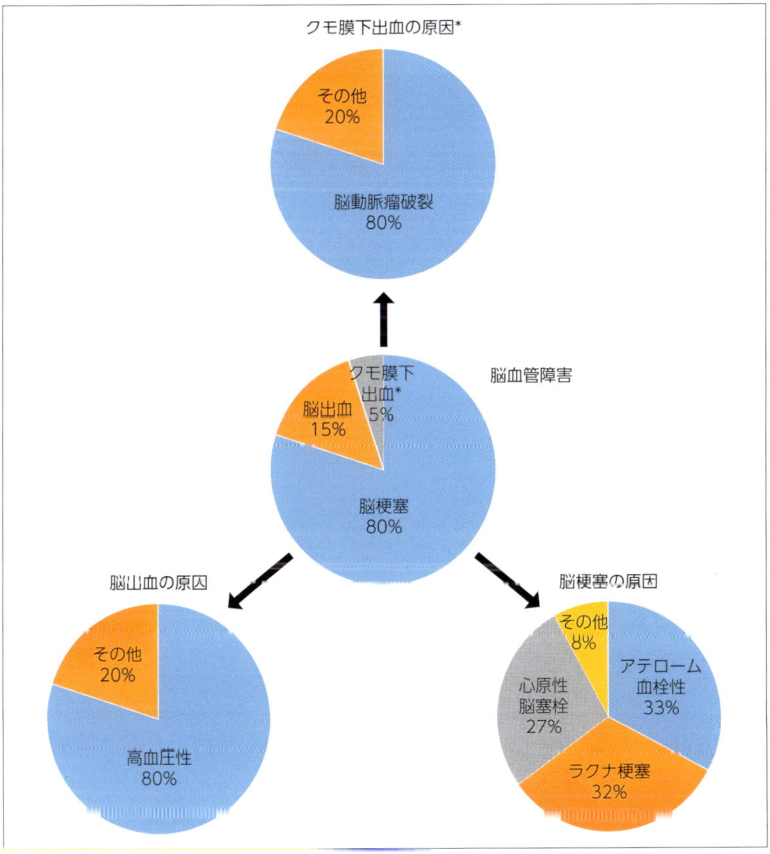

*外傷性クモ膜下出血を除く

脳出血 Intracerebral hemorrhage

脳出血（被殻出血）

70歳の男性．突然の右片麻痺，意識混濁．

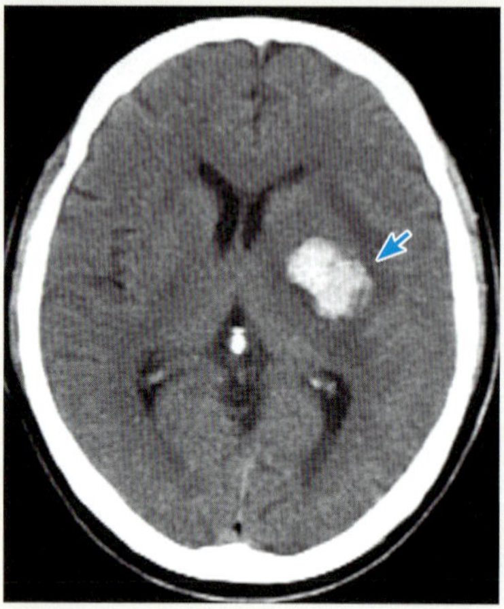

CT

左被殻に高吸収の血腫が認められる（→）．

病態

- 脳実質内に出血する状態
- 原因：大部分は高血圧を背景として脳内の微小血管から出血する＝高血圧性脳出血（一次性脳出血）．好発部位が決まっている（→図1）
- その他の原因：腫瘍，脳動静脈奇形，脳動脈瘤など（二次性脳出血）．皮質下に多い
- 症状：急性に発症する意識障害，神経巣症状

図1　高血圧性脳出血の好発部位

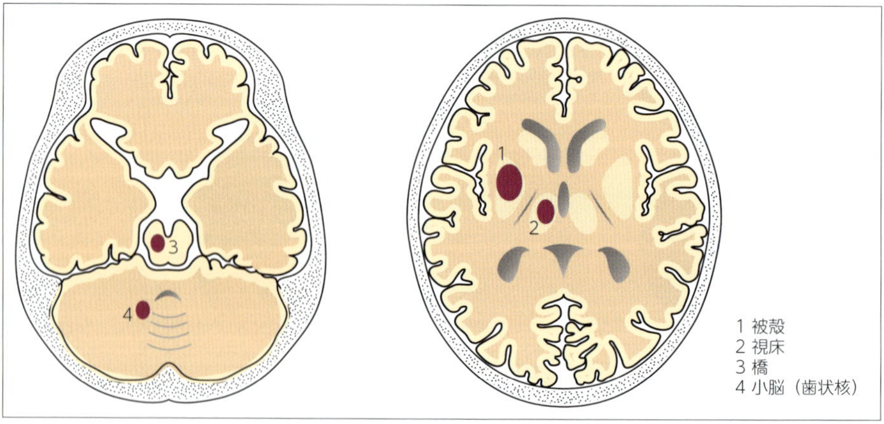

画像所見

CT

- 発症直後より高吸収．その周囲に浮腫による低吸収
- 脳室穿破＝脳室壁に接する血腫が脳室内で破れると，脳室内にも高吸収がみられる（→**写真1**）

MRI

- 血腫成分の経時的変化を反映して多彩な変化を示す（→**図2**，**写真2**）

写真1　脳出血の脳室穿破

62歳の男性．片麻痺，昏睡．

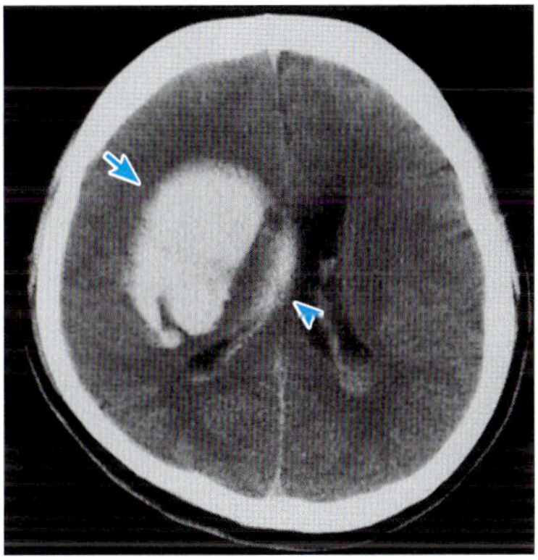

CT

右被殻に高吸収を示す大きな血腫があり（→），側脳室に穿破している（►）．

図2　脳出血のCT・MRIの経時的変化

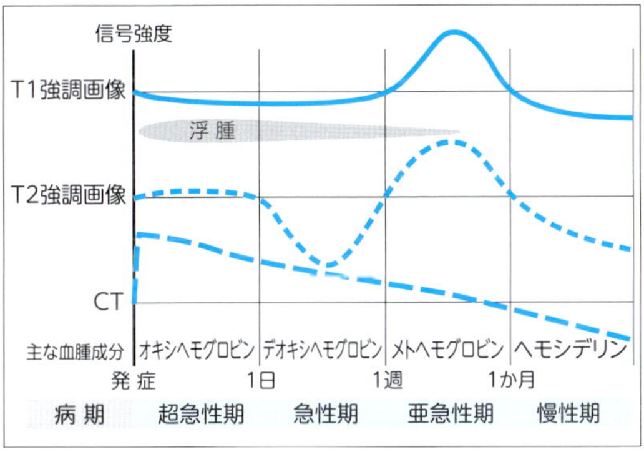

写真2　脳出血

58歳の女性．突然の左片麻痺．

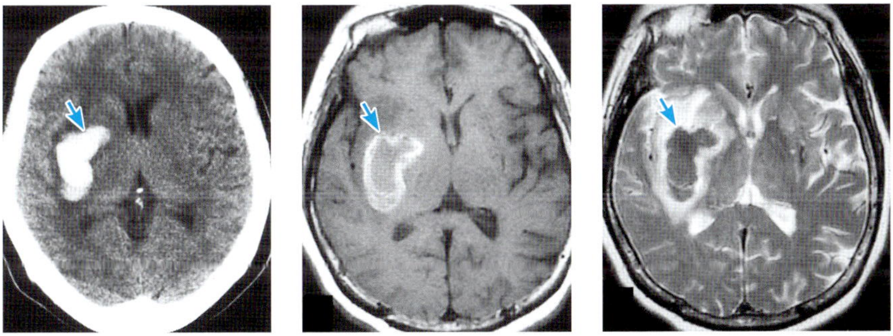

a　CT　　b　T1強調画像　　c　T2強調画像

(a) 右被殻に高吸収を示す血腫が認められる（→）．

(b) 中心部はほぼ等信号，周囲に軽度の高信号が認められる（→）．

(c) 中心部は低信号，周囲はやや高信号を示し，中心部はデオキシヘモグロビン，周辺部はメトヘモグロビン主体の血腫（→）と考えられる．

クモ膜下出血・脳動脈瘤 Subarachnoid hemorrhage / Cerebral aneurysm

クモ膜下出血

40歳の男性．会議中，突然の頭痛，嘔吐，意識混濁．

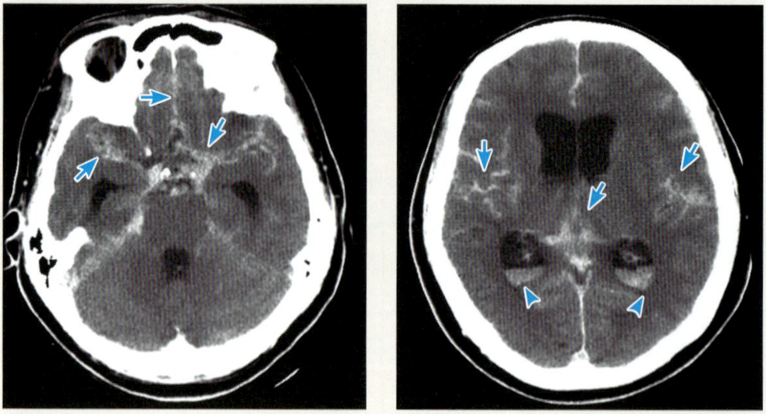

a CT　　b CT

(a，b) 脳表クモ膜下腔に，広範に高吸収が認められる(→)．側脳室内にも出血がある(➤)．

病態

- クモ膜と軟膜の間のクモ膜下腔に出血 → 激しい頭痛，嘔気・嘔吐が特徴的
- 4大原因
  (1) 脳動脈瘤の破裂
  (2) 脳動静脈奇形の破裂
  (3) もやもや病
  (4) 外傷（→p.80）
- 3大合併症
  (1) 再出血
  (2) 血管攣縮による脳梗塞
  (3) 水頭症
- 予後不良．急性期に死亡1/3，社会復帰不能1/3，社会復帰可能1/3

画像所見

CT

- 脳表クモ膜下腔，脳槽の高吸収．クモ膜下腔は脳脊髄液で満たされているので正常では低吸収だが，ここに出血するために高吸収となる
- 脳室内の高吸収．脳室とクモ膜下腔は互いに連絡しているので，脳室内出血を合併する
- 脳室拡大．合併症の一つである水頭症のために脳室が拡大する（→p.107）

脳動脈瘤
55歳の男性．クモ膜下出血．

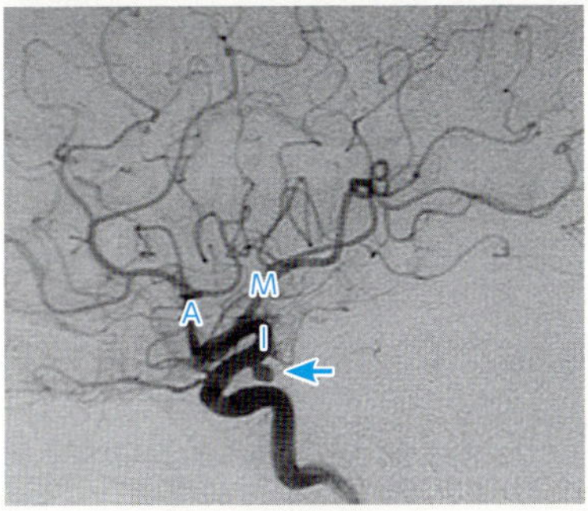

a　内頸動脈瘤

脳動脈瘤
40歳の男性．クモ膜下出血（左頁と同じ症例）．

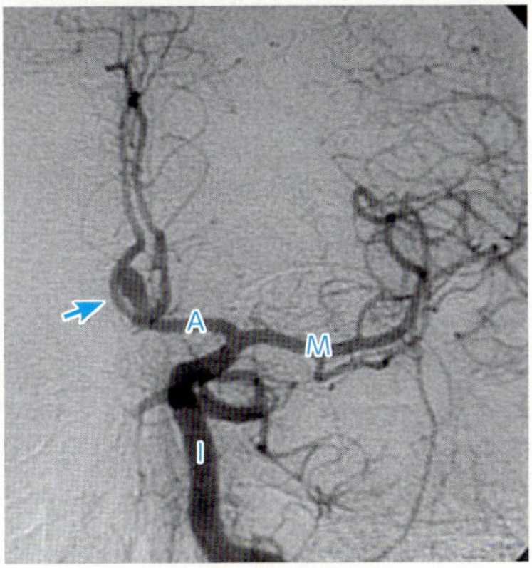

b　前交通動脈瘤

(a) 左内頸動脈造影側面像（→）
(b) 左内頸動脈造影正面像（→）
I：内頸動脈，A：前大脳動脈，M：中大脳動脈

病態

- 脳動脈の一部が限局性に拡張
- 形状による分類：(1) 嚢状 (2) 紡錘状．破裂しやすいのは嚢状動脈瘤（→図1）
- 破裂脳動脈瘤 vs. 未破裂脳動脈瘤
  脳動脈瘤が破裂すると，クモ膜下出血，脳出血となる（→p.70）
  未破裂の状態では大部分が無症状．脳ドックのMRA（→p.14）で発見されることが多い

図1　脳動脈瘤の形状

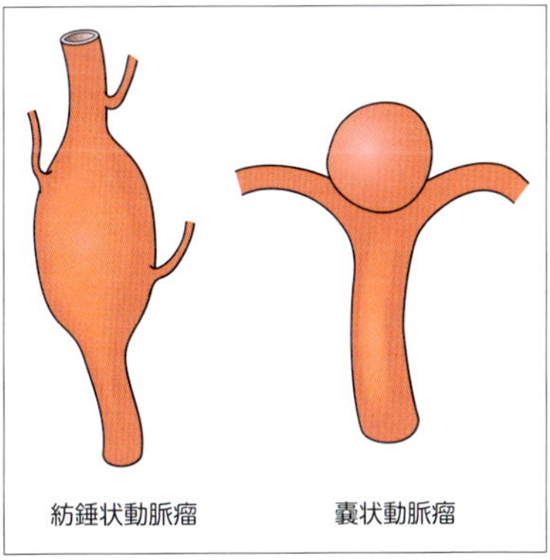

画像所見

MRA　CTA　血管造影

- 脳血管分岐部の膨隆
- 好発部位：大部分が脳底部の大脳動脈輪（→p.79）に発生する．20%は多発性

+α　脳動脈瘤の診断に必要な画像検査

従来 脳動脈瘤の診断，術前検査には血管造影が必須とされたが，現在はMRAのみ，あるいはMRA，CTAで代替可能な場合が多い

Key Word　脳ドック

無症状の健康者を対象とするスクリーニング検査（人間ドック）の中で，特に脳疾患の早期発見を目的とするものを一般に脳ドックという．無症候性脳血管障害，未破裂脳動脈瘤のなどの診断に有効

脳動静脈奇形 Cerebral arteriovenous malformatio (AVM)

脳動静脈奇形

35歳の女性．頭痛．

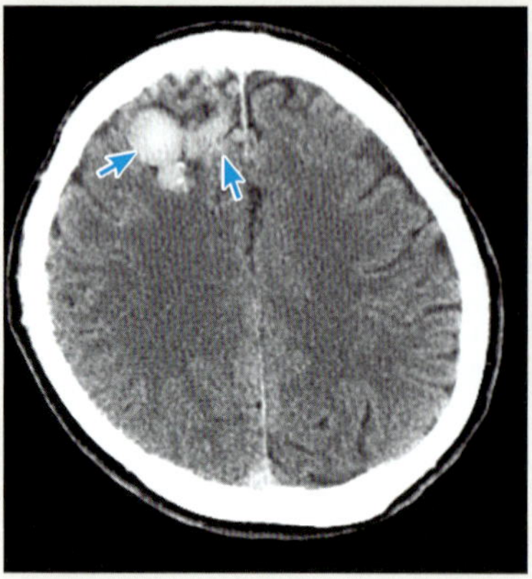

a　造影CT

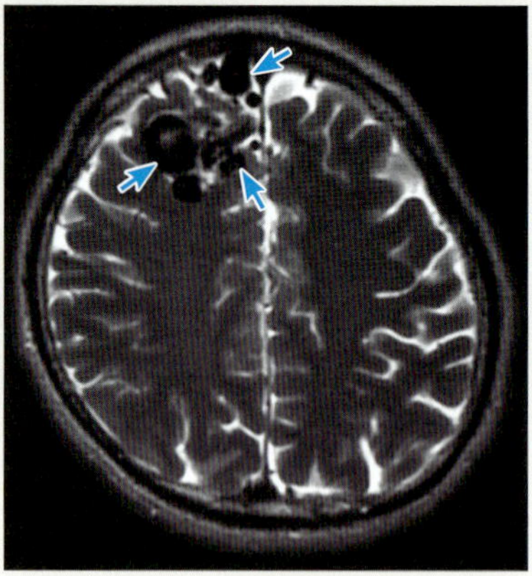

b　T2強調画像

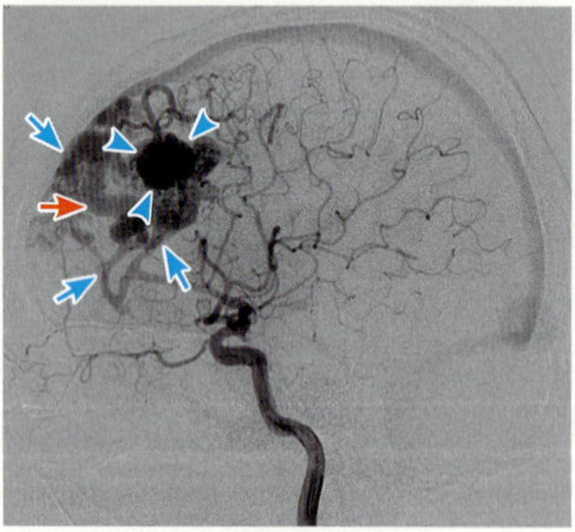

c　右内頸動脈造影

(a) 右前頭葉に強い造影効果を示す拡張血管（→）．
(b) 拡張した血管による無信号（フローボイド）（→）．
(c) 拡張した流入動脈（→），ナイダス（►），流出静脈（→）．

病態

- 正常の血管系は動脈→毛細血管床→静脈であるが，先天異常のために動脈と静脈が毛細血管床を介さずに直接短絡した状態（→図1）
- 動静脈奇形の3要素＝流入動脈＋ナイダス（nidus，→Key Word）＋流出静脈（→図1）
- 無症状の場合も多いが，破裂するとクモ膜下出血，脳出血となる

図1　脳動静脈奇形の構造

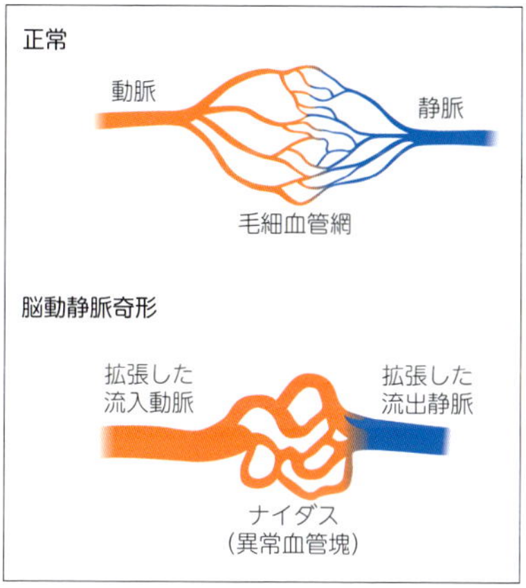

画像所見

CT

- ナイダスは単純CTでやや高吸収，強い造影効果を示す血管塊として認められる
- 造影CTでは流入動脈，流出静脈が蛇行した拡張血管として認められる

MRI

- 拡張した流入動脈，ナイダス，流出静脈はいずれも無信号（フローボイド，→Key Word）となる

血管撮影

- 拡張した流入動脈，ナイダス，流出静脈が認められる

Key Word ナイダス

動静脈の短絡部分は拡張した血管塊からなりナイダス（nidus）という

フローボイド

MRIの基本的な撮影法であるスピンエコー法では，流速の大きな血管は無信号となる．これをフローボイドという．ボイドは無信号の意．正常の動静脈のほか，脳動静脈奇形，動静脈瘻（→p.151）などの異常血管もフローボイドを示す

脳梗塞 Cerebral infarct

脳梗塞（右前大脳動脈領域）

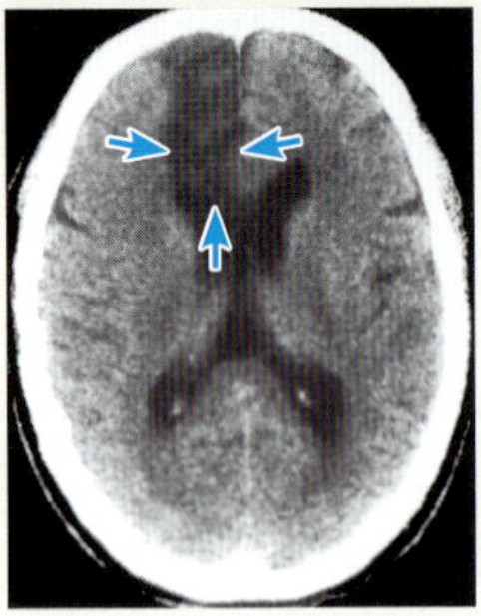

CT
右前大脳動脈領域の低吸収（→）.

脳梗塞（中大脳動脈領域）

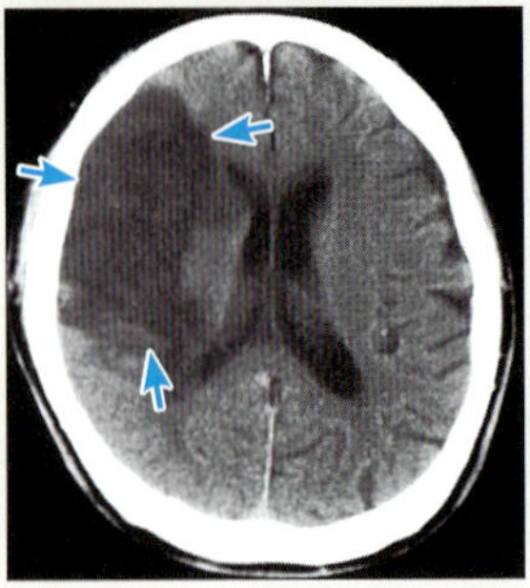

CT
右中大脳動脈領域の低吸収（→）.

脳梗塞（後大脳動脈領域）

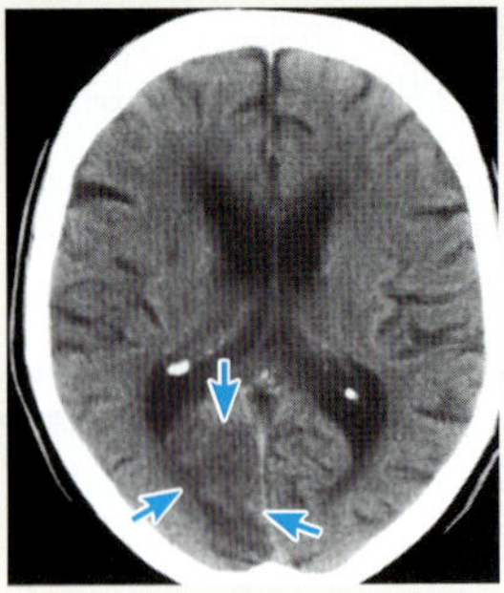

CT
右後大脳動脈領域の低吸収（→）.

病態

- 脳動脈の狭窄，閉塞により，その支配領域の脳実質が虚血性壊死に陥る状態
- 臨床病型（→図1）
  (1) 血栓塞栓症
  (2) アテローム血栓症
  (3) ラクナ梗塞
- 症状：急性に発症する意識障害，神経巣症状

図1　脳梗塞の臨床病型

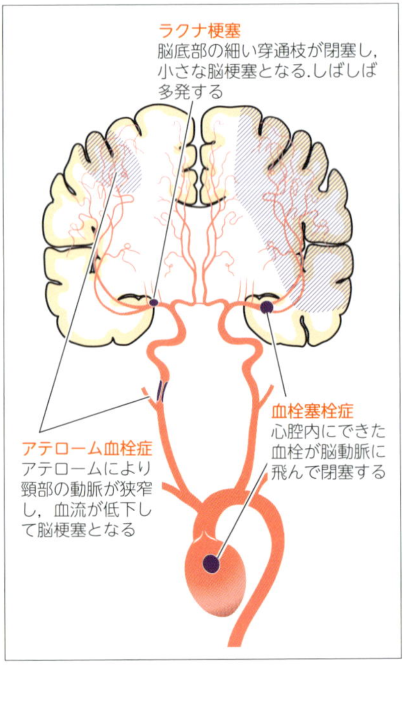

ラクナ梗塞
脳底部の細い穿通枝が閉塞し，小さな脳梗塞となる.しばしば多発する
アテローム血栓症
アテロームにより頸部の動脈が狭窄し，血流が低下して脳梗塞となる
血栓塞栓症
心腔内にできた血栓が脳動脈に飛んで閉塞する

+α 血栓溶解療法

- 発症後数時間以内（治療指針では4.5時間以内）に血栓溶解薬（rtPA*）を静注することにより，血栓塞栓を溶解して閉塞血管を再疎通し，梗塞巣の拡大を最小限に抑える治療法

*遺伝子組換え組織型プラズミノゲン・アクティベータ（Recombinant tissue plasminogen activator，商品名アルテプラーゼ®）

画像所見

CT　MRI

- 血管支配域に一致した異常所見が認められる（→図2）
- 発症直後は画像所見は正常．数時間以内にMRIの拡散強調画像で高信号が認められる（→写真1）
- 12〜24時間以降，CTで低吸収，T1強調画像で低信号，T2強調画像で高信号（→図3）

図2　脳血管の支配域

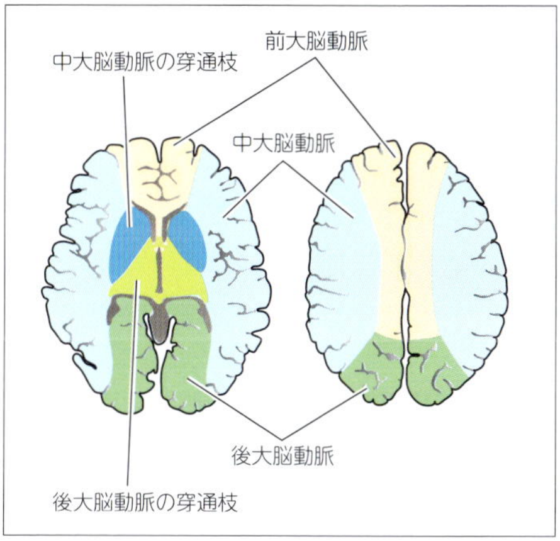

図3　脳梗塞の画像所見

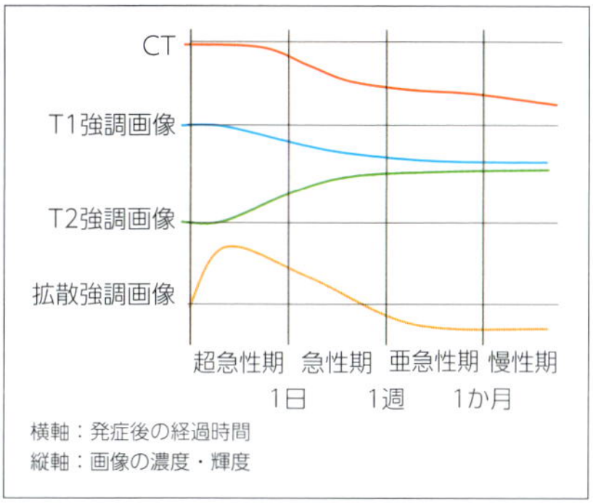

写真1　超急性期脳梗塞（左中大脳動脈穿通枝領域）

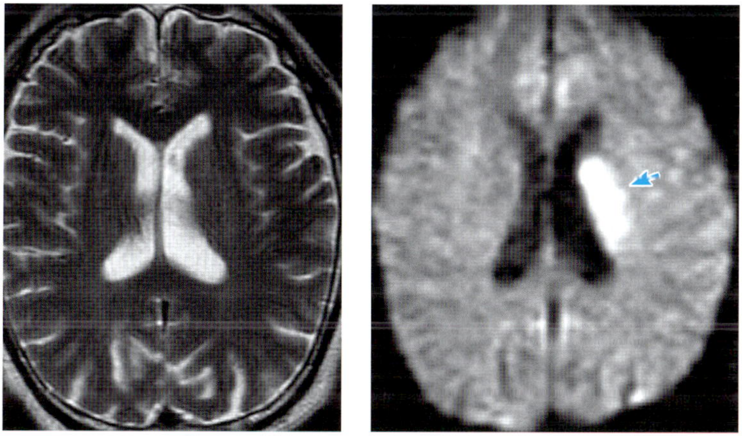

a　T2強調画像　　b　拡散強調画像

(a，b) T2強調画像では異常所見がないが，拡散強調画像では高信号病変として認められる（→）．

＋α　一過性脳虚血発作（TIA）

- 脳虚血が原因で神経症状が起こる点は脳梗塞と同じだが，短時間で症状が消失する可逆的な状態
  定義上は24時間未満とされるが，数分〜15分程度で回復する場合が多い
- 画像検査では，原則として異常を認めないが，小さな脳梗塞がみられることもある

もやもや病 Moyamoya disease

もやもや病

20歳の男性．右不全片麻痺．

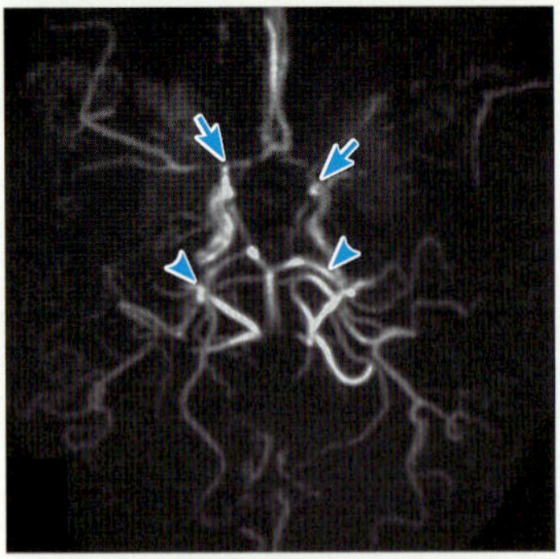

a　右内頸動脈造影

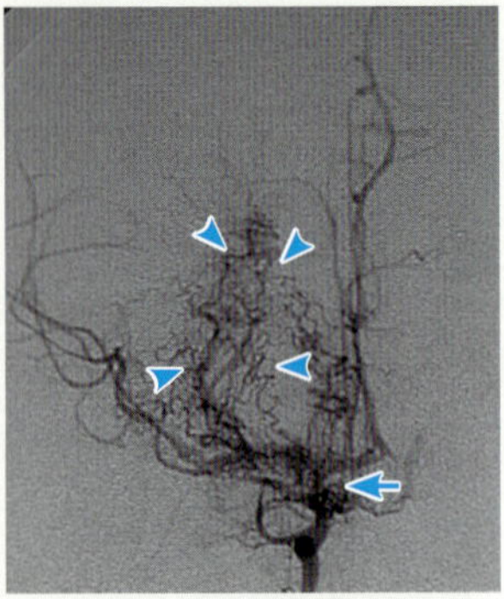

b　右内頸動脈造影

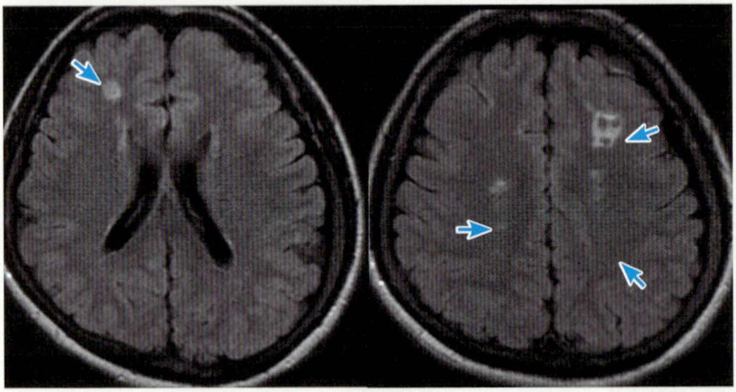

c　FLAIR

(a) 内頸動脈遠位部の高度狭窄（→）があり，穿通枝が著しく拡張，蛇行している（もやもや血管，➤）．
(b) 両側内頸動脈遠位の高度狭窄（→）．後大脳動脈は正常に認められる（➤）．
(c) 両側大脳白質に脳梗塞が多発している（→）．

病態

- 大脳動脈輪（→図1），特に内頸動脈遠位部の高度狭窄
- 脳底部の穿通枝が側副血行路（→Key Word）として発達して拡張，蛇行→血管造影で「もやもや」にみえる
- 椎骨脳底動脈，後大脳動脈は正常
- 原因不明．おそらく後天性．小児〜若年者では脳梗塞，成人ではクモ膜下出血で発症することが多い

画像所見

血管造影　CTA　MRA

- 内頸動脈遠位部の高度狭窄
- 中大脳動脈，前大脳動脈から上行する穿通枝の拡張，蛇行（＝もやもや血管）

CT　MRI

- 多発脳梗塞．特に境界領域梗塞が多い

＋α 大脳動脈輪

- 脳底部では，左右の前大脳動脈の間に前交通動脈，同側の内頸動脈と後大脳動脈の間に後交通動脈があって，左右，前後の脳動脈を連絡しており，全体として六角形の動脈輪を構成している．これを大脳動脈輪（ウィリス動脈輪）という
- 動脈輪の発達には個体差が大きく，交通枝の一部が欠損している場合も多いが，この存在により一系統の血管が狭窄，閉塞しても，別系統からの血流を維持できるため，安全弁としての役割を果たしている
- 大脳動脈輪は，動脈瘤の好発部位としても重要である（→p.73）

Key Word 側副血行路

動脈に狭窄，閉塞がある場合，血流を補うために周囲の動脈が拡張して血流を補う．このような拡張した動脈路のこと．もやもや病にみられる「もやもや血管」はその一つである

図1　脳動脈瘤の好発部位

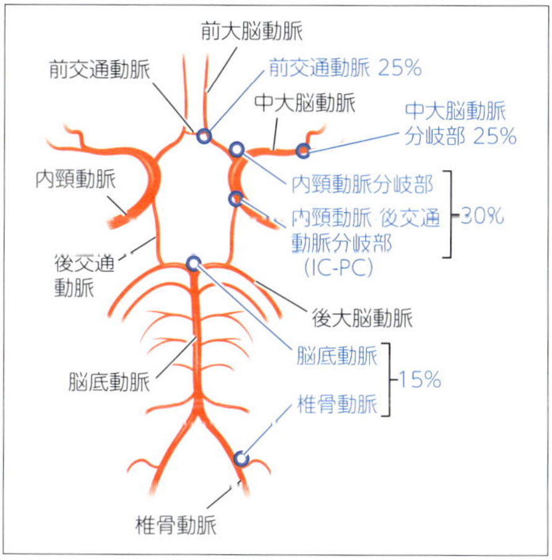

頭部外傷総論

頭部外傷の分類

■頭部外傷には以下に示すようにいろいろな病態があり，しばしば複数の病態が混在する

図1　いろいろな頭部外傷

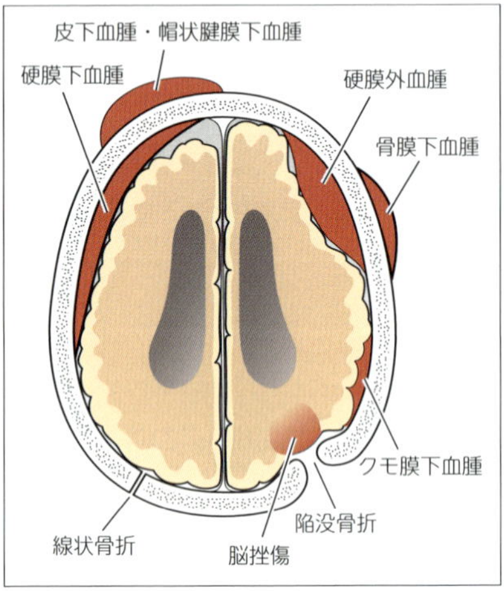

図2　直撃損傷と対撃損傷

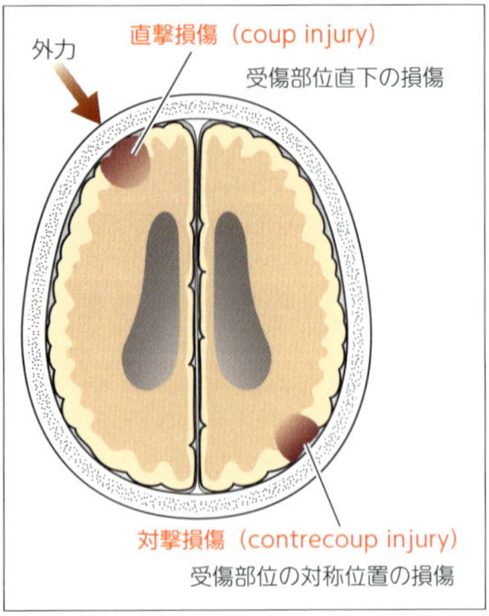

表1　頭部外傷の分類

頭蓋外		皮下血腫・帽状腱膜下血腫 骨膜下血腫
頭蓋		線状骨折 陥没骨折
頭蓋内	脳実質外	硬膜外血腫 硬膜下血腫 クモ膜下出血
	脳実質内	脳挫傷 びまん性軸索損傷

Key Word 直撃損傷・対撃損傷

一般に外傷では受傷部位が損傷する（＝直撃損傷）．しかし，頭部外傷では脳が慣性力によって反対側の頭蓋に衝突することによって，受傷部位の対称位置の脳にも損傷が起こる．これを対撃損傷という．頭蓋という閉鎖空間における頭部外傷に特異的な病態である

急性硬膜外血腫 Acute epidural hematoma

急性硬膜外血腫

23歳の男性．交通事故．意識障害．

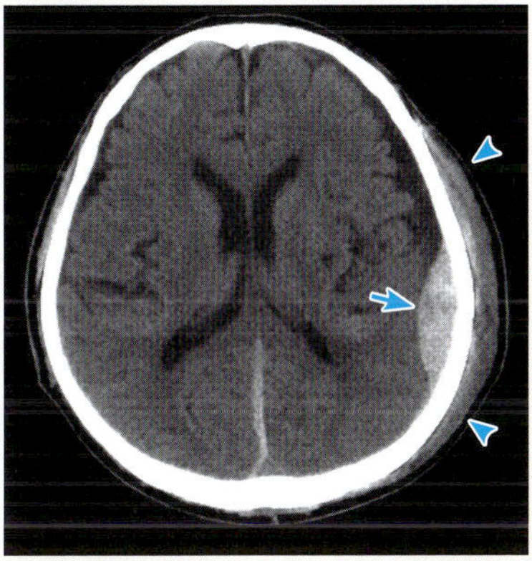

a　CT

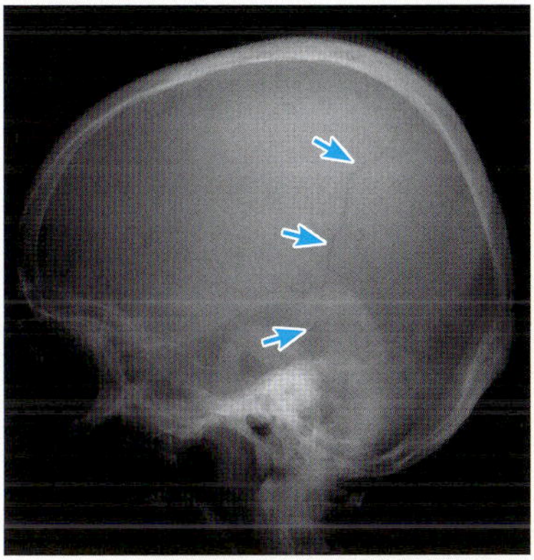

b　頭部エックス線写真

(a) 左後頭葉の脳表に，凸レンズ型の高吸収が認められる（→）．頭皮には血腫による腫脹がある（►）．
(b) 線状骨折が透亮像として認められる（→）．

病態

- 頭蓋と硬膜の間に出血する状態
- 頭蓋骨折の合併が多い（→硬膜動脈の損傷）
- 受傷後数時間は症状が軽く（意識清明期），その後急激に意識レベルが低下することが多い

画像所見

CT

- 脳表に凸レンズ型の高吸収病変（→+α）

エックス線写真

- 線状骨折があれば，線状透亮像が認められる

+α 凸レンズ型vs.三日月型

硬膜外血腫が凸レンズ型になる理由は，硬膜と頭蓋の結合が比較的密で，血腫はこれをメリメリと剥がす必要があり，拡大しにくいためである．これに対して，硬膜下血腫の場合は，硬膜とクモ膜の結合が疎なため，血腫が脳表に沿って広がりやすいために三日月型となる

急性・慢性硬膜下血腫 Acute / Chronic subdural hematoma

急性硬膜下血腫

35歳の女性．交通事故，意識障害．

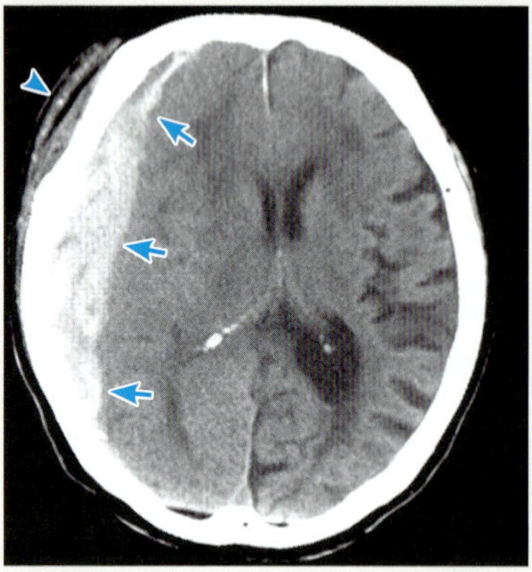

CT

右前頭葉～側頭葉の脳表に，三日月型の高吸収を示す血腫が認められる（→）．頭皮には血腫による腫脹がある（►）．

慢性硬膜下血腫

65歳の男性．1か月前に風呂場で転倒．数日前より左下肢脱力．

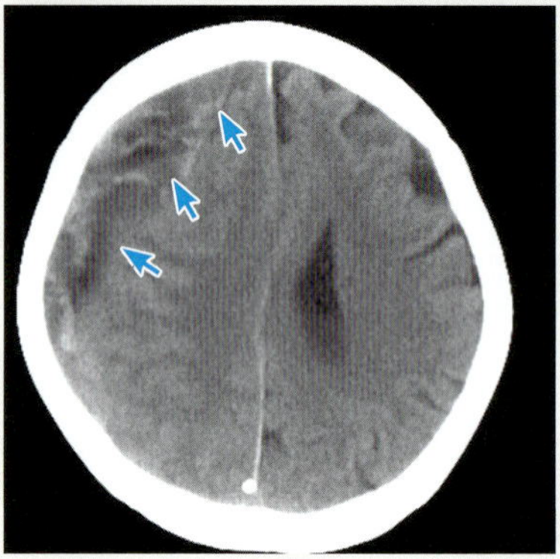

CT

右前頭葉～頭頂葉の脳表に，高吸収と低吸収が混在する三日月型の病変が認められる（→）．

病態

- 硬膜とクモ膜の間に出血する状態
- 脳表の静脈からの出血
- 急性硬膜下血腫
  高度の外傷による（交通事故，高所転落など）
  受傷直後より意識障害が認められる（→硬膜外血腫との違い）
- 慢性硬膜下血腫
  比較的軽微な外傷後，数日～3か月を経て発症
  高齢者，アルコール多飲者に多い
  頭痛，片麻痺，記銘力障害など．高齢者では認知症を呈することもある

画像所見

CT

- 急性硬膜下血腫：脳表に三日月状の高吸収
- 慢性硬膜下血腫：脳表に三日月状の低吸収～高吸収．濃度は出血の時期により異なり，しばしば異なる濃度が混在する

脳挫傷 Cerebral contusion

脳挫傷

50歳の男性．工事現場で足場から転落，意識障害．

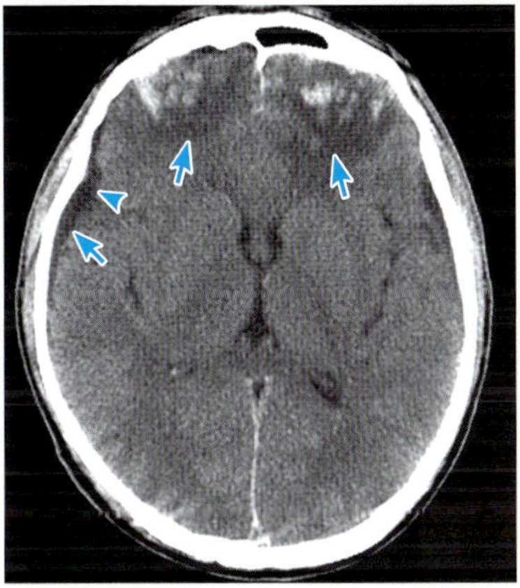

CT

両側前頭葉底部に，低吸収の中に斑状の高吸収が混在する病変が認められる（→）．右側頭葉の脳表には，小さな低吸収の三日月型病変があり硬膜下血腫の所見である（►）．

病態

- 外傷による脳実質の器質的損傷（→Key Word）
- 直撃損傷 vs. 対撃損傷：どちらか一方，あるいは両者が共存することもある（→p.80）
  直撃損傷：打撲部位直下の損傷
  対撃損傷：打撲部位の対角線上の損傷
- 症状：受傷直後より意識障害を呈し，次第に進行することが多い

画像所見

CT

- 低吸収の中に出血による高吸収が斑状に混在（ごま塩状；salt and pepper appearance）
- 特徴的な好発部位＝前頭葉底部，側頭葉前部（→図1）

Key Word 挫傷

外傷による内臓の損傷を挫傷という．脳挫傷，肺挫傷，腎挫傷などあらゆる臓器に発生しうる．骨の場合，明らかな骨折がない損傷を骨挫傷という．似た言葉に挫創があるが，挫創は皮膚の損傷である．一般に外傷によるキズを創傷というが，「創」は皮膚面のキズ，「傷」は内臓のキズを指す

図1　脳挫傷の好発部位

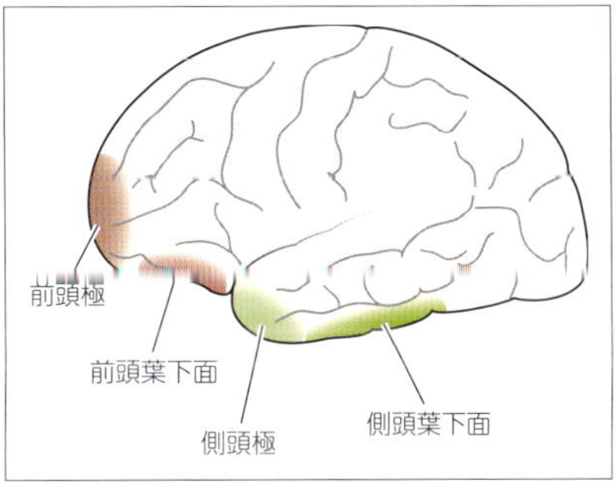

変性・脱髄疾患総論

変性疾患・代謝性疾患

- 神経細胞の機能が，緩徐，進行性に障害される疾患のうち，明らかな原因が不明な疾患を（神経）変性疾患と総称する．遺伝子の異常，特定の代謝系異常が証明されているものもあるが，不明のものも多い
- 脊髄小脳系，錐体外路系など，特定の神経系統が選択的に障害される
- 症状は障害される部位によって異なるが，運動機能障害，認知症をみることが多い

表1　主な変性・代謝性疾患

主に障害される部位	疾患名	臨床像	画像所見
大脳	アルツハイマー病	認知症，特に記憶障害	海馬萎縮，側頭葉・頭頂葉の血流低下
	前頭側頭型認知症	認知症，特に性格・行動異常	前頭葉・側頭葉の萎縮 ナイフ刃状の迂回
	レビー小体型認知症	認知症，幻視，パーキンソン症状	後頭葉の血流低下 IMBGの心筋集積不良
錐体外路	パーキンソン病	固縮，振戦，無動症	MIBGの心筋集積不良
	多系統萎縮症	小脳失調症，パーキンソン症状 自律神経症，非遺伝性	小脳・脳幹の萎縮
	ハンチントン病	舞踏病様不随意運動，認知症	尾状核の萎縮
	痙性斜頸	異常姿勢，痙縮	なし
脊髄・小脳	脊髄小脳変性症	小脳失調症，遺伝性	小脳・脊髄の萎縮
	遺伝性痙性対麻痺	痙性対麻痺	なし
運動ニューロン	筋萎縮性側索硬化症	運動麻痺，筋萎縮	なし
	脊髄性筋萎縮症	運動麻痺，筋萎縮	なし

脱髄疾患

- 神経細胞の軸索を取り囲む髄鞘が選択的に破壊される疾患を脱髄疾患という
- 原則として軸索（神経細胞）は障害されない
- 髄鞘が破壊されると神経伝導速度が低下するため，さまざまな神経症状をきたす

+α 髄鞘

- 脊椎動物ではほとんどの神経細胞（ニューロン）に，軸索の周囲に髄鞘（ミエリン鞘）という構造をもつ（→図1）
- 髄鞘をもつ神経を有髄神経，もたないものを無髄神経という．ヒトの場合，原則としてすべて有髄神経であるが，自律神経の一部に無髄神経がある
- 髄鞘は，軸索の周囲をグルグルと取り囲む膜状の構造であるが，その本態は神経細胞とは別の細胞の細胞膜（中枢神経系では乏突起神経膠細胞，末梢神経ではSchwann細胞）
- ニューロンを電気刺激が伝導する際，髄鞘の部分を跳び越えてゆく跳躍伝導を行うため，有髄神経は無髄神経にくらべて伝導速度が著しく速いという特長がある
- 脱髄疾患では，髄鞘が破壊されるためこの跳躍伝導がうまくゆかず，伝導速度が低下するためにさまざまな神経症状をきたす

図1　髄鞘

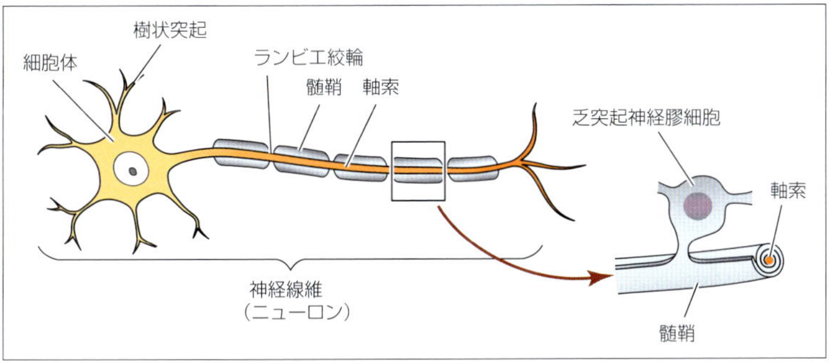

アルツハイマー病 Alzheimer's disease

アルツハイマー病

72歳の女性．1年前から家族の名前を間違える，料理ができなくなった．

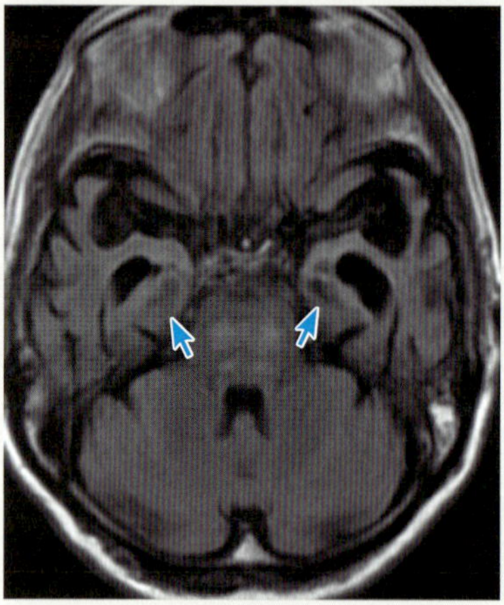

a　FLAIR

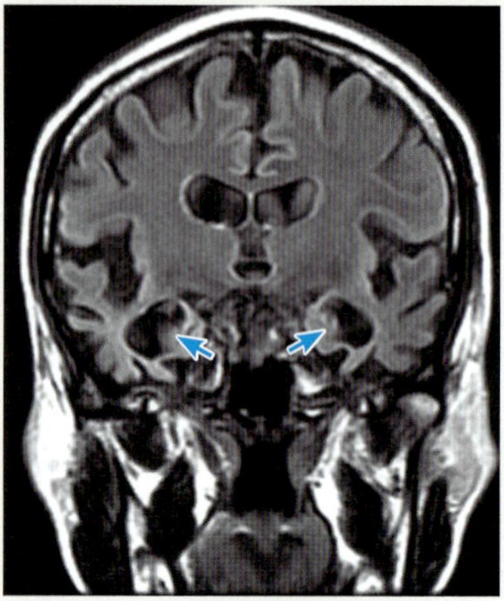

b　FLAIR（冠状断）

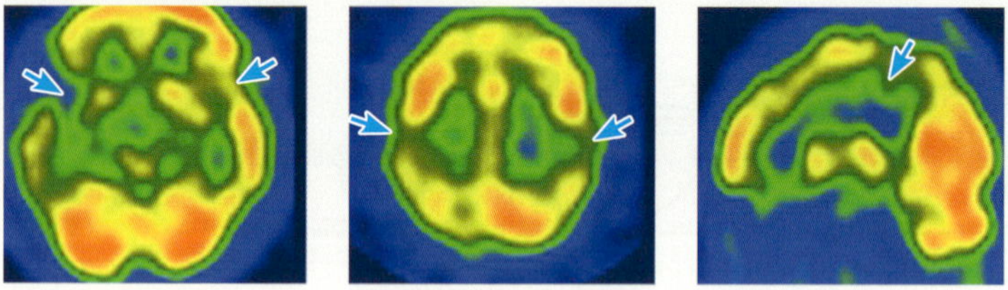

c　脳血流シンチグラム

（a，b）海馬が萎縮し（→），側脳室下角が拡大している．

（c）側頭葉，頭頂葉の血流低下．海馬が萎縮し（→），側脳室下角が拡大している．

病態

- 認知症（→Key Word）の中で最多（約半数）
- 大脳皮質，海馬などに，神経細胞の脱落，老人斑，神経原線維変化が認められる
- 遺伝子が特定されているものもある
- 記憶障害が目立つ（特に最近のこと，新しいことが覚えられない）

Key Word　認知症

脳の器質的疾患に起因する慢性的な認知機能障害状態．記憶力障害に加えて，失語（単語が出ない，文章が書けないなど），失行（着衣，家事など日常的な行動ができない），失認（場所，日時，人の顔が分からない）などの症状がさまざまな割合で認められる．徐々に進行し，末期は寝たきりになることが多い．幼少期から存在する疾患（精神発達遅滞），精神病（統合失調症，うつ病）に伴う認知機能障害は除外する

画像所見

CT　MRI

- 大脳のびまん性萎縮（→脳溝，脳室の拡大）
- 特に海馬近傍（側頭葉の内側面）の萎縮が強い

脳血流シンチグラム

- 側頭葉，頭頂葉，後部帯状回，楔前部の血流低下

+α 前頭側頭型認知症（ピック病）

- アルツハイマー病と並ぶ変性の認知症の一つ
- 記憶障害よりも，性格異常，行動異常が目立ち，しばしば万引きなど犯罪行動につながる
- 前頭葉，側頭葉が萎縮するが，特に限局性が強く，高度であるのが特徴（→**写真1**）
- ナイフ刃状脳回（knife-edge gyrus）といわれる菲薄化した高度の脳回萎縮が特徴的
- 脳血流シンチグラムでは，前頭葉の血流低下が目立つ

写真1　前頭側頭型認知症

61歳の男性．1年前から意味不明の言動があり，近隣とトラブルを繰り返している．

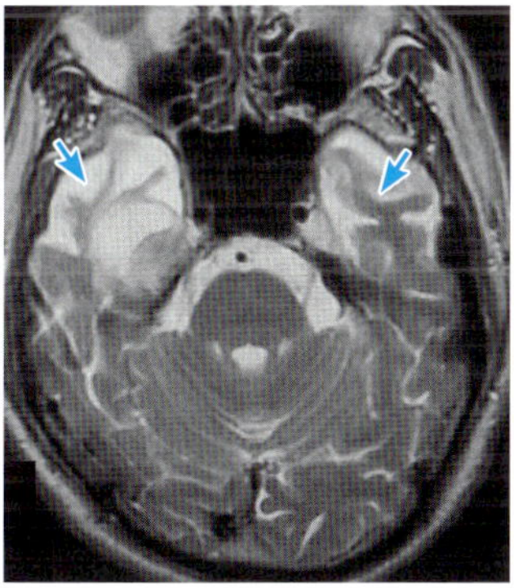

a　T2強調画像

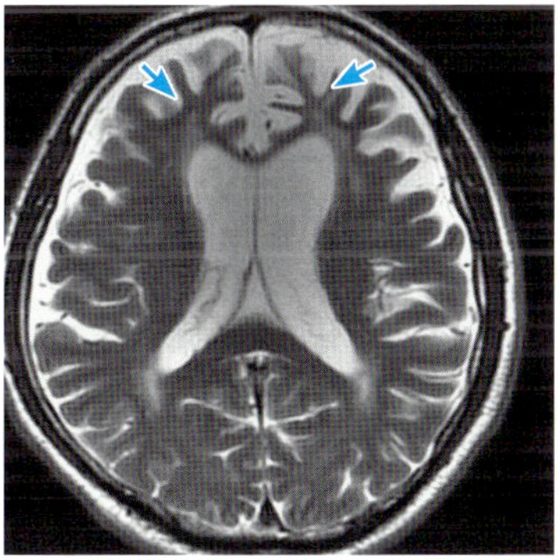

b　T2強調画像

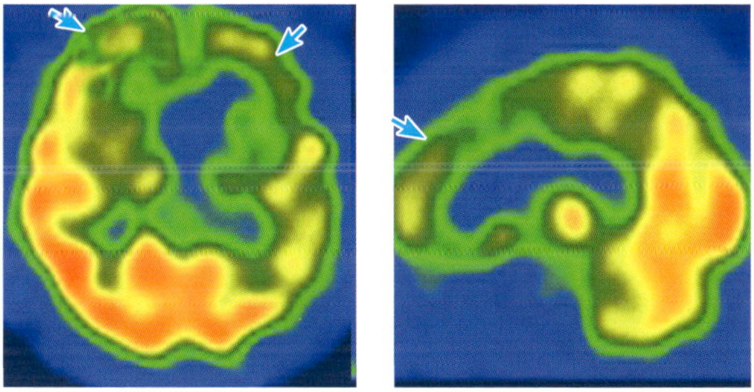

c　脳血流シンチグラム

(a) 側頭葉の高度萎縮があり，ナイフ刃状の菲薄な脳回が認められる（→）.
(b) 前頭葉の高度萎縮があり，脳回はナイフ刃状（→）.
(c) 前頭葉の血流が低下している.

+α 治療可能な認知症

- 現在のところ，アルツハイマー病など多くの認知症については根本的な治療法が存在しない．しかし，少数だが一部の疾患については根本的な治療法が存在し，適切な治療により完治可能な場合がある．このような治療可能な認知症（treatable dementia）として，正常圧水頭症（→p.106），慢性硬膜下血腫（→p.82），Wernicke症候群（ビタミンB_1欠乏症）などが挙げられる

パーキンソン病 Parkinson's disease

パーキンソン病

70歳の男性．1年前から転びやすく，次第に表情が乏しくなった．

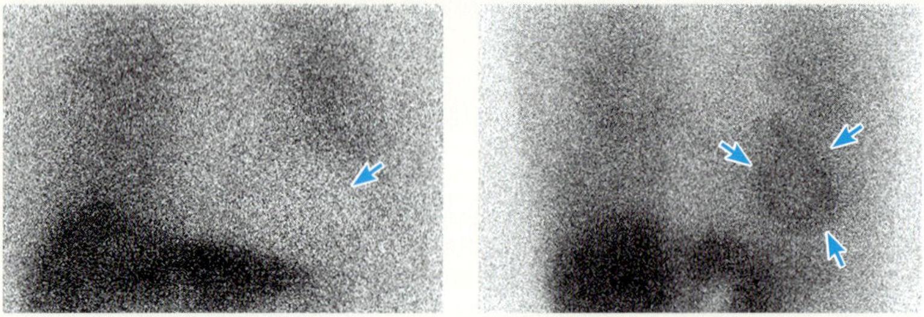

a ^{123}I-MIBG心筋シンチグラム　　b ^{123}I-MIBG心筋シンチグラム

(a) 心筋への集積が欠損している（→）．

(b) 正常像．心筋の集積（→）．

病態

- 線条体（被殻，尾状核）の**ドーパミン作動性ニューロンの変性**により，錐体外路系（→Key Word）が障害される
- 50〜60歳代に好発
- 4大徴候（＝パーキンソン症状；Parkinsonism，→Key Word）
  - (1) **寡動**（仮面様顔貌，小字症など）
  - (2) **筋固縮**（鉛管現象，歯車現象など）
  - (3) 安静時振戦
  - (4) 姿勢保持反射障害（突進現象，加速現象など）
- 自律神経症状（特に便秘が多い）・精神症状（20%に認知症，40%にうつ症状）

Key Word 錐体外路系

運動系は，随意運動を司る**錐体路系**，その他の**錐体外路系**に大別される．錐体外路系は主に筋の協調運動を司り，大脳基底核（線条体，淡蒼球），中脳（黒質，赤核，青斑核），小脳などからなる．錐体路系の障害が主に運動麻痺として現れるのに対し，錐体外路系の障害は協調運動の障害となる．パーキンソン病はその代表である

パーキンソン病とパーキンソン症状

前述のような**パーキンソン病**に認められる典型的な神経症状を**パーキンソン症状**（＝パーキンソニズム：Parkinsonism）というが，これを呈する疾患にはパーキンソン病以外にも後述の多系統萎縮症など多くの疾患がある．従って，パーキンソン症状をみたら，それがパーキンソン病なのか，他の疾患によるものかを鑑別する必要がある

画像所見

CT　MRI

- CT，MRIなど通常の画像検査では，**脳に特異的な所見はない**
- 画像検査は，パーキンソン症状を呈する他の疾患（多系統萎縮症（→p.90），脳血管障害，正常圧水頭症（→p.106）など）を否定する目的
- ^{123}I-MIBG心筋シンチグラム
  心筋への集積低下．この所見を呈するのは，パーキンソン病，びまん性レビー小体病（→+α）のみなので特異性が高い

注）MIBGはノルエピネフリン類似物質で，心筋の交感神経終末に集積する．本来は心筋虚血の検査であったが，これらの神経疾患に特異性が高いことから，神経疾患の診断にも応用されている

+α レビー小体型認知症

- アルツハイマー病，ピック病などと並ぶ変性認知症の一つ．認知症に加えて，**パーキンソン症状**，**幻覚**が多いことが特徴的
- 病理組織学的に，**レビー小体**という異常物質（細胞封入体）が大脳にびまん性に蓄積している．一方，パーキンソン病では，レビー小体が脳幹（黒質，青斑核），視床下部などに限局して出現する
- パーキンソン病と同じく，**^{123}I-MIBG心筋シンチグラムの集積不良**が特徴的

+α DATシンチグラフィー

- パーキンソン病ではCT，MRIでは脳に異常所見を捉えられないが，最近**ドーパミントランスポーター（DAT）シンチグラフィー**により異常を診断できるようになった
- DATに親和性がある^{123}I-イオフルパンを静注，3〜6時間後に脳SPECTを撮影
- 正常では**線条体**に集積するが，パーキンソン病ではドーパミン神経が脱落するため，**集積が低下**する（→写真１）

写真1　DATシンチグラム

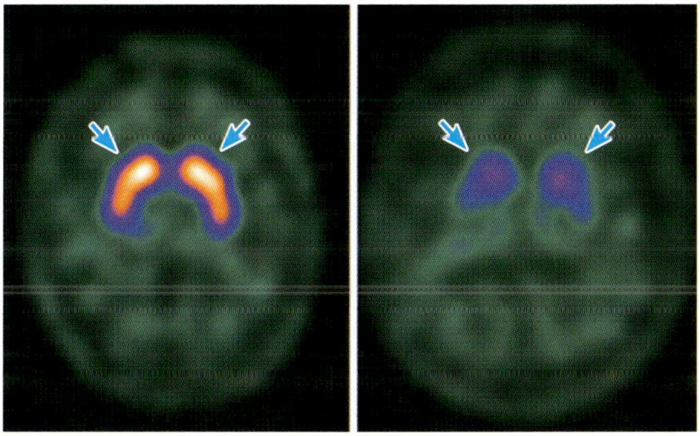

健常者（左）では両側線条体に強い集積がある（→）が，パーキンソン病（右）では集積が低下している（→）．

多系統萎縮症 Multiple system atrophy（MSA）

多系統萎縮症（MSA-C）
55歳の男性．失調歩行．

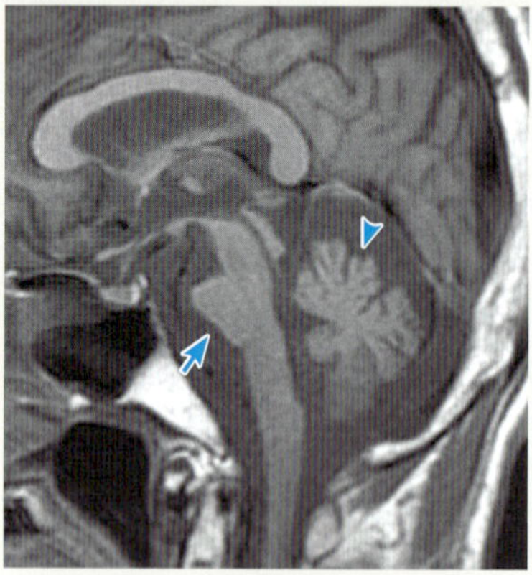

a T1強調画像（矢状断）

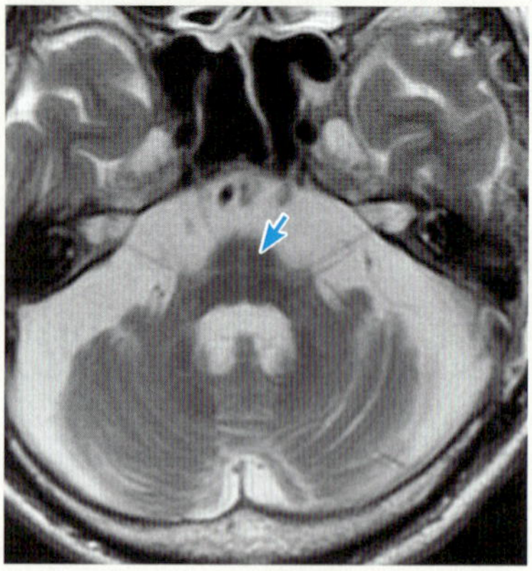

b T2強調画像

(a) 橋の高度萎縮（→），小脳の萎縮（►）.
(b) 萎縮した橋に十字型の高信号（十字徴候）が認められる（→）.

病態

- 非遺伝性脊髄小脳変性症（→Key Word）の一つ．黒質·線状体系，小脳系，自律神経系に系統的な変性をきたす疾患の総称．病理学的にグリア細胞質内封入体（GCI：glial cytoplasmic inclusion body）が認められる
- 臨床的に，自律神経症状に加えて，小脳症状が前景に立つもの（MSA-C*），パーキンソン症状が前景に立つもの（MSA-P*）に分けられる．いずれも自律神経症状を伴う
- 症状

  小脳症状：失調歩行，四肢の運動失調，構語障害など

  パーキンソン症状：寡動，筋固縮，安静時振戦，姿勢保持反射障害など（→p.88）

  自律神経症状：起立性低血圧，排尿障害，勃起障害など

*従来，MSA-C，MSA-PはそれぞれOPCA（オリーブ橋小脳萎縮症），SND（線条体黒質変性症）とよばれていたが，現在は使用されない

画像所見

CT　MRI

- 小脳，脳幹の萎縮
- 十字徴候（cross sign）：T2強調画像，FLAIRの水平断で橋に十字型の高信号（橋横走線維の変性による）．特にMSA-Cで顕著
- 被殻の線状低信号：T2強調画像，T2*強調画像で認められる．異常な鉄沈着による．特にMSA-Pで顕著

写真1　多系統萎縮症（MSA-P）
75歳の女性．振戦，寡動．

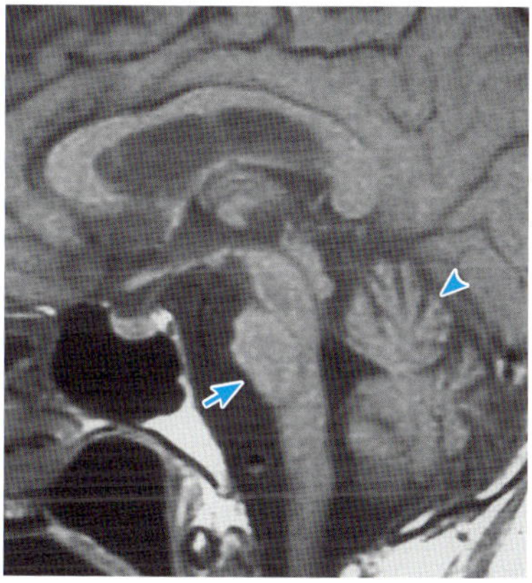

a　T1強調画像（矢状断）

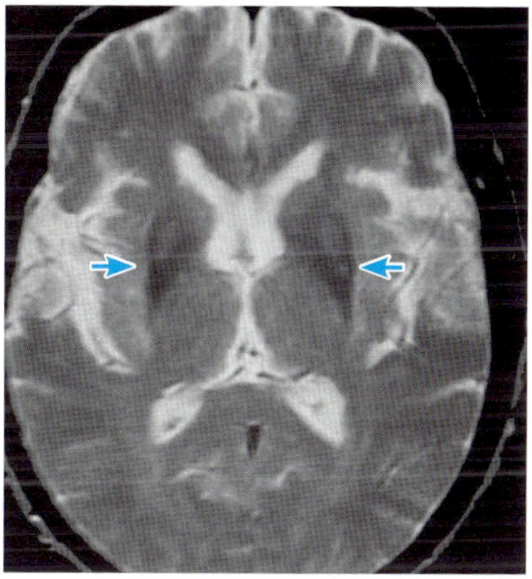

b　T2強調画像

(a) 橋の高度萎縮（→），小脳の萎縮（►）．
(b) 両側被殻に鉄沈着亢進による低信号（→）．

Key Word 脊髄小脳変性症

小脳，脳幹，脊髄を主座とする変性疾患を脊髄小脳変性症と総称する．非遺伝性，遺伝性に大別され，非遺伝性の大部分が多系統萎縮症（MSA）で，このほか皮質性小脳萎縮症，アルコール性，薬物性などがある．遺伝性のものは，遺伝性小脳失調症（SCA）とされその多くが常染色体優性で遺伝子座によって30以上の病型に分類される．いずれも画像所見は多系統萎縮症に類似するものが多く，鑑別には家族歴，遺伝子検査が必要となる

特徴的な画像所見を示すその他の疾患

進行性核上麻痺　Progressive supranuclear palsy（PSP）

66歳の男性．振戦，歩行障害．

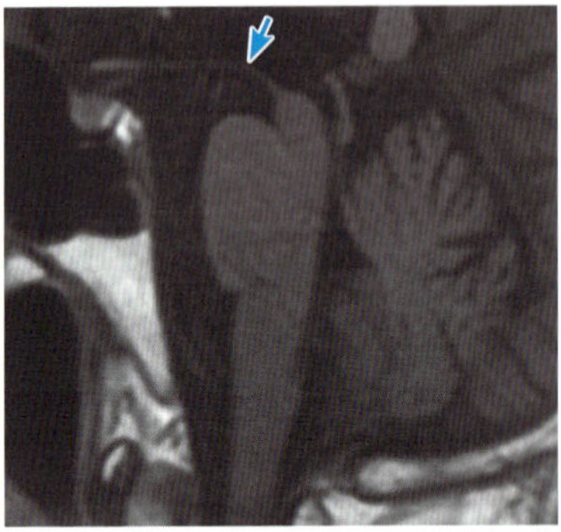

T1強調画像

中脳の高度萎縮．Hummingbird sign（→）．

【病態】

■パーキンソン症状，眼球下転障害，認知症

【画像所見】

■MRI矢状断で，**中脳被蓋の高度萎縮**
　→**Hummingbird sign**

図1　Hummingbird sign

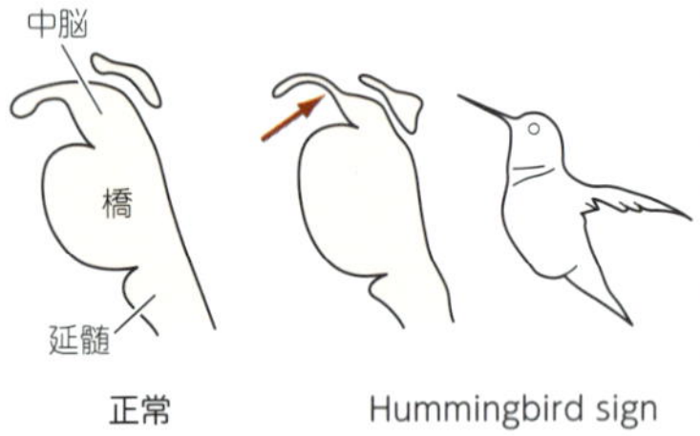

中脳が萎縮して，くちばしが長いhummingbird（ハミングバード）のような形になる

ハンチントン病　Huntington's disease

50歳の女性．四肢不随意運動．

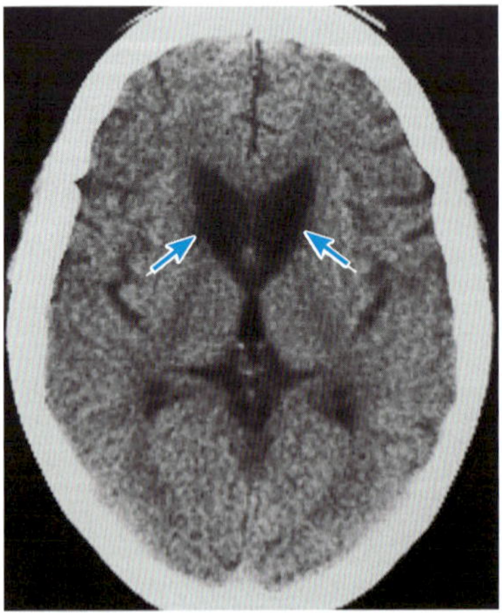

CT

尾状核の萎縮のため，側脳室前角の外側壁が外側凸になる（→）．

【病態】

■常染色体優性．特徴的な不随意運動（舞踏運動）と認知症

■線条体（尾状核，被殻），前頭葉の萎縮

【画像所見】

■尾状核頭部の萎縮を反映して，**側脳室前角の外側壁が外側凸**となる（正常は内側凸，→図2）

図2　ハンチントン病

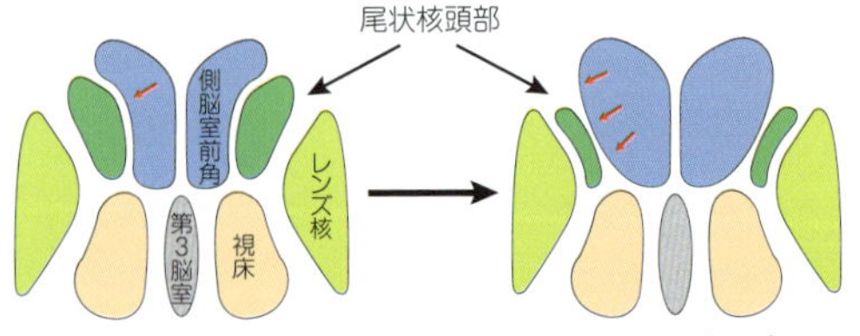

正常
正常では側脳室前角の外側壁は内側凸（→）

ハンチントン病
尾状核頭部が萎縮するため，側脳室前角が拡大し，外側壁が外側凸となる（→）

ウィルソン病　Wilson's disease

35歳の男性．不随意運動．

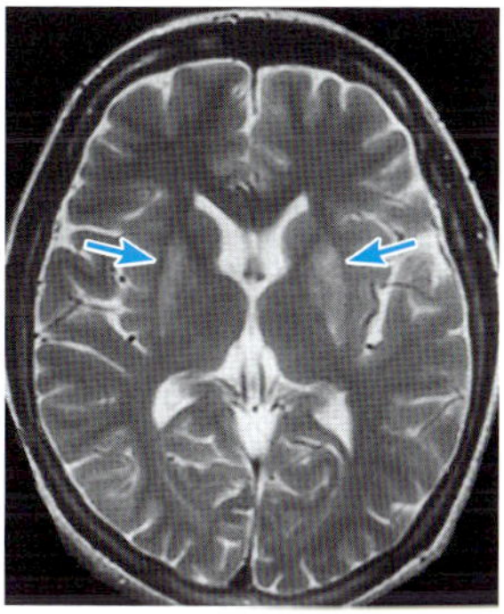

T2強調画像

両側レンズ核に対称性の高信号が認められる（→）．

【病態】

- 先天性の銅輸送蛋白の機能異常．
- 錐体外路症状（さまざまな不随意運動），角膜異常，肝機能障害

【画像所見】

- レンズ核（被殻，淡蒼球）の対称性病変．CTで低吸収，T2強調画像で高信号

MELAS*

19歳の男性．低身長，筋力低下．

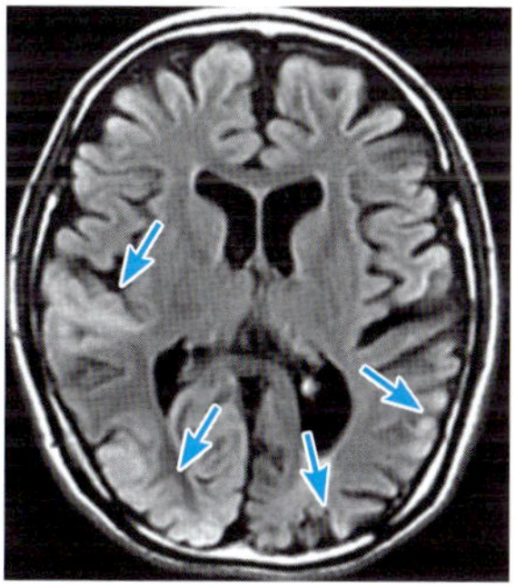

FLAIR

両側後頭葉を中心に脳梗塞様の高信号が多発している（→）．

【病態】

- ミトコンドリアDNAの異常による遺伝性疾患
- 低身長，精神発達遅滞，筋力低下，脳卒中様発作

【画像所見】

- 後頭葉～頭頂葉に脳梗塞様の病変が多発，大脳基底核の石灰化

*MELAS：mitochondrial myopathy, encephalopathy, lactic acidosis, and stroke-like syndrome

一酸化炭素中毒　Carbon monoxide intoxication

48歳の男性．排ガス自殺未遂後．

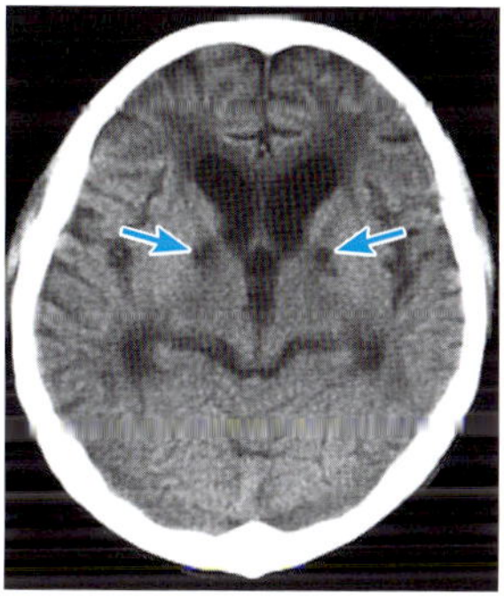

CT

両側淡蒼球に対称性の低吸収が認められる（→）．

【病態】

- ヘモグロビンに一酸化炭素が結合し，全身が低酸素状態となる
- 脳では特に淡蒼球が早期に障害され脳梗塞となる

【画像所見】

- 両側淡蒼球の対称性病変．CTで低吸収，T2強調画像で高信号

多発性硬化症 Multiple sclerosis (MS)

多発性硬化症
38歳の女性．視力障害，四肢のしびれ．

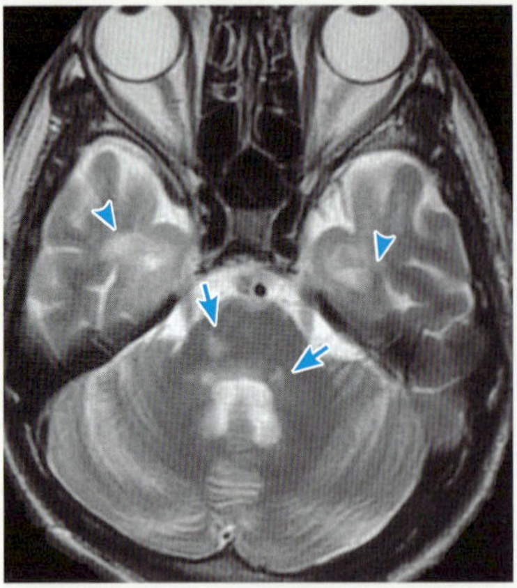

a　T2強調画像

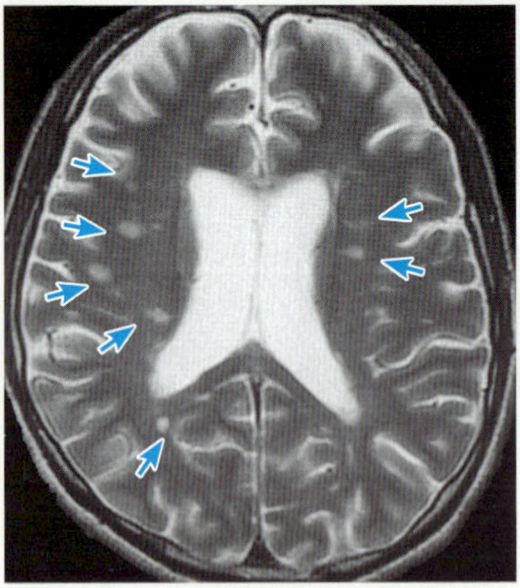

b　T2強調画像

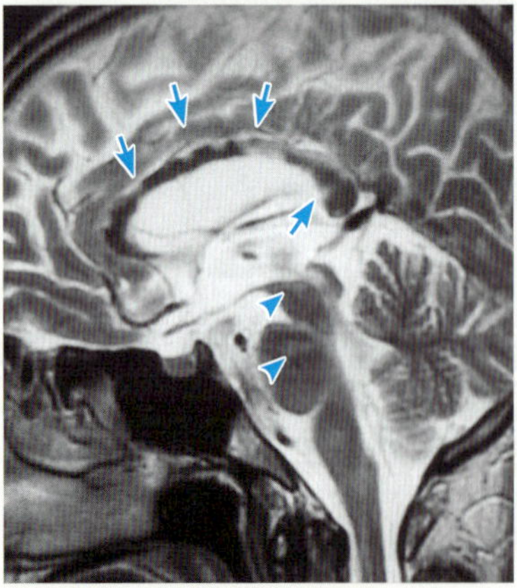

c　T2強調画像（矢状断）

(a) 橋（→），側頭葉（►）に多発する高信号病変．
(b) 大脳白質に多発する高信号病変（→）．
(c) 脳梁（→），橋（►）に多発する高信号病変．

病態

- 中枢神経系（脳，脊髄，視神経）の脱髄疾患（→p.85）．原因不明
- 髄鞘（乏突起神経膠細胞）が選択的に破壊される脱髄巣が多発し（＝空間的多発性），寛解，再燃を繰り返す（＝時間的多発性）
- 好発年齢15〜50歳．欧米（白人）に多く，日本人は1/5の程度
- 症状：病変の部位により多彩．特に多い症状は，視力障害，眼球運動障害，運動麻痺，知覚障害，小脳失調，直腸膀胱障害など
- Lhermitte（レルミット）徴候：頸部を他動的に前屈すると背部に電撃痛が走る．多発性硬化症に特徴的とされるが比較的まれ

画像所見

MRI

- 脳，脊髄（→p.148）の白質（→Key Word）にT2強調画像，FLAIRで高信号病変が多発
- 個々の病変は長円形の場合が多い（同じくT2強調画像で高信号病変が多発する多発脳梗塞では類円形のものが多い点が鑑別の参考となる）
- 造影MRIで増強効果がある場合は，活動性病変であることを示す

CT

- 脱髄巣はやや低吸収を示すが，MRIほどはっきりしない場合が多い

+α 急性散在性脳脊髄炎（ADEM*）

- ウイルス感染症後（麻疹，水痘など），ワクチン接種後（インフルエンザ，ポリオなど）に発症する脱髄疾患
- 頭痛，発熱，意識障害，さまざまな神経症状．多発性硬化症と異なり，再発を繰り返すことはない
- MRI所見は多発性硬化症に類似するが，白質だけでなく灰白質にも多発病変をみる

*ADEM：acute disseminated encephalomyelitis

+α 浸透圧性髄鞘崩壊症

- 低ナトリウム血症後，特にナトリウムと濃度を急速に補正した後に発症する脱髄疾患
- 橋被蓋に好発
- T2強調画像で橋にT字型の高信号が特徴的（→写真1）

写真1　浸透圧性髄鞘崩壊症

50歳の女性．慢性アルコール依存症に伴う低ナトリウム血症に引き続いて，眼球運動障害，意識障害．

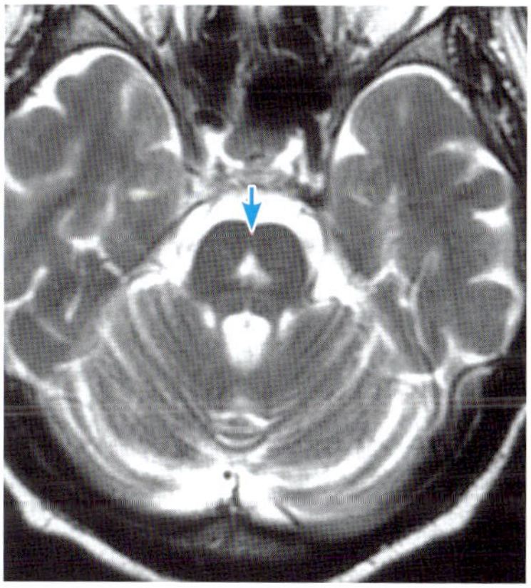

T2強調画像

橋被蓋正中にT字型の高信号（→）が認められる．

Key Word 白質と灰白質

中枢神経系は，肉眼的に白っぽい白質，やや褐色～灰色の灰白質に分けられる．白質には主に神経線維（軸索），灰白質は主に神経細胞体からなる．多発性硬化症は神経線維の周囲にある髄鞘の病変なので病変は主に白質に分布する

脳腫瘍

- 頭蓋内に発生する腫瘍を脳腫瘍と総称する（例えば髄膜腫は脳そのものではなく，脳実質外の髄膜から発生するが，慣用的に脳腫瘍とよぶ）
- 最も多い脳腫瘍は，転移性脳腫瘍
- 原発性脳腫瘍として最も多いのは髄膜腫
- 原発性脳実質内腫瘍として最も多いのは膠芽腫
- 症状は病変の局在により多彩．脳実質内腫瘍はけいれん発作で発症するものが多い

主な脳腫瘍とその画像所見

表1　主な脳腫瘍

		好発年齢	臨床的特徴*	画像所見
脳実質内	膠芽腫	40〜70歳	高悪性度，予後不良（Ⅳ）	著しく不整，しばしば出血性 輪状造影効果
	星細胞腫	20〜50歳	低悪性度，比較的予後良好（Ⅱ）	輪郭不明瞭 造影効果は軽度
	髄芽腫	5〜12歳	高悪性度 早期より水頭症（Ⅳ）	小脳虫部の充実性腫瘍
	転移性脳腫瘍	50歳〜	脳腫瘍の中で最多（Ⅳ）	多発性，輪状造影効果
脳実質外	髄膜腫	40〜70歳	原発性腫瘍として最多（Ⅰ）	頭蓋に接する しばしば石灰化，均一な強い造影効果 dural tail signは特徴的
	下垂体腺腫	20〜50歳	視野障害 60%がホルモン分泌性（Ⅰ） （末端肥大，乳汁分泌など）	トルコ鞍内から鞍上部に進展
	神経鞘腫	30〜50歳	内耳道に好発（前庭神経鞘腫） →難聴（Ⅰ）	内耳道の拡大，オタマジャクシ型腫瘍

*カッコ内はグレード（→p.101 +α）

膠芽腫　Glioblastoma

55歳の男性．けいれん発作．

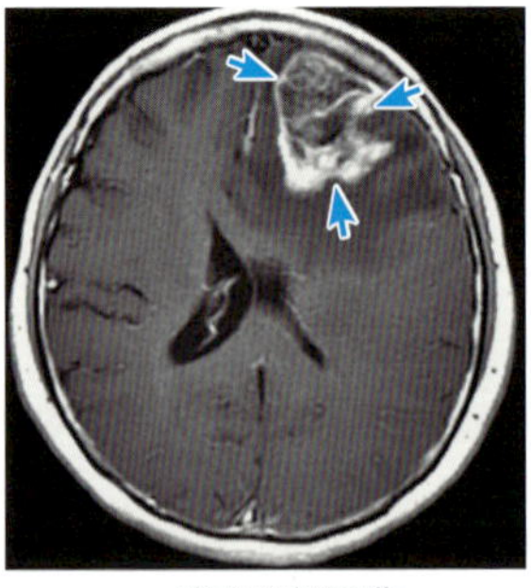

a　造影T1強調画像

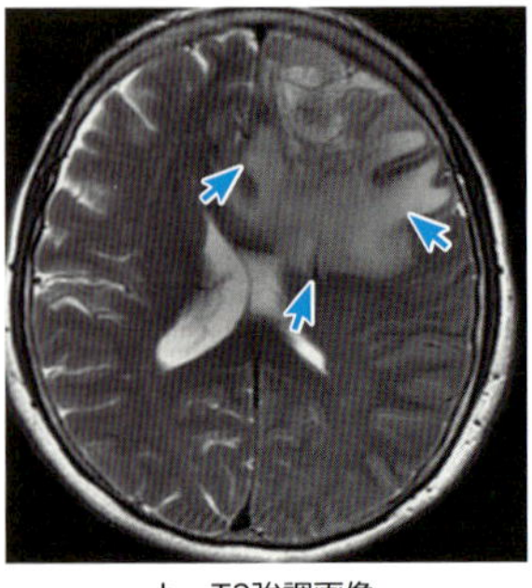

b　T2強調画像

(a) 左前頭葉に不整な強い輪状造影効果を示す病変が認められる（→）．
(b) 周囲には広範な浮腫が認められる（→）．

【病態】
- 好発年齢：45～65歳
- 高悪性度，予後不良

【画像所見】
- 大脳半球に好発
- CT，MRIともに内部は不均一不整（CT，MRIともに低濃度，高濃度が混在）
- 不整な輪状造影効果
- 周囲に広範な浮腫

びまん性星細胞腫

38歳の男性．けいれん発作．

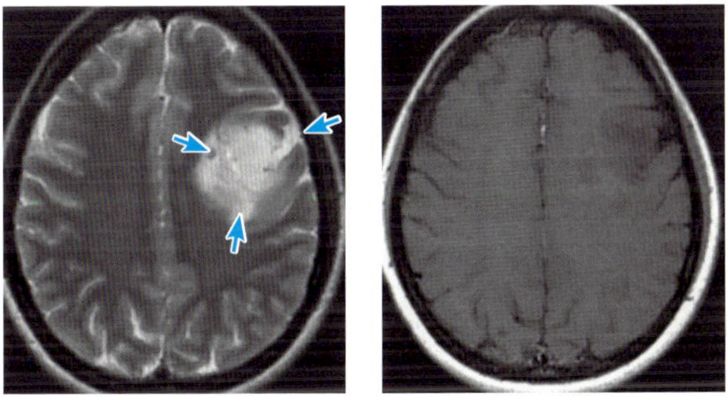

a　T2強調画像　　b　造影T1強調画像

(a) 左前頭葉に均一な高信号を示す腫瘤が認められる（→）．
(b) やや低信号で，造影効果はほとんどない．

【病態】
- 低悪性度，比較的予後良好
- 好発年齢：20～40歳

【画像所見】
- 大脳半球に好発
- 内部は均一（CTで低吸収，T1強調画像で低信号，T2強調画像で高信号）
- 造影効果は軽度

髄芽腫　Medulloblastoma

10歳の男児．転びやすくなった．

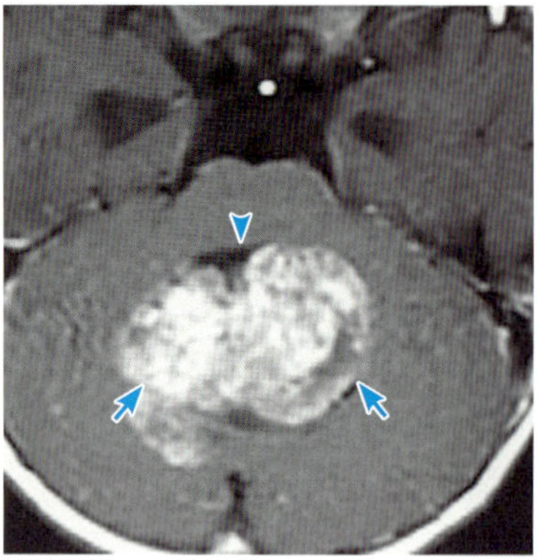

a　造影T1強調画像

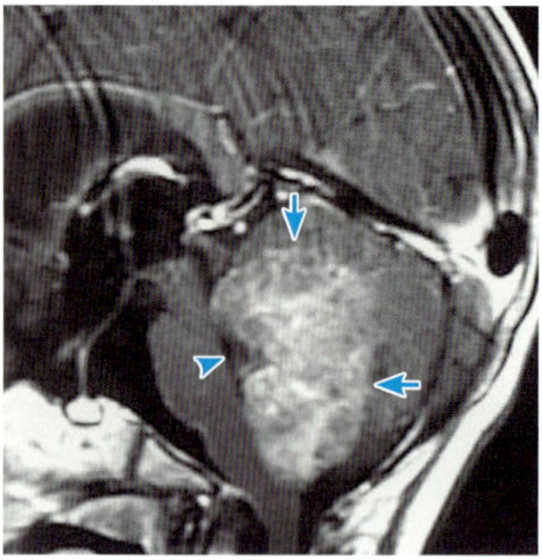

b　造影T1強調画像（矢状断）

（a，b）小脳虫部に強い造影効果を示す腫瘤が認められる（→）．第4脳室（►）が圧排されている．

【病態】
- 好発年齢5～12歳，高悪性度．小児の原発性脳腫瘍として最多

【画像所見】
- 小脳虫部の充実性腫瘍，強い造影効果
- 早期より水頭症（脳室拡大）

転移性脳腫瘍　Metastatic brain tumors

80歳の男性．頭痛．手術不能の肺癌と診断されている．

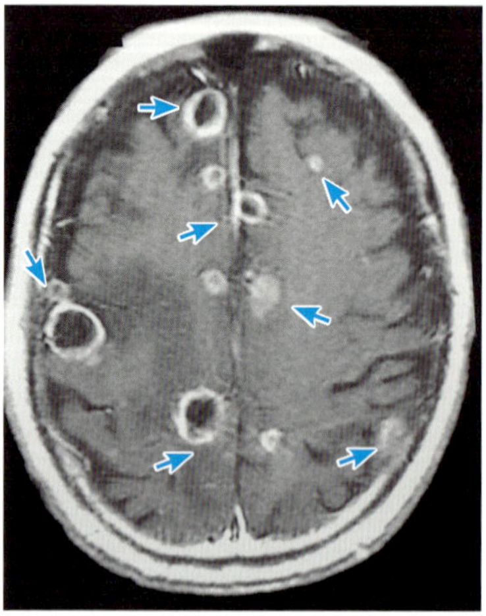

造影T1強調画像

輪状造影効果を示す腫瘤が多発している（→）．

【病態】
- 好発年齢50歳～
- 原発巣は肺癌が最多（約50%），次いで大腸癌，乳癌など

【画像所見】
- 多発，輪状造影効果
- 周囲に広範な浮腫

髄膜腫　Meningioma

45歳の女性．頭痛．

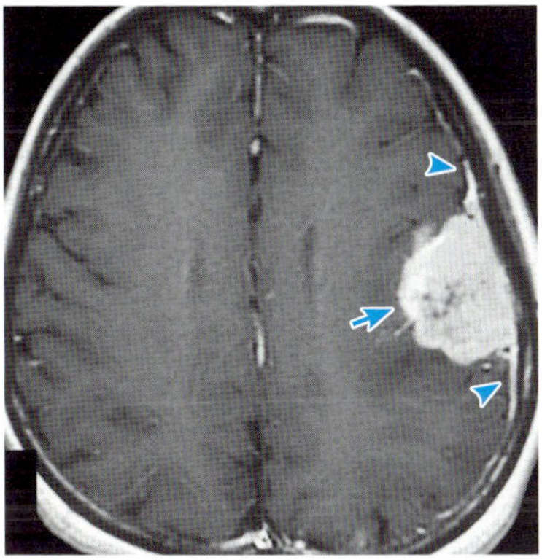

a　造影T1強調画像

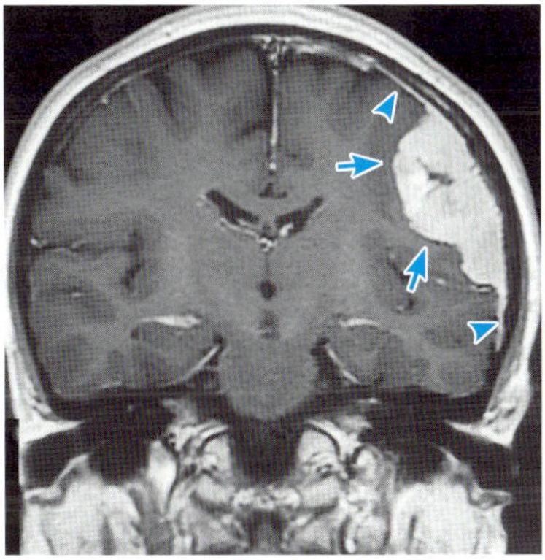

b　造影T1強調画像（冠状断）

（a，b）脳表に強い均一な造影効果を示す腫瘍（→）．その周囲の硬膜に沿う線状造影効果（dural tail sign）が認められる（►）．

【病態】

- 好発年齢40～70歳，男女比＝1：2～4やや多い
- 脳表の髄膜から発生，基本的に良性

【画像所見】

- 頭蓋に接する
- しばしば石灰化，均一な強い造影効果
- dural tail sign（→Key Word）は特徴的

Key Word　dural tail sign

造影MRIにおいて，脳表に接する腫瘍の辺縁部に，硬膜に沿って線状造影効果がみられる所見．その腫瘍が髄膜に由来することを示唆する所見で，髄膜腫にほぼ特異的といえる

下垂体腺腫　Pituitary adenoma

38歳の女性．視野障害．

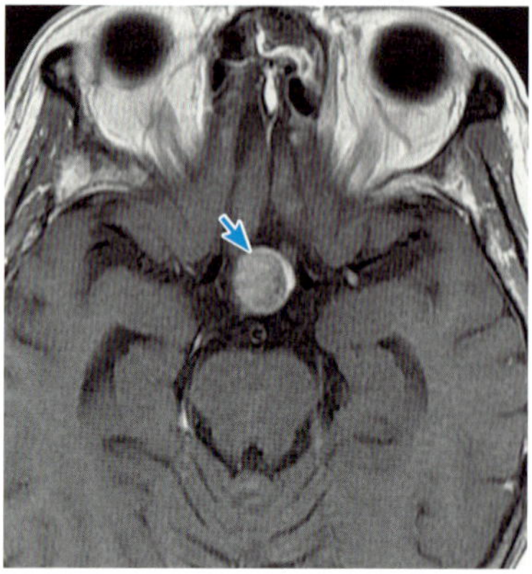

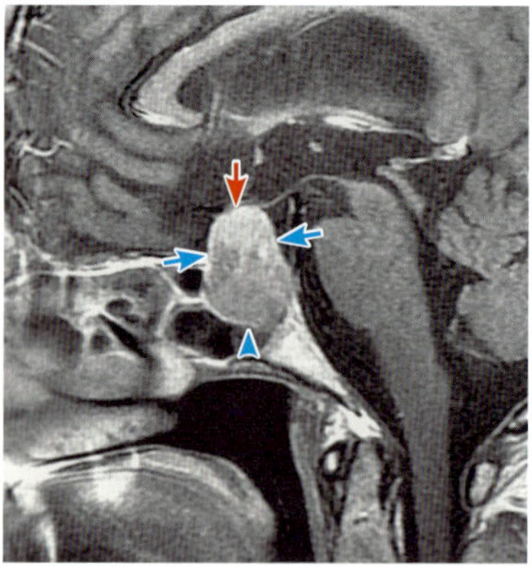

a　造影T1強調画像　　　b　造影T1強調画像（矢状断）

（a，b）トルコ鞍（➤）内から鞍上部に突出する，均一な造影効果を示す腫瘍（→）．
視交叉（→）を挙上している．

【病態】

- 好発年齢20～50歳
- 下垂体前葉から発生
- 視野障害（両耳側半盲），60%は機能性（ホルモン分泌性）
  プロラクチン産生→無月経・乳汁分泌，成長ホルモン産生→末端肥大症
  ACTH産生→クッシング症候群

【画像所見】

- トルコ鞍内から鞍上部に進展する充実性腫瘍

神経鞘腫 Schwannoma

40歳の女性．右難聴．

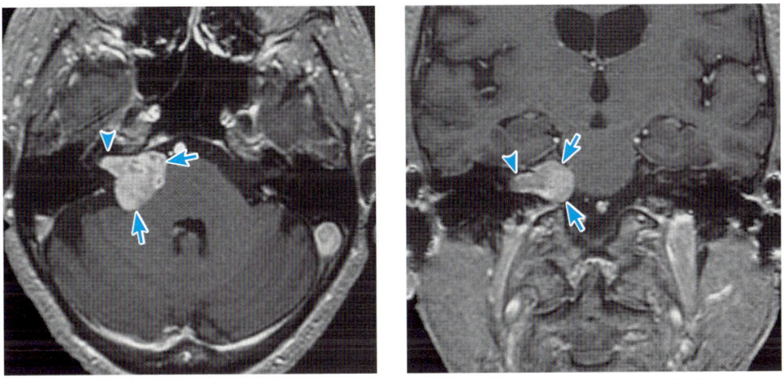

a 造影T1強調画像　　b 造影T1強調画像（冠状断）

（a，b）内耳道（►）内から小脳橋角部に突出する，強い造影効果を示すオタマジャクシ型の腫瘍（→）.

【病態】

- 好発年齢30～50歳，女性にやや多い
- 末梢神経の髄鞘（Schwann細胞）から発生
- 頭蓋内では前庭神経に最多

【画像所見】（前庭神経鞘腫）

- 内耳道から小脳橋角槽に突出するオタマジャクシ型の腫瘍
- 強い造影効果，内部に小嚢胞を伴うことが多い

＋α 脳腫瘍の分類とグレード

- 脳腫瘍の分類は，一般に「WHO中枢神経系腫瘍の分類」が広く用いられる．数年毎に改訂されるが，現在のところ最新の2007年版には約100種類の脳腫瘍が記載されている．原則としてすべての脳腫瘍には，悪性度を示すグレードが割り当てられている（→p.96 表1）．グレードは組織学的な悪性度が低い順に，I～Ⅳの4段階に分類される

  Ⅰ：緩徐に発育し，切除により完治しうる
  Ⅱ：緩徐だが浸潤性に発育し，切除後に再発することがある
  Ⅲ：急速，浸潤性に発育し，切除後に化学療法，放射線療法などが必要となる
  Ⅳ：極めて急速，浸潤性に発育し，治療しても一般に生命予後は不良である

炎症性疾患

脳膿瘍　Brain abscess

51歳の男性．頭痛，発熱．感染性心内膜炎の既往．

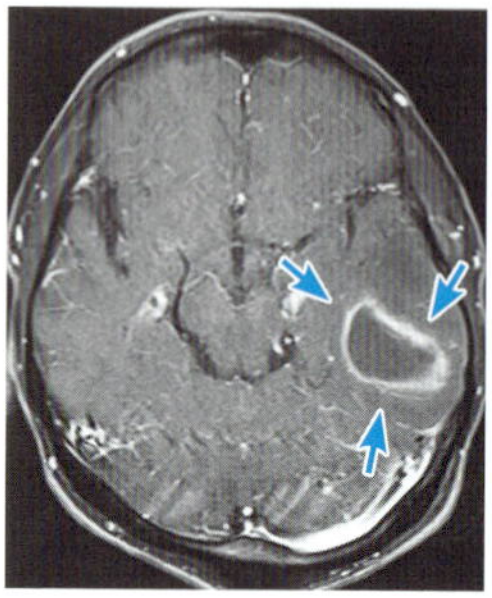

a　造影T1強調画像

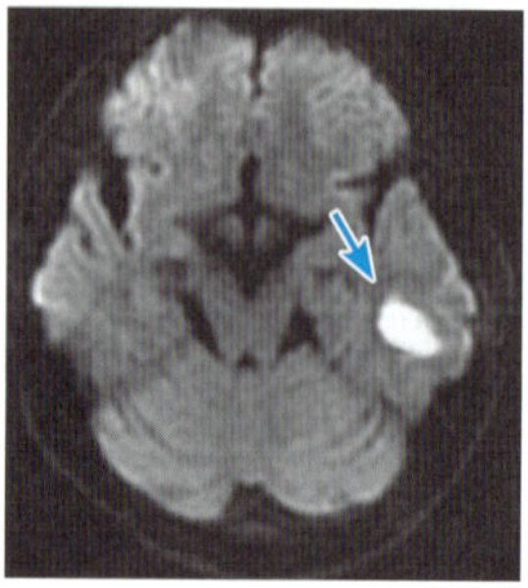

b　拡散強調画像

(a) 内部は水に近い低信号，周囲に輪状造影効果を示す（→）．
(b) 強い高信号（→）．

【病態】

■脳実質の細菌感染（まれに真菌）による膿瘍形成
■副鼻腔炎，中耳炎，感染性心内膜炎などに続発する

【画像所見】

■囊胞状腫瘤（CTで低吸収，T1強調画像で低信号，T2強調画像で高信号）
■拡散強調画像で強い高信号（膿瘍に特異的．他の囊胞性腫瘍との鑑別に有用）
■造影CT，MRIで輪状造影効果

クロイツフェルト-ヤコブ病　Creutzfeldt-Jakob disease

55歳の男性．3か月前から仕事上のミスが多発している．

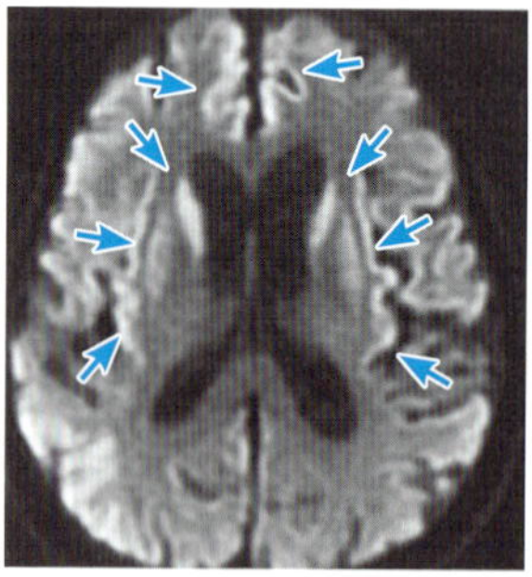

a　拡散強調画像（初診時）

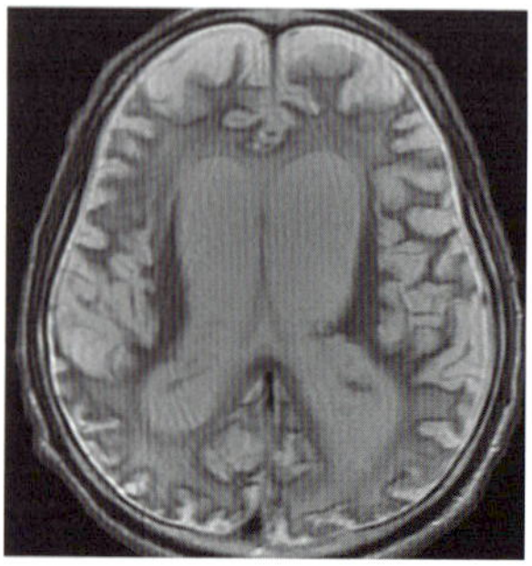

b　T2強調画像（1年後）

(a) 大脳皮質，大脳大脳基底核に対称性の高信号（→）．
(b) わずか1年間で高度の大脳萎縮となった．

【病態】

■プリオンの感染（大部分は孤発性．家族性，変異型＝狂牛病）
■ミオクローヌス，特徴的な脳波異常，急速に認知症が進行

【画像所見】

■初期より拡散強調画像で大脳皮質，大脳基底核に高信号
■急速に大脳萎縮が進行

先天異常・周産期異常

脳梁欠損　Agenesis of the corpus callosum

20歳の男性．けいれん発作．

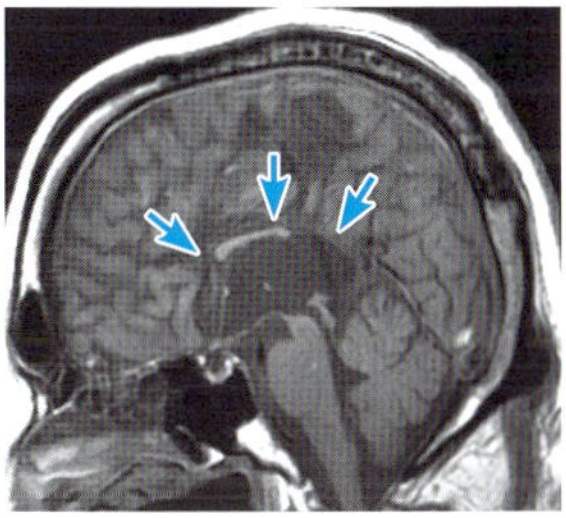

T1強調画像

脳梁が完全に欠損（→）．

【病態】

■完全欠損あるいは部分欠損

■けいれん発作，精神発達遅滞など

【画像所見】

■MRI矢状断で**正常の脳梁が認められない**

頭蓋早期癒合症　Craniosynostosis

3歳の男児．頭蓋，顔面変型．

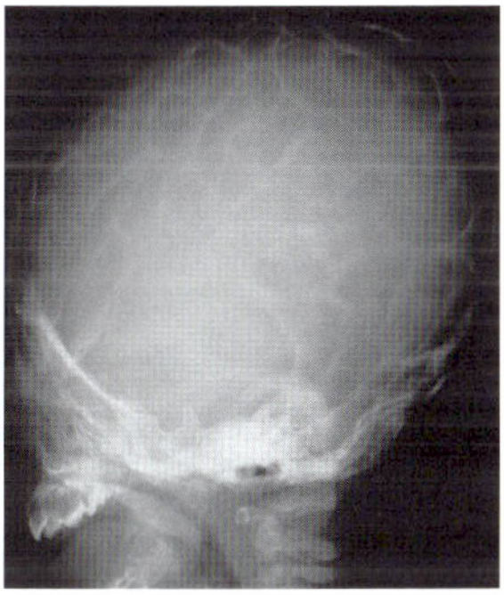

頭蓋エックス線写真

頭蓋に指圧痕が多発．

【病態】

■頭蓋縫合が早期に閉鎖し，頭蓋の変形，頭蓋内圧亢進をきたす．

■水頭症

【画像所見】

■頭部エックス線写真で**指圧痕陰影**（頭蓋内圧亢進による脳回の圧迫のため，頭蓋内板が陥凹し透亮像が多発）

■CT：水頭症による脳室拡大

脳室周囲白質軟化症　Periventricular leukoencephalopathy（PVL）

20歳の女性．精神発達遅滞．

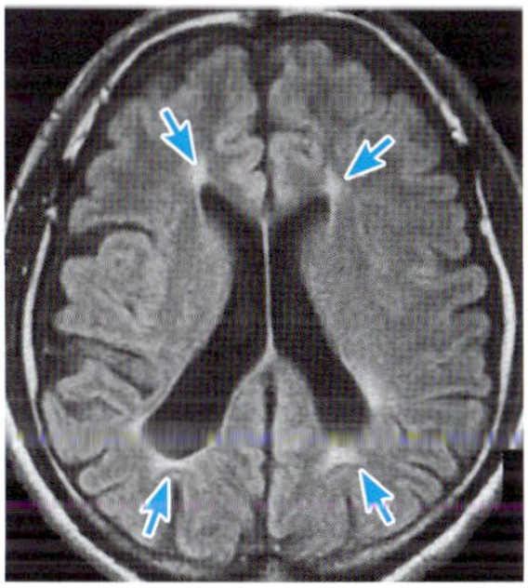

FLAIR

側脳室周囲に高信号があり（→），側脳室が角張って変形している．

【病態】

■早期出産児にみられる周産期～新生児期の**脳虚血性変化**

【画像所見】

■T2強調画像，FLAIRで**側脳室周囲白質の萎縮や高信号**，側脳室の角張った変形，萎縮

神経皮膚症候群 Neurocutaneous syndrome

神経線維腫症2型
30歳の男性．両側難聴．

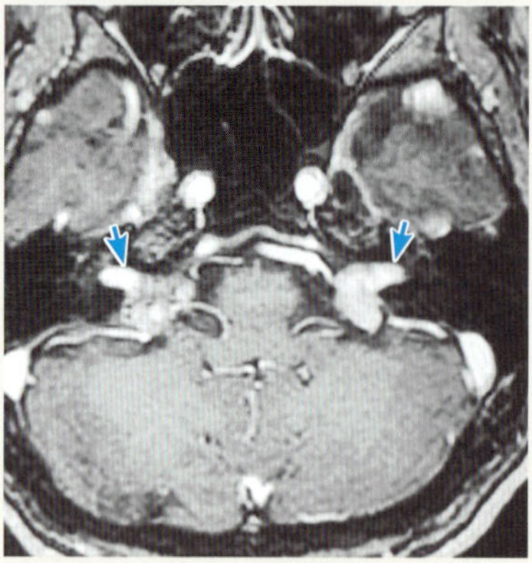

造影T1強調画像
両側の内耳道〜小脳橋角槽部に，オタマジャクシ型の神経鞘腫が認められる（→）．

病態

- 外胚葉系の発生異常により，神経系，皮膚に特徴的な異常をみる一連の遺伝性疾患．多くは常染色体優性遺伝．母斑症（→Key Word）の一部
- 神経，皮膚以外にも，内臓など多臓器の異常を伴う

Key Word 母斑と母斑症

先天性の皮膚異常（皮膚奇形）を母斑，これに全身症状を伴うものを母斑症という．母斑症のうち，特に神経系の異常を伴うものを神経皮膚症候群という

カフェオレ斑

茶褐色の皮膚色素斑．その色調からこの名前がある．神経線維腫症1型では，数mm〜1cm程度のものが全身の皮膚に多発する

画像所見

表1　主な神経皮膚症候群と画像所見

	神経病変	皮膚病変	その他の病変
神経線維腫症1型 (von Recklinghausen病)	末梢神経の神経線維腫（多発） 視神経膠腫	カフェオレ斑 (→Key Word)	脊柱側弯，四肢の偽関節 蝶形骨，後頭骨の低形成
神経線維腫症2型	両側前庭神経鞘腫 その他の脳神経，脊髄神経の神経鞘腫（特にⅤ，Ⅸ～Ⅺに多い）	カフェオレ斑 (1型より低頻度)	
結節性硬化症 (Pringle病)	側脳室壁の多発石灰化（過誤腫）	脂腺腫（顔面） 葉状白斑など	腎血管筋脂肪腫（40%） 腎嚢胞（15%） 腎細胞癌（3%） 肺リンパ管筋腫症
von Hippel-Lindau病*	小脳・脊髄血管芽腫（→p.144） 網膜血管芽腫		腎細胞癌（20～40%） 腹部臓器の嚢胞（腎，膵，脾，精巣上体）
Sturge-Weber症候群	頭頂葉－後頭葉の軟膜血管腫 →脳回に沿う石灰化（tram-track sign） 同側大脳半球の萎縮	顔面血管腫 （脳内病変と同側の三叉神経第1枝領域）	

*von Hippel-Lindau病は眼球病変のみで皮膚症状を欠くが，他疾患との類似性から神経皮膚症候群として扱われる

写真1　結節性硬化症
25歳の女性．精神発達遅滞．

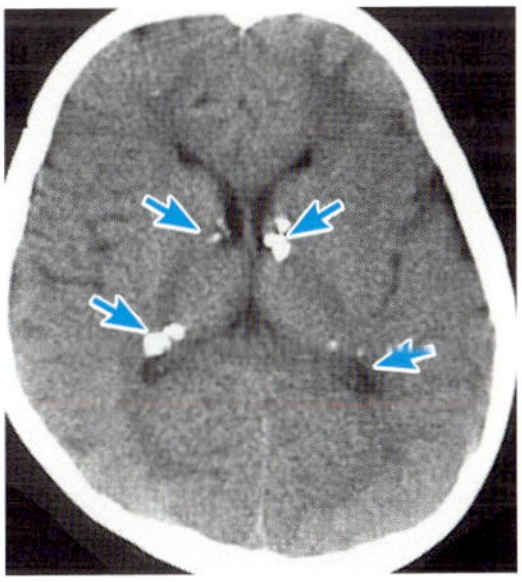

CT

側脳室壁に石灰化が多発している（→）．

写真2　Sturge-Weber症候群
15歳の男性．顔面血管腫，精神発達遅滞．

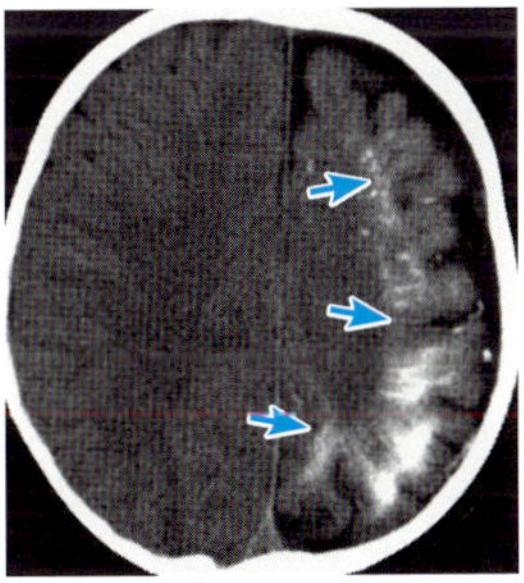

CT

左大脳半球の萎縮，皮質の石灰化が認められる（→）．

写真3　von Hippel-Lindau病
32歳の男性．小脳失調．

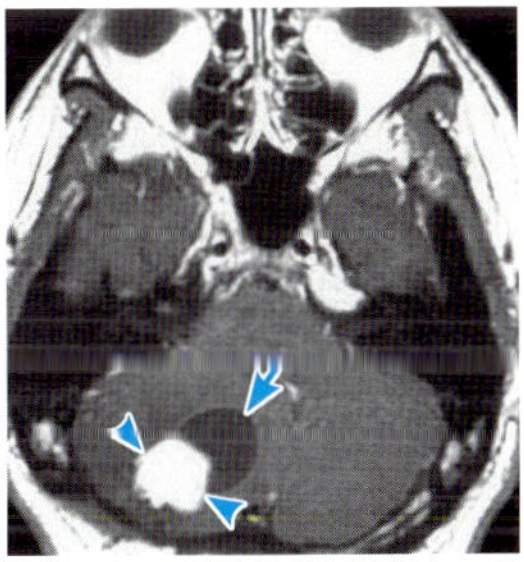

造影T1強調画像

右小脳半球に嚢胞（→）と強い造影効果を示す結節（►）からなる血管芽腫が認められる．

特発性正常圧水頭症 Idiopathic normal pressure hydrocephalus

特発性正常圧水頭症

70歳の男性．歩行障害，記銘力障害．

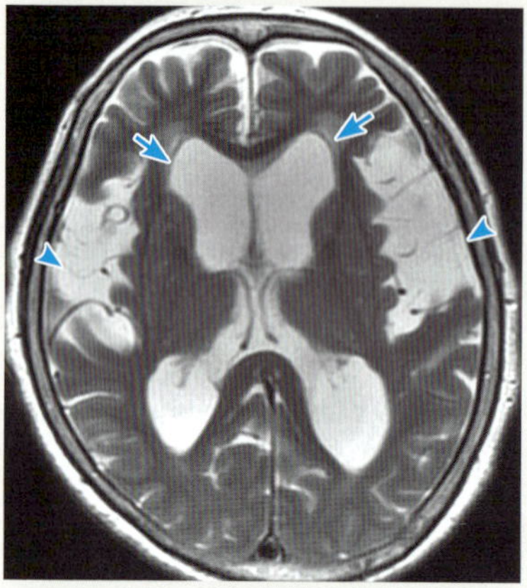

a　T2強調画像

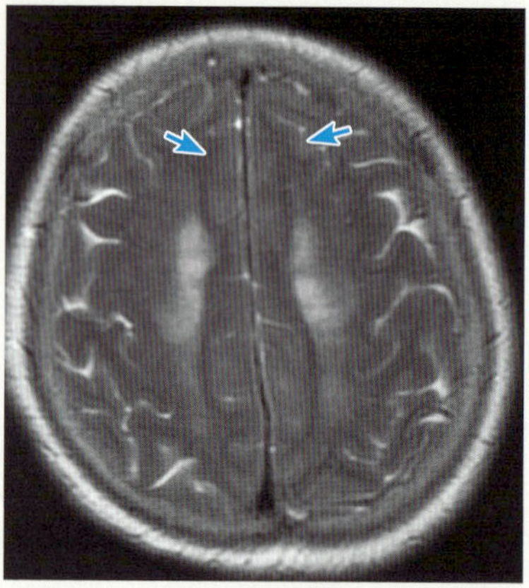

b　T2強調画像

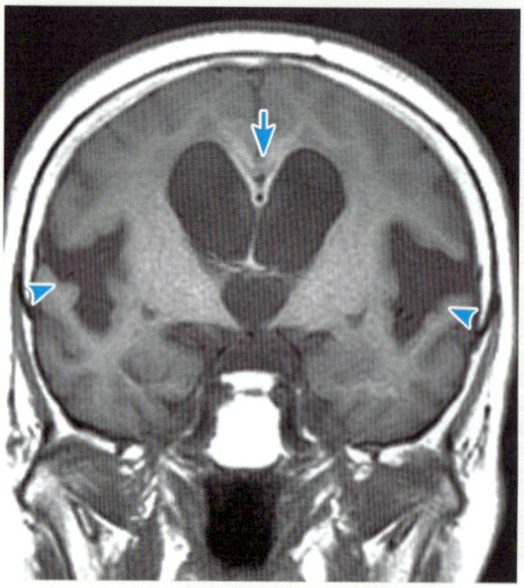

c　T1強調画像（冠状断）

(a)　脳室拡大（Evansインデックス0.37）（→），Sylvius裂の開大（►）が認められる．
(b)　円蓋部高位の脳梁は不明瞭（→）で正常圧水頭症に特徴的．
(c)　脳梁角の減少（60°）（→），Sylvius裂の開大（►）．

病態

- 交通性水頭症（→＋α）の一つだが，脊髄液圧がほぼ正常である点が，通常の水頭症と異なる
- 原因不明．高齢者に多い
- 3大症状：認知症，歩行障害，尿失禁
- 脳脊髄液シャント術（→Key Word）により，症状が改善するのが大きな特徴

+α 脳脊髄液の流れと水頭症

- 脳脊髄液は，脳室内にある脈絡叢により産生され（約500ml/日），第4脳室にあるルシュカ孔，マジャンディ孔から脳表クモ膜下腔に流出し，主に脳表のクモ膜顆粒から吸収される
- 水頭症は脳室内の脳脊髄液が異常に増加し，脳室が拡大する状態をいい，2つに大別される（→図1）
- 非交通性水頭症（閉塞性）：脳室内に腫瘍などの閉塞機転があるために，脳脊髄液の循環が障害されて上流の脳室系が拡大する状態
- 交通性水頭症（非閉塞性）：脳室内に閉塞機転がない水頭症．大部分は，クモ膜顆粒による脳脊髄液の吸収障害によるもので，正常圧水頭症，クモ膜下出血後の水頭症はその代表である

図1　水頭症の分類

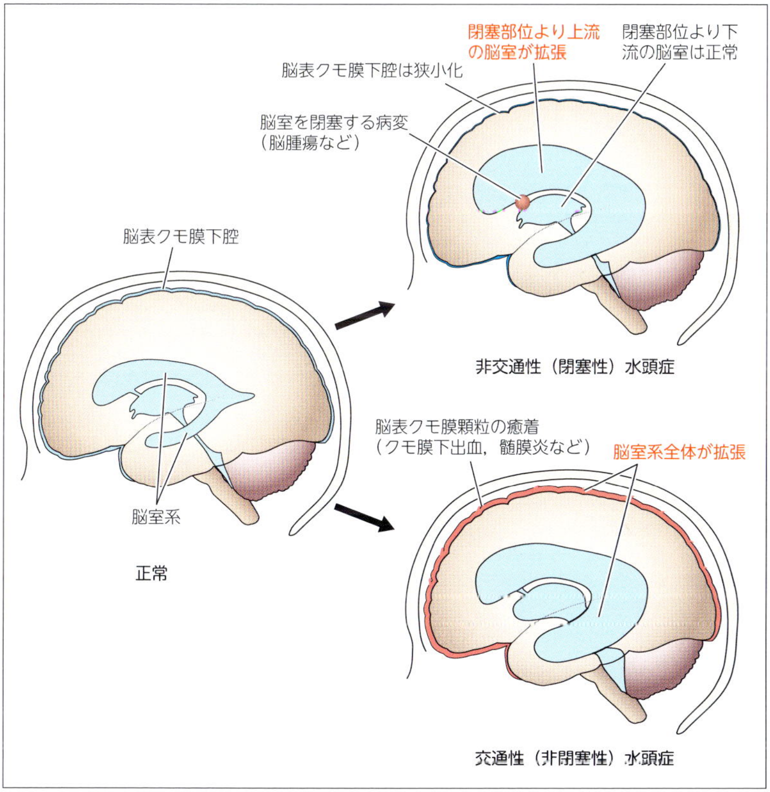

Key Word 脳脊髄液シャント術

いくつか方法があるが最も代表的なものは脳室腹腔シャント術（VPシャント）．側脳室内に細いチューブを挿入し，頭皮～頸部皮下を通して頭蓋内の脳脊髄液を腹腔内へ誘導する．これにより脳脊髄液の循環が改善され，水頭症が軽快する

画像所見

CT　MRI

- 脳室拡大：Evansインデックス＞0.3（→図2）
- シルヴィウス裂の開大
- 大脳円蓋部高位の脳溝の不明瞭化（特に大脳萎縮による脳室拡大との鑑別に重要．大脳萎縮の場合は円蓋部の脳溝も拡大するが，正常圧水頭症では逆に不明瞭化する）
- 脳梁角＜90°（→図3）

図2　Evansインデックスと脳梁角

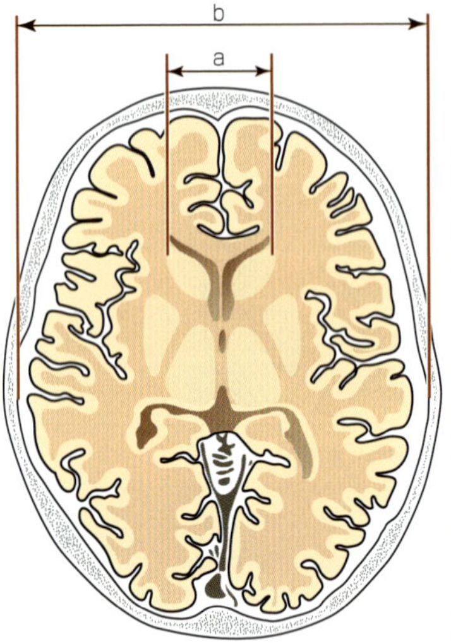

Evans インデックス＝a/b
正常＜0.3
a：側脳室前角の最大幅
b：その断面における頭蓋内腔の幅

図3　脳梁角

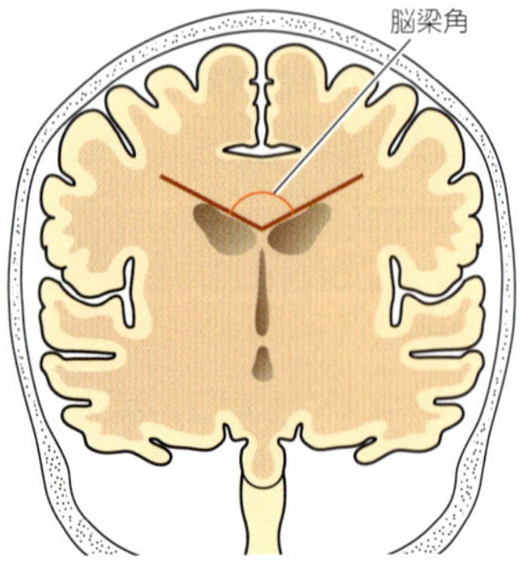

正常＞90°
正常圧水頭症では90° 以下となることが多い

第Ⅲ部　疾患各論

脊椎・脊髄

頚椎の疾患

頚椎症　p.110
頚椎椎間板ヘルニア　p.112
後縦靱帯骨化症　p.114
関節リウマチ（環軸関節亜脱臼）　p.116

胸腰椎の疾患

腰部脊柱管狭窄症　p.120
腰椎椎間板ヘルニア　p.122
腰椎すべり症　p.124
脊椎側弯症　p.126
脊椎炎・椎間板炎　p.128
強直性脊椎炎　p.130
転移性脊椎腫瘍　p.131

脊椎・脊髄の外傷

脊椎圧迫骨折・破裂骨折　p.132
特徴的な画像所見を示すその他の脊椎骨折　p.134
環椎破裂骨折（Jefferson骨折）／歯突起骨折／軸椎椎弓骨折（Hangman骨折）／棘突起骨折／Chance骨折／仙骨脆弱性骨折
脊髄損傷　p.137
腕神経叢引き抜き損傷　p.139

脊髄疾患

脊髄空洞症　p.140
脊髄腫瘍　p.142
星細胞腫／上衣腫／血管芽腫／神経鞘腫／髄膜腫
二分脊椎・髄膜瘤　p.146
特徴的な画像所見を示すその他の脊髄疾患　p.148
多発性硬化症（MS）／視神経脊髄炎（NMO）／Guillan-Barré症候群／脊髄ヘルニア／脊髄梗塞／脊髄動静脈瘻／平山病（若年性一側上肢筋萎縮症）

頸椎症 Cervical spondylosis

変形性頸椎症

60歳の男性．頸部痛．手指しびれ感．

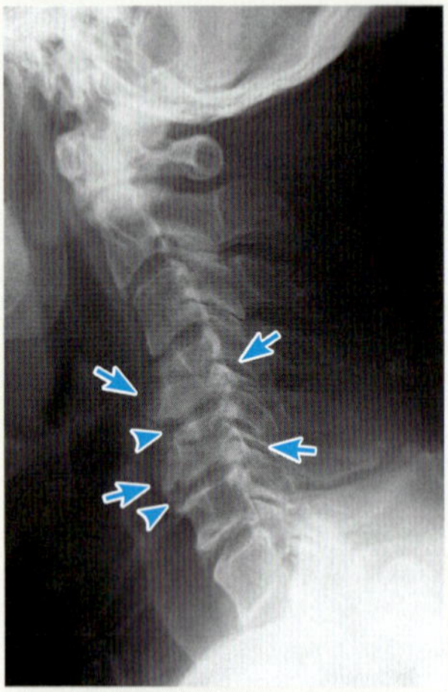

a　エックス線写真（側面像）

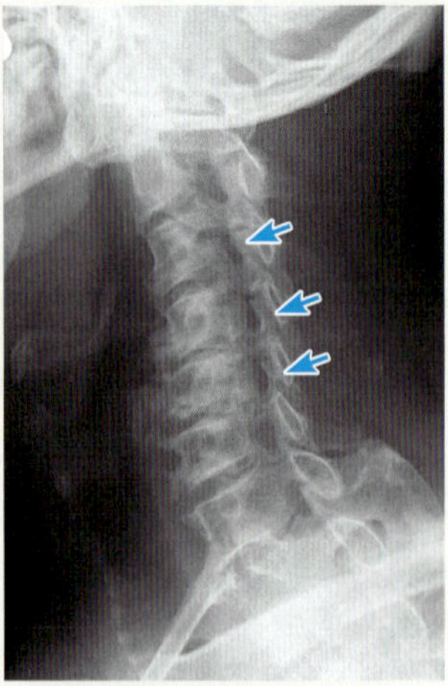

b　エックス線写真（斜位像）

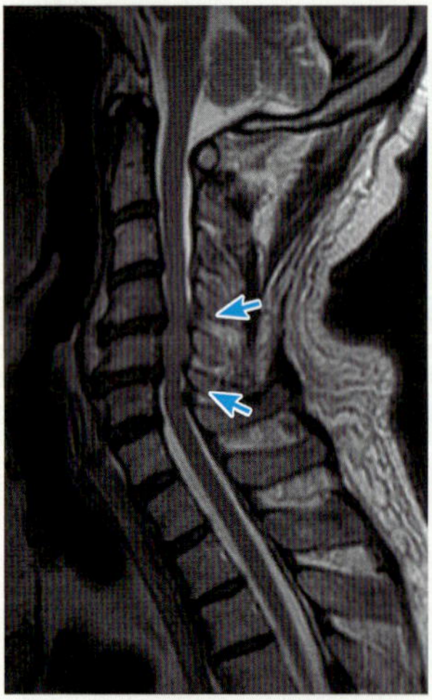

c　T2強調画像（矢状断）

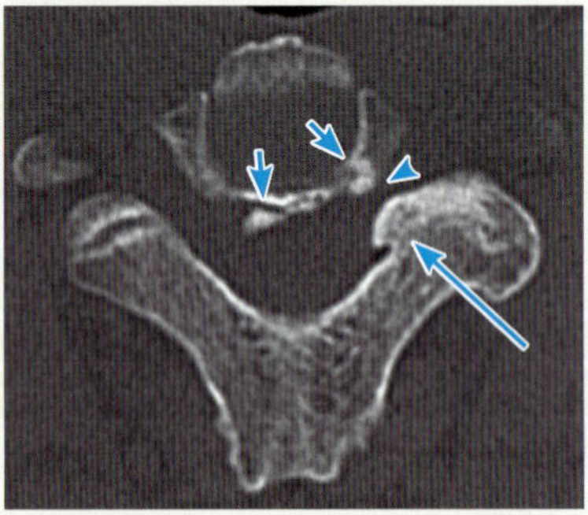

d　CT

(a) 椎体の前後に骨棘形成（→）．椎間腔は狭小化している（►）．
(b) 椎間孔の変形，狭窄（→）．
(c) 脊柱管前後径の狭窄（→）．脊髄が圧迫されている．
(d) 骨棘形成（→）．左椎間孔が狭窄（►）．

病態

- 椎間板の変性を基本として，これに伴う椎間板の突出，椎体・関節の骨棘形成が起こり，脊柱管狭窄をきたす状態．加齢と密接な関係がある
- 部位により（変形性）頸椎症，（変形性）腰椎症などという（→Key Word）
- 頸椎症は狭窄の状態と症状により2つに分類される（→図1）

- **頸椎症性脊髄症**＝主に脊柱管前後径の狭窄→主体頸髄が圧迫される
  症状：手指しびれで発症，その後巧緻運動障害，歩行障害（痙性歩行），進行すると直腸膀胱障害
- **頸椎症性神経根症**＝主に両側椎間孔の狭窄→神経根が圧迫される
  症状：上肢痛で発症，その後上肢痛・しびれ（後根症状），上肢筋力低下，筋萎縮（前根症状）

画像所見

エックス線写真　CT

- **椎間腔の狭小化，骨硬化，骨棘形成**
- 脊柱管**前後径**の狭窄（前後径12mm以上，下位ほど狭い，→図2）
- **椎間孔**の変形，狭窄

MRI

- T2強調画像で**椎間板の低信号化，膨隆**
- 椎間板，骨棘による**硬膜嚢の圧迫，変形**
- 頸髄の圧迫．**頸髄内にT2強調画像で高信号**をみることがある（＝頸髄症）
- 椎体の反応性輝度変化（→p.113 +α）

図1　頸椎症性脊髄症・頸椎症性神経根症

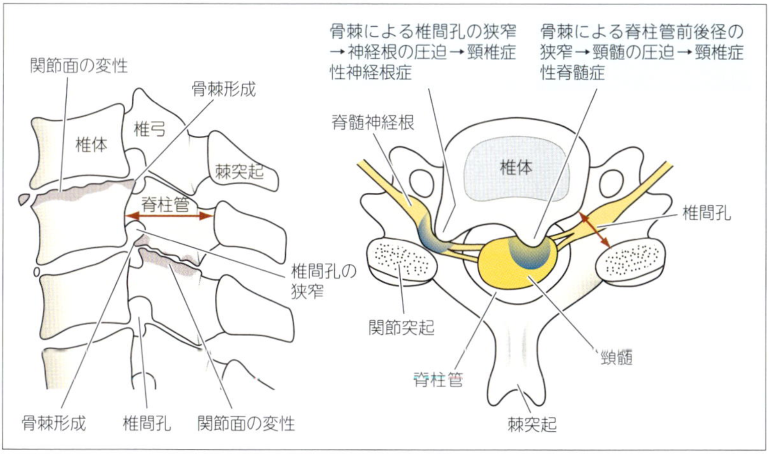

Key Word

変形性脊椎症

厳密には，椎間板線維輪と椎体輪状骨端の変性を主体とする変形性脊椎症，椎間板髄核と椎体終板軟骨の変性を主体とする椎間骨軟骨症に大別されるが，多くの場合両者は共存する

脊柱管狭窄症

脊柱管の前後径，両側椎間孔の狭窄により脊髄，脊髄神経が圧迫される状態．変形性脊椎症のほか，椎間板ヘルニア，靱帯の肥厚，脊椎配列異常（側弯など），さまざまな原因で起こる病態名だが，ヘルニア，靱帯骨化症など特定の原因がない場合，病名として用いられることもある

図2　脊柱管径の計測

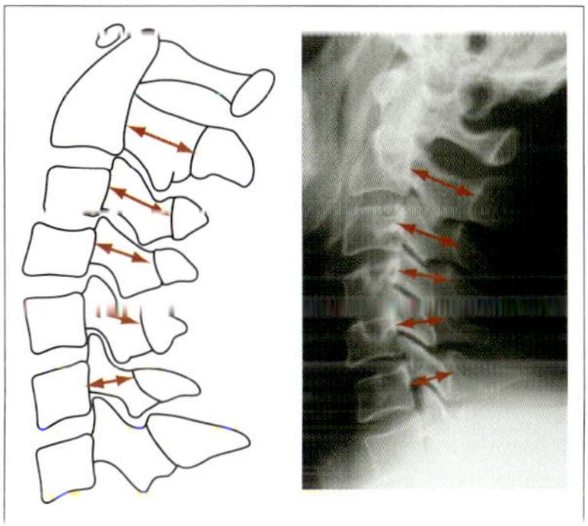

頸椎椎間板ヘルニア Cervical disc hernia

頸椎椎間板ヘルニア

45歳の男性．痙性歩行．上肢筋力低下．

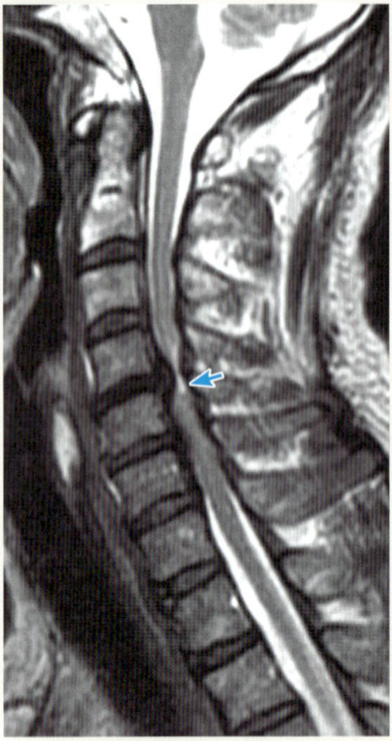

a T2強調画像（矢状断）

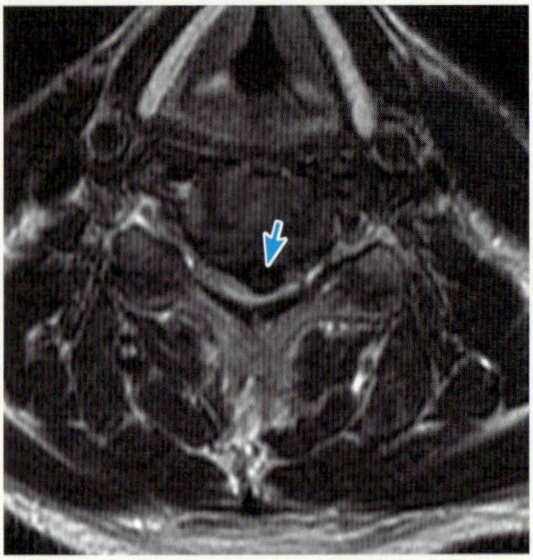

b T2強調画像（水平断）

(a) 椎間板が低信号化し，背側に突出．圧迫された頸髄には高信号が認められる（→）．
(b) 椎間板が限局性に突出（→）．

病態

- 線維輪の一部が破綻し，ここから髄核が膨隆，脱出する（→p.123 図1）
- C6/C7，C5/C6高位に好発
- 頸髄，神経根が圧迫されて神経症状をきたす（→症状は頸椎症性脊髄症／神経根症と同様）

画像所見

エックス線写真

- 椎間腔の狭小化．正常の場合もある

CT

- 椎間板の限局性突出

MRI

- T2強調画像で椎間板の低信号化
- 椎間板の限局性突出
- 椎体の反応性輝度変化（→ +α）

+α 椎体の反応性輝度変化（Modic分類）

■椎間板変性があると，MRIではこれに接する上下の椎体にしばしば輝度変化をみる．これは反応性変化と考えられ，これを最初に記載した整形外科医Modicの論文により，Modic変化ともいわれる

Ⅰ型：T1強調画像で低信号，T2強調画像で高信号．血管に富む結合織の増生により，主に急性期に認められる

Ⅱ型：T1強調画像，T2強調画像ともに高信号．炎症の修復過程における脂肪髄化を反映する

Ⅲ型：T1強調画像，T2強調画像ともに低信号．陳旧化病変の骨硬化を反映している

図1　Modic分類

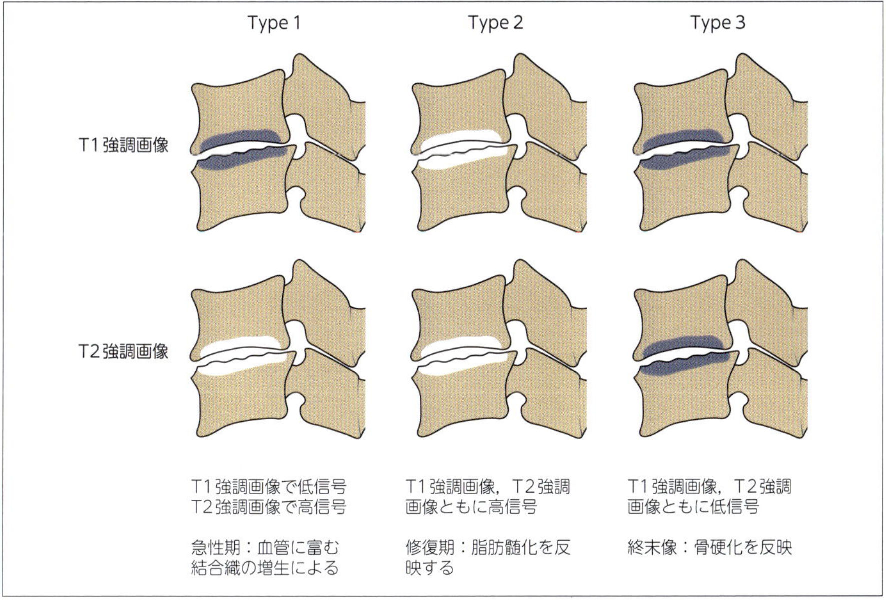

後縦靱帯骨化症 Ossification of posterior longitudinal ligament (OPLL)

後縦靱帯骨化症

63歳の女性．痙性歩行．

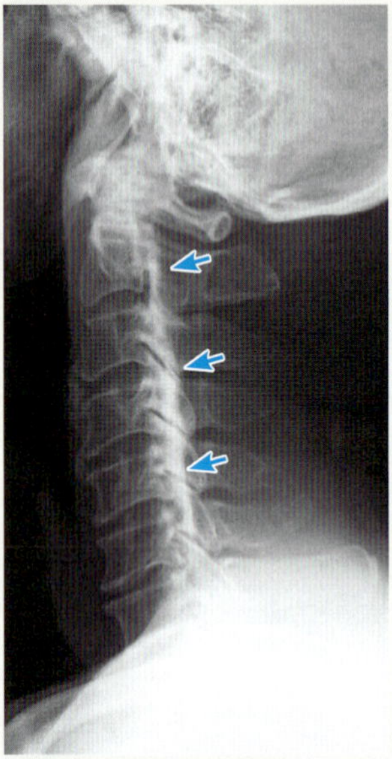

a　エックス線写真

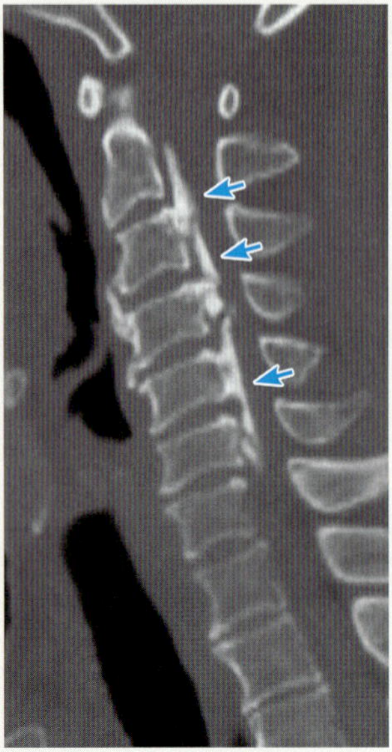

b　CT（矢状断再構成）

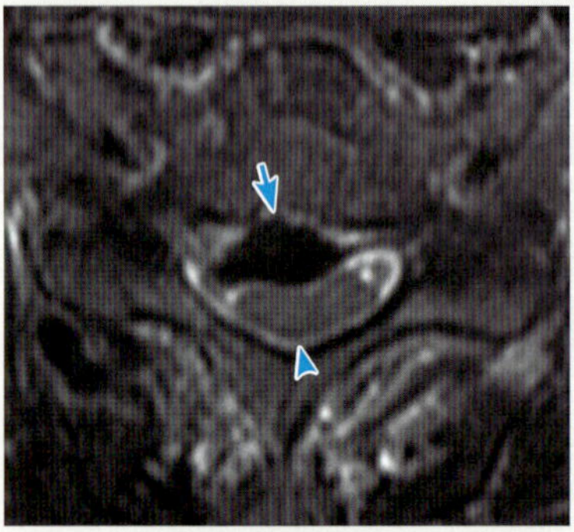

c　T2強調画像（水平断）

(a，b) 椎体背側を縦走する骨化像（→）．

(c) 骨化した後縦靱帯（→）により頸髄（➤）が圧迫されている．

病態

- 脊椎靱帯骨化症（→Key Word）の一つ．椎体の背側正中を上下に縦走する**後縦靱帯が骨化，肥厚**する
- 症状：脊柱管狭窄による脊髄，神経根の圧迫→**指のしびれ**，**巧緻運動障害**，**痙性歩行**，進行すると直腸膀胱障害
- 原因不明．日本，アジア人に多い．50歳以後発症．家族性の場合もある
- **頸椎に好発**（腰椎にはまれ）

画像所見

エックス線写真　CT

- **椎体の背側，正中**に，脊柱管内に突出する**骨化像**

MRI

- 椎体背側を縦走する，いずれの画像でも**無信号**を示す病変
- T1強調画像では骨髄形成を反映する高信号が認められることがある
- 圧迫された頸髄内に，T2延長で高信号をみることがある

+α 黄色靱帯骨化症

- 後縦靱帯骨化症とともに，代表的な脊椎靱帯骨化症の一つ．両側の椎弓前面を縦走する黄色靱帯が肥厚，骨化する．後縦靱帯骨化症と異なり，**胸椎に好発**する（→**写真1**）
- 胸髄を背側から圧迫して，胸髄症をきたし，痙性歩行，進行すると直腸膀胱障害をきたす

図1　後縦靱帯骨化症の分類

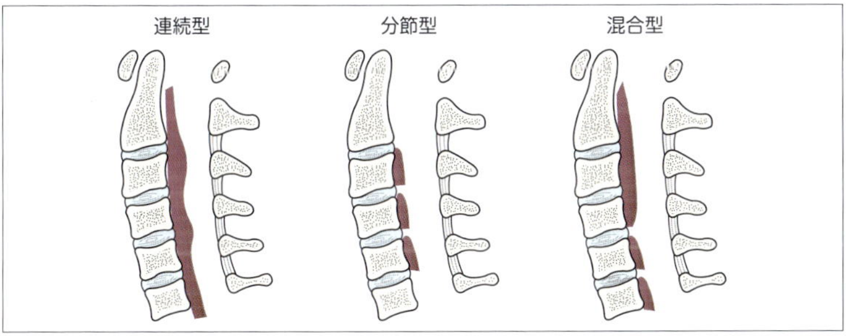

写真1　黄色靱帯骨化症

52歳の女性．背部痛，痙性歩行．

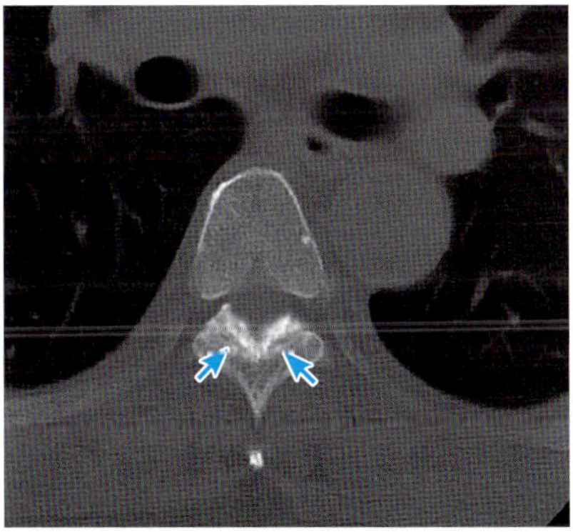

a　CT

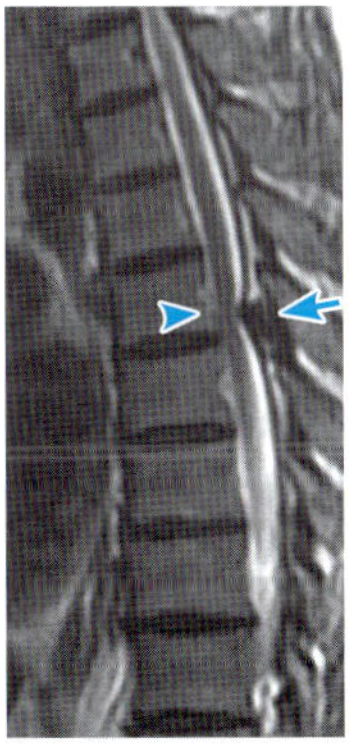

b　T2強調画像

(a) Th10，両側黄色靱帯の骨化，肥厚（→）．
(b) 肥厚した黄色靱帯（→）により胸髄が圧迫されている（►）．

Key Word 脊椎靱帯骨化症

脊椎には，椎骨を上下方向に結合するいくつかの靱帯がある．すなわち前縦靱帯，後縦靱帯，黄色靱帯，棘間靱帯などである．これらが骨化，肥厚する疾患を**脊椎靱帯骨化症**と総称する．いずれも中高年に好発する原因不明の病態であるが，特に**後縦靱帯骨化症**，**黄色靱帯骨化症**は脊柱管狭窄の原因となるために臨床的に重要である

関節リウマチ（環軸関節亜脱臼）

関節リウマチ

40歳の女性．頸部痛．上肢筋力低下．四肢反射亢進．

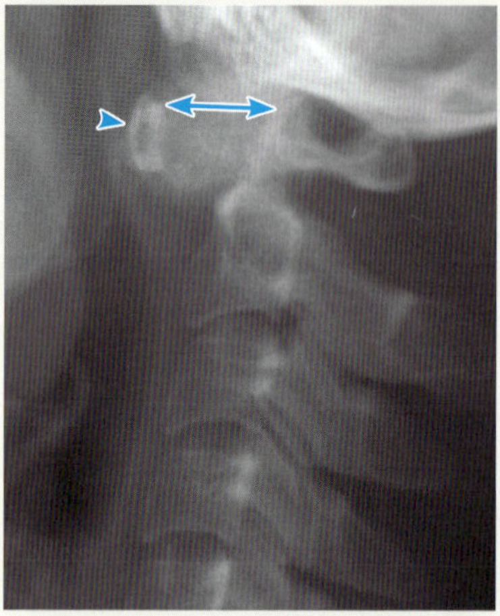

a　エックス線写真

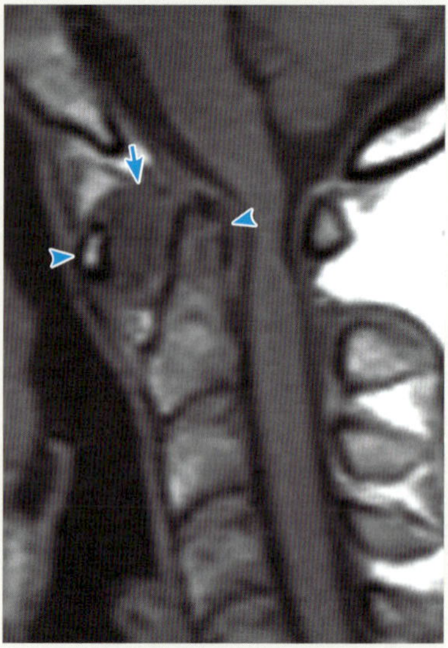

b　T2強調画像（矢状断）

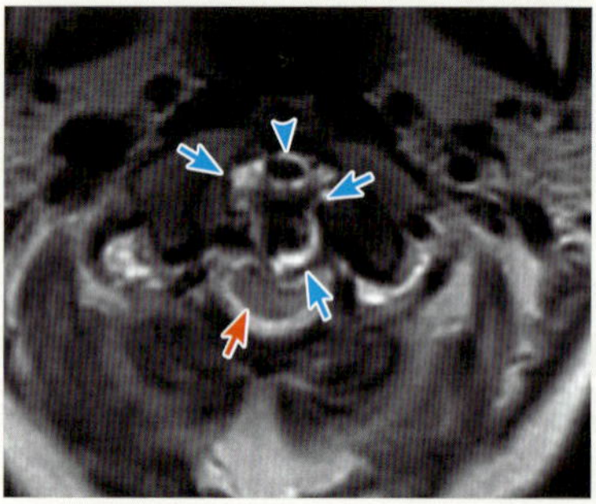

c　T2強調画像（水平断）

(a) 環軸椎間距離の開大（⟷）．環椎前弓（►）．
(b) パンヌス（→）が環椎前弓（►）と軸椎歯突起（►）の間に増生している．
(c) パンヌス（→）の増生．軸椎歯突起（►）．圧迫された頸髄（→）．

病態

- 自己免疫異常を背景とする多発関節炎（＝滑膜の炎症）．中年の女性に多い
- 炎症性に肥厚した滑膜が腫瘤状のパンヌス（→p.194 Key Word）を形成，これが周囲の骨，軟骨を破壊する
- 脊椎では頸椎に好発（特に上位頸椎）→環軸関節亜脱臼（→Key Word）

画像所見

エックス線写真　CT

- 環軸関節亜脱臼→環軸関節間距離の開大（成人で3mm，小児で5mm以上は異常，→図1）
- 垂直性亜脱臼
- 頭蓋底陥入症を伴うこともある（→p.118 +α）

MRI

- 環軸関節周辺の軟部陰影＝パンヌス（T1強調画像で低信号，T2強調画像で高信号，造影効果あり）
- 環軸関節亜脱臼（環椎前弓の前方偏位）
- 亜脱臼による脊柱管狭窄，頸髄の圧迫
- 圧迫された頸髄にT2強調画像で高信号をみることもある

図1　環軸椎間距離

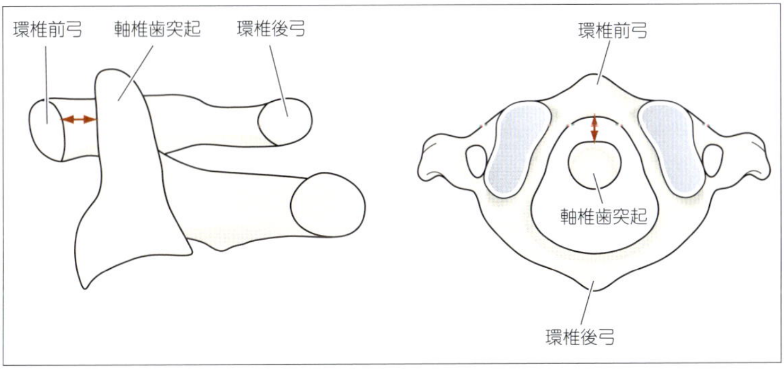

Key Word 環軸関節亜脱臼

第1頸椎，第2頸椎は，それ以下の頸椎と形状が全く異なり，それぞれ環椎，軸椎の別称がある．両者が作る環軸関節は，リング状の環椎が軸椎の歯突起を軸として回転することにより，頭部の回旋運動を可能するための特殊な構造だが，可動性が大きいため，障害を起こしやすい．環椎が軸椎に対して前方に転位する環軸関節亜脱臼は，関節リウマチ，外傷などで認められ，頸髄損傷の原因となる

+α 頭蓋底陥入症

- 上位頸椎が上方に変位して大後頭孔内に突出する状態．軸椎歯突起が延髄－頸髄移行部を圧迫する
- 関節リウマチ，骨軟化症，先天異常（→右頁 +α）などが原因となる

図2　頭蓋底陥入

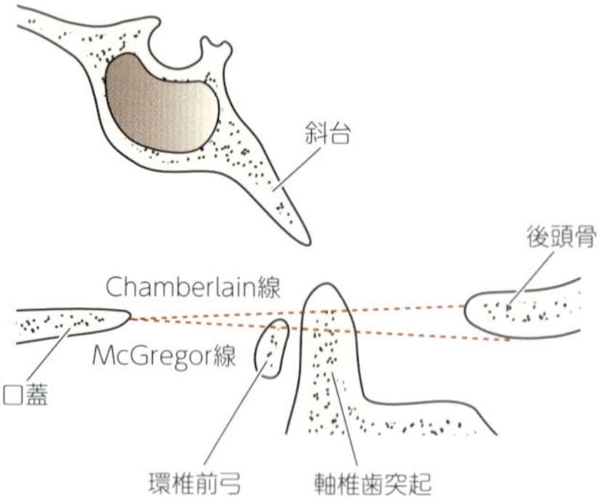

Chamberlain線：硬口蓋後縁と後頭骨前縁を結ぶ線
McGregor線：硬口蓋後縁と後頭骨下面を結ぶ線

軸椎歯突起上端が，Chamberlain線より2.5mm，McGregor線より4.5mm以上頭側にある場合は，頭蓋底陥入症を考える

写真1　頭蓋底陥入症

24歳の女性．上肢筋力低下．頸部回旋障害．

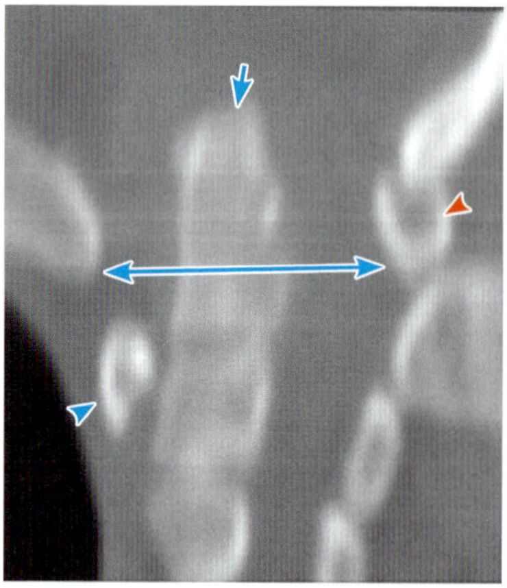

a　CT（矢状断再構成）

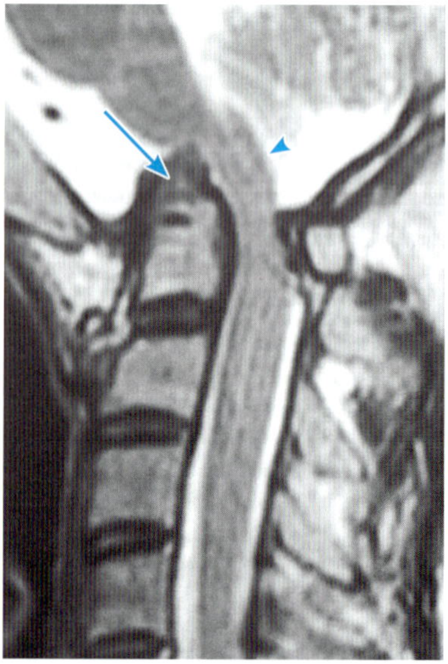

b　T2強調画像（矢状断）

(a) 軸椎歯突起（→）が大後頭孔（←→）より頭側に陥入している．環椎前弓（►），後弓（►）．
(b) 頭蓋底に陥入した歯突起（→）が延髄（►）を圧迫している．

+α 頭蓋底の先天異常

■歯突起低形成

軸椎（第2頸椎）の歯突起が低形成，無形成，あるいは椎体から分離した状態．分離しているものを歯突起骨（os odontoideum）という．Klippel-Feil症候群（次項）に合併することも多い．いずれも環軸関節が不安定となり，脊髄症状の原因となる（→**写真2**）

■Klippel-Feil症候群

脊椎の分節異常とこれによる神経症状を示す先天異常．頸椎癒合，短頸，項部頭髪の低位を特徴とする．2〜3個以上の頸椎が癒合し，その上下に過度の不安定性が発生して脊髄症状の原因となる（→**写真3**）

写真2　歯突起低形成

9歳の男児．頸部痛．

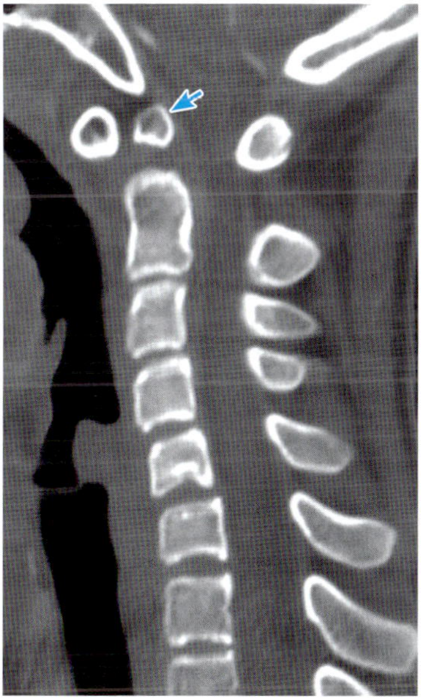

CT（矢状断再構成）

軸椎椎体から分離した歯突起骨があり（→），このため環軸関節が不安定となっている．

写真3　Klippel-Feil症候群

45歳の男性．不全対麻痺．

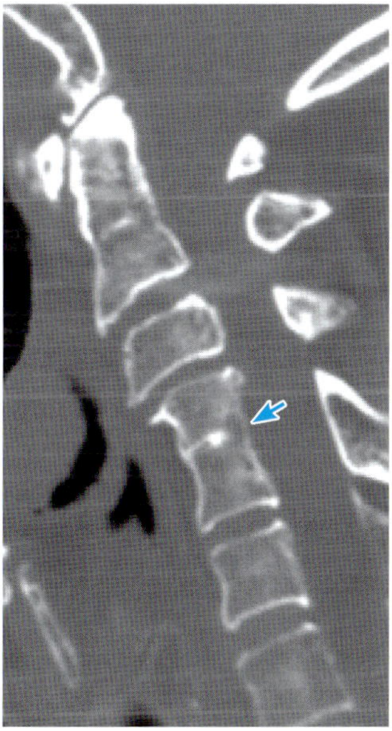

CT（矢状断再構成）

第4，第5頸椎の癒合(→)．この上下の椎間の不安定性が脊髄症状の原因となる．

腰部脊柱管狭窄症 Lumbar spinal canal stenosis

腰部脊柱管狭窄症

72歳の男性．腰痛，下肢痛．

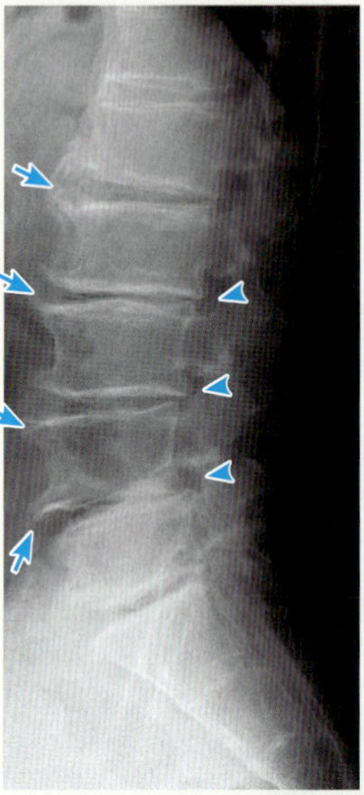

a エックス線写真（側面像）

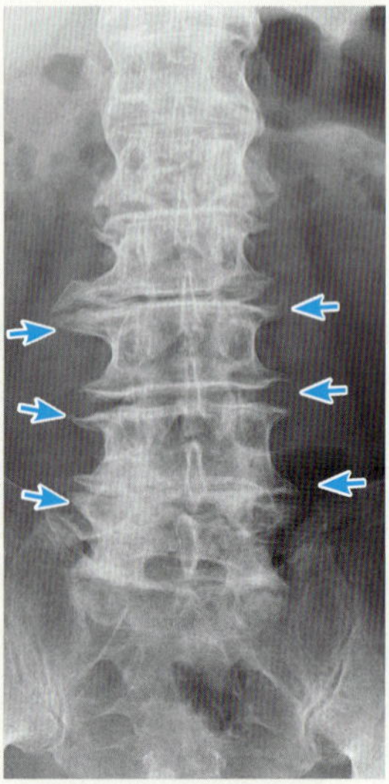

b エックス線写真（正面像）

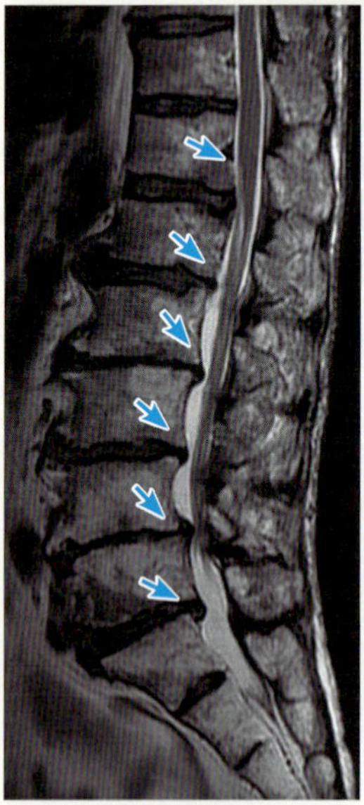

c T2強調画像

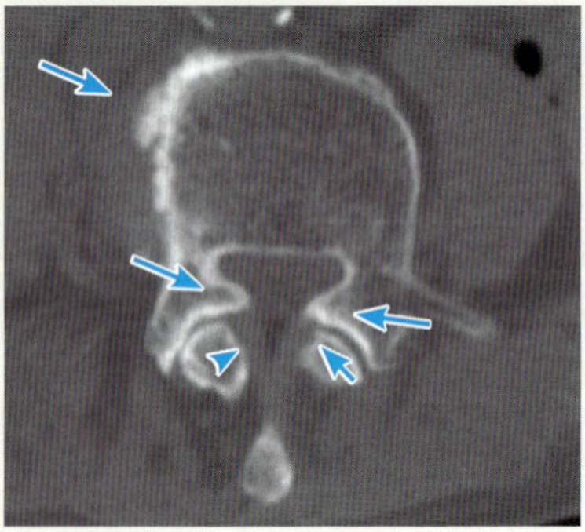

d CT

(a) いずれの椎体，椎間にも，椎間腔の狭小化（►），椎体の硬化，骨棘形成（→）が認められる．
(b) 骨棘形成（→）が認められる．
(c) 椎間板の変性，突出があり（→），脊柱管径が狭窄している．
(d) 骨棘形成（→），黄色靱帯の肥厚（►）があり，脊柱管径が狭窄している．

病態

- 先天性狭窄，後天性狭窄に大別され，しばしば両者が混在する
- 後天性狭窄は，主に加齢による椎間板の変性があり，これに椎間関節の骨棘形成，靱帯の肥厚が加わって，脊柱管狭窄症（→+α）をきたす状態
- しばしば椎間板ヘルニアと合併
- 症状：腰痛，下肢痛，神経症状（筋力低下，感覚障害，直腸膀胱障害）

+α 頸椎症と腰部脊柱管狭窄症

腰部脊柱管狭窄症も，前述の頸椎症（→p.110）も，脊柱管狭窄症を背景として，脊髄，脊髄神経の圧迫症状をきたす点で類似の病態だが，腰椎の場合は狭窄に注目して腰部脊柱管狭窄症の名称を用い，頸椎では症状に注目して頸椎症性脊髄症，頸椎症性神経根症とするのが一般的である．頸椎，腰椎ともに，明らかな椎間板ヘルニアがあれば椎間板ヘルニアと診断する

画像所見

エックス線写真　CT

- 椎間腔の狭小化
- 椎体の硬化，骨棘形成

MRI

- T2強調画像で椎間板の低信号化，膨隆
- 椎間関節の肥厚
- 椎体の反応性輝度変化（→p.113）
- 脊柱管前後径，両側椎間孔の狭窄，馬尾の圧迫

図1　いろいろな腰部脊柱管狭窄症

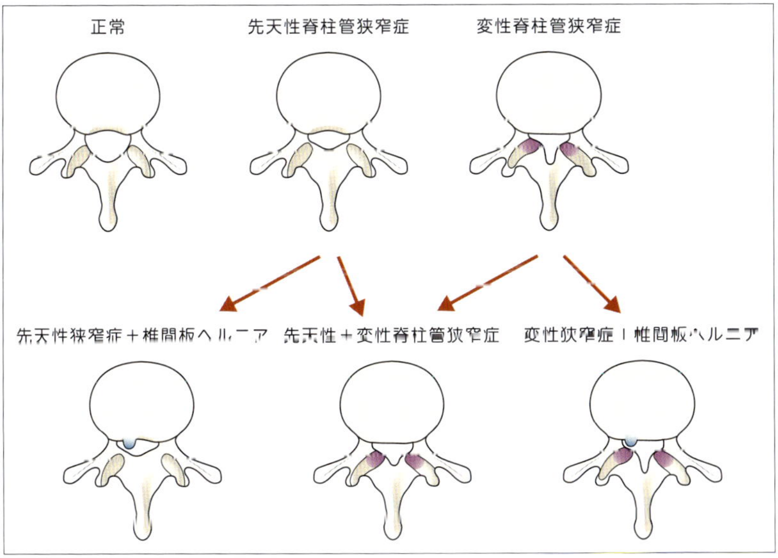

腰椎椎間板ヘルニア Lumbar disc hernia

腰椎椎間板ヘルニア
28歳の男性．左下肢痛．

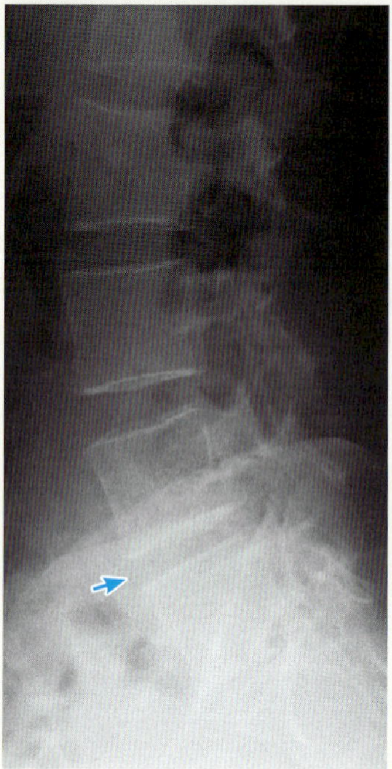

a　エックス線写真

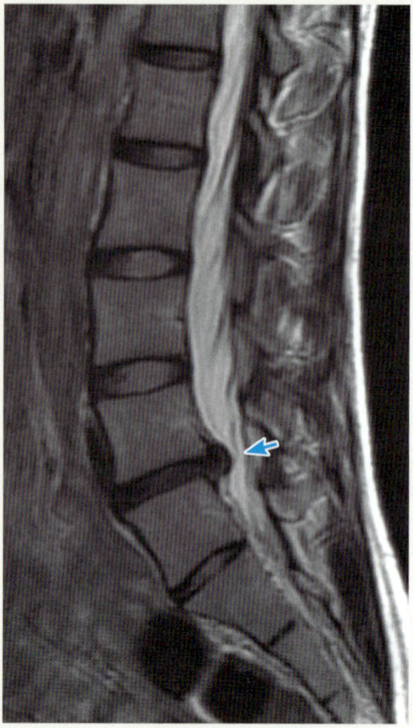

b　T2強調画像（矢状断）

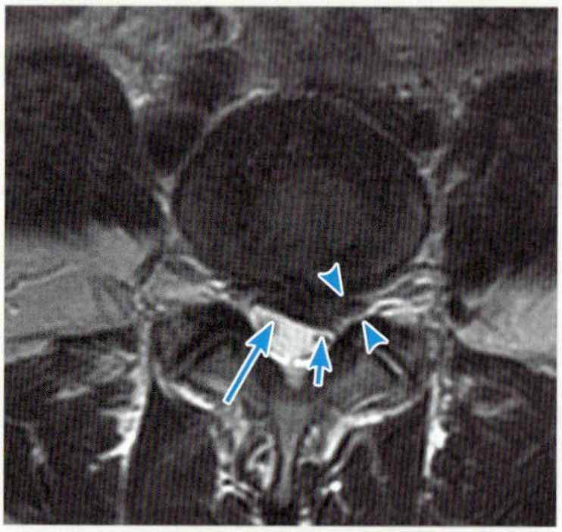

c　T2強調画像（水平断）

(a) L4/L5椎間腔の狭小化（→）．
(b) L4/L5椎間板が，背側に突出している（→）．
(c) 左背側に突出した椎間板（→）が，椎間孔（►）を狭窄している．

病態

- 線維輪の一部が破綻し，ここから髄核が膨隆，脱出する状態（→図1）
- L4/L5，L5/S1高位に好発
- 症状：腰痛，下肢痛，間歇跛行（→Key Word），神経症状（筋力低下，感覚障害，直腸膀胱障害）

図1　椎間板ヘルニアの病態

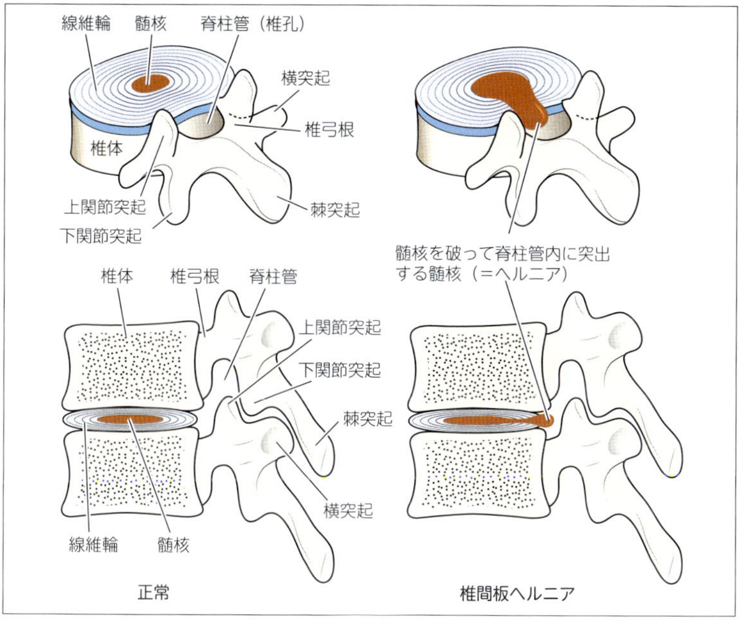

画像所見

エックス線写真

■椎間腔の狭小化．正常の場合もある

CT

■椎間板の限局性突出

MRI

■T2強調画像で**椎間板の低信号化**

■**椎間板の限局性突出**（▶図2）

■ヘルニアの周囲に造影効果をみることがある（→+α）

■馬尾，神経根の圧排

図2　椎間板ヘルニアの局在

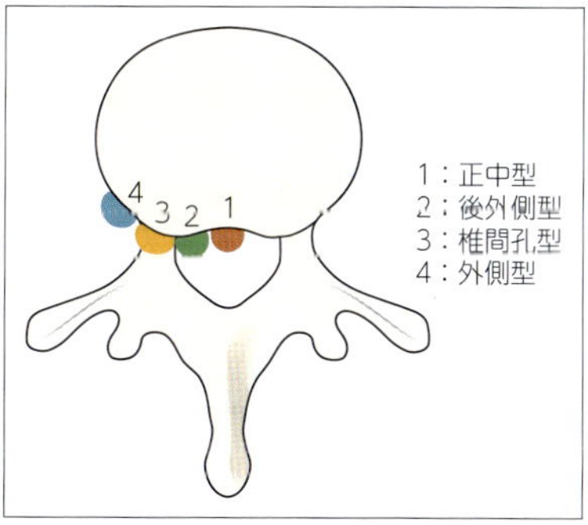

+α 椎間板ヘルニアの造影効果

■椎間板には血管がないので造影効果を示さないが，ヘルニアの周囲に造影効果を認める場合がある．これはヘルニア周囲に増生する**肉芽組織**を反映すると考えられる

■椎間板ヘルニアは自然に縮小，場合によっては消失することがあるが，特に造影効果を示すヘルニアは縮小しやすいことが知られている．脱出したヘルニアが異物として吸収されるためと考えられる

Key Word 間歇跛行（かんけつはこう）

歩行すると次第に下肢痛，しびれ感，脱力など増強して**歩行困難**となるが，**しばらく休息すると回復**してまた歩けるようになる状態を間歇跛行という．どのくらい歩けるかによって，間歇跛行200mなどと記載する．2大原因は**腰部脊柱管狭窄症**（馬尾あるいは神経根の圧迫），および**下肢の閉塞性動脈硬化症**（→p.242），その鑑別には，画像診断が重要である

腰椎すべり症 Lumbar spondylolisthesis

腰椎すべり症

40歳の女性．腰痛．

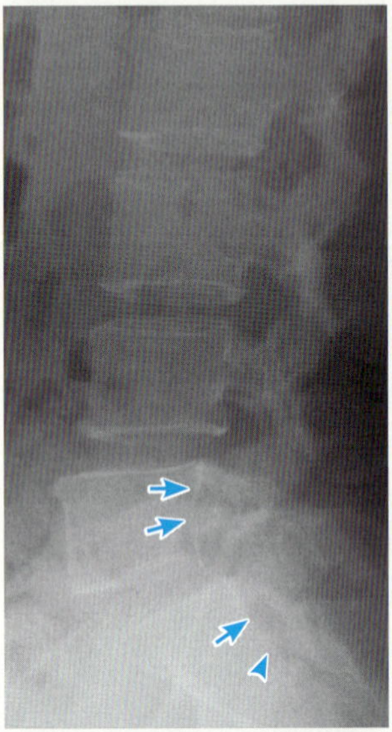

a　エックス線写真（側面像）

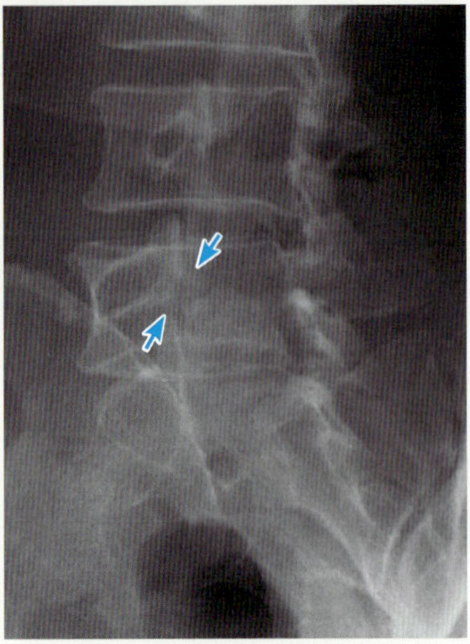

b　エックス線写真（斜位像）

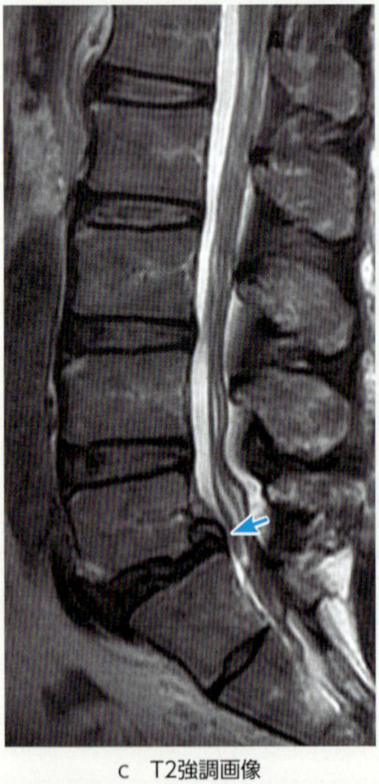

c　T2強調画像

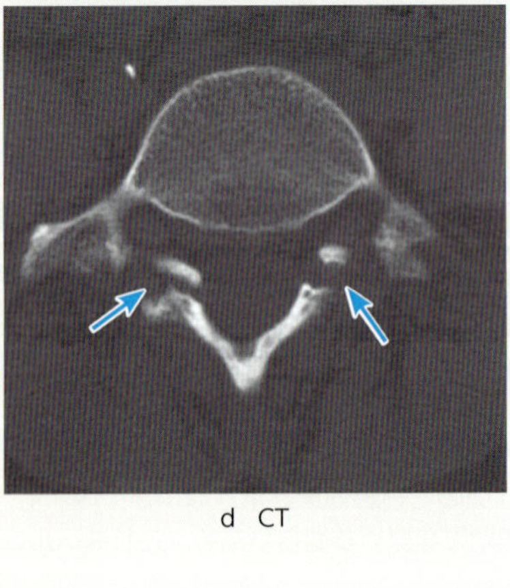

d　CT

(a) L5（→）が，仙骨後縁（►）に比べて前方にすべっている．
(b) 椎弓に帯状透亮像（テリアサイン）（→）が認められる．
(c) L5が前方にすべり，椎間板が変性，突出している（→）．
(d) 椎弓の不連続（→）．

病態

- 上下の椎体に**前後方向のずれ**を生じる状態．尾側の椎体を基準として，前方にずれる前方すべりが多いが，後方すべりもある
- ほとんどが腰椎，特に**L4，L5に好発**する
- 成因：分離すべり症，変性すべり症，先天性すべり症（→図2）
- 分離すべり症では，背部の触診で棘突起間に段差（階段状）
- 症状：不安定性に伴う腰痛，脊柱管狭窄症による神経症状

図1　腰椎すべり症のグレード分類

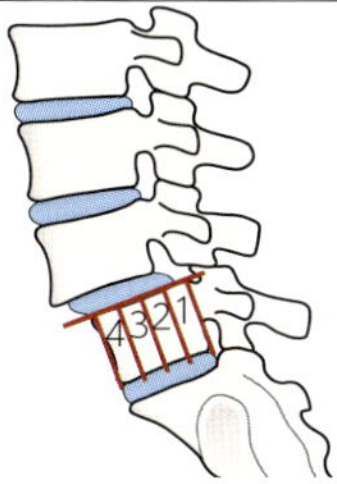

尾側の椎体を4等分し，すべっている椎体の後縁の位置で1～4度に分類する（この図では2度）

図2　脊椎すべり症の分類

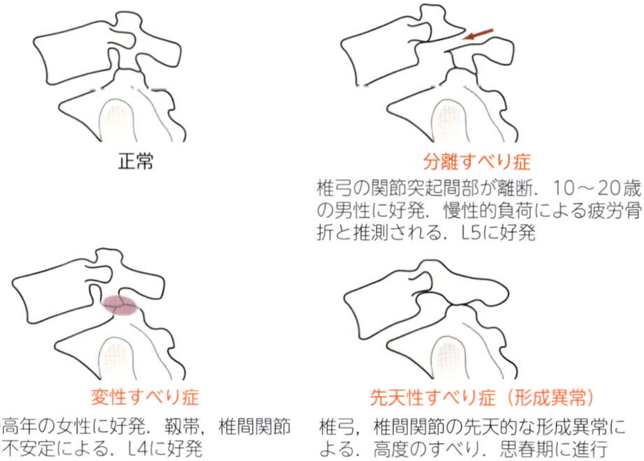

正常
分離すべり症
椎弓の関節突起間部が離断．10～20歳の男性に好発．慢性的負荷による疲労骨折と推測される．L5に好発
変性すべり症
中高年の女性に好発．靱帯，椎間関節の不安定による．L4に好発
先天性すべり症（形成異常）
椎弓，椎間関節の先天的な形成異常による．高度のすべり．思春期に進行

画像所見

エックス線写真　CT

- **側面像で椎体のすべり**
- 脊椎分離症→エックス線写真斜位像で椎弓に**帯状透亮像（テリアサイン）**，CTで椎弓の不連続

MRI

- 椎体のすべり
- 脊柱管狭窄による馬尾の圧迫

図3　テリアサイン

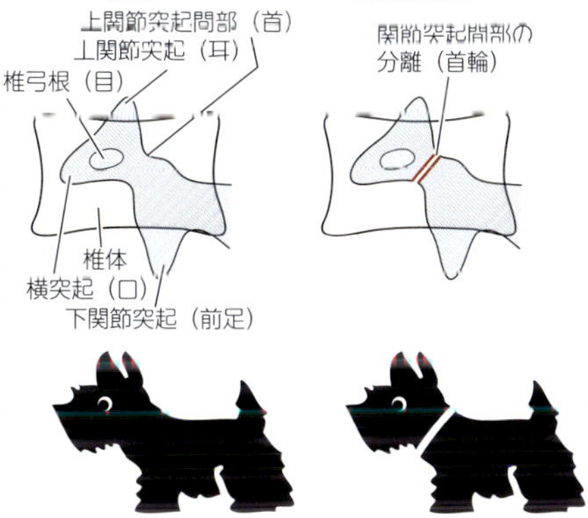

脊椎側弯症 Scoliosis

脊椎側弯症

18歳の女性．10歳のとき側弯に気づいた．その後徐々に進行．

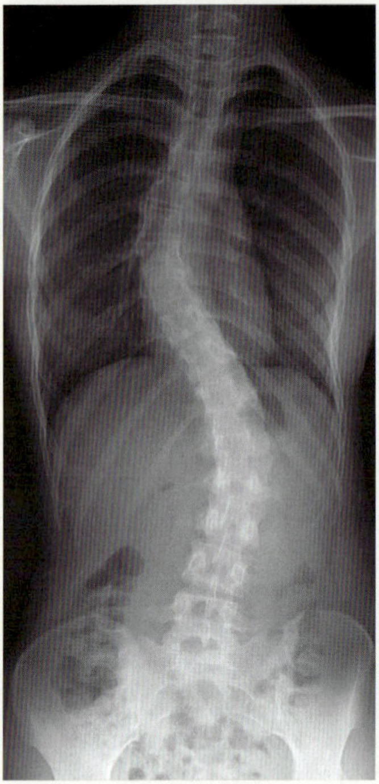

a エックス線写真

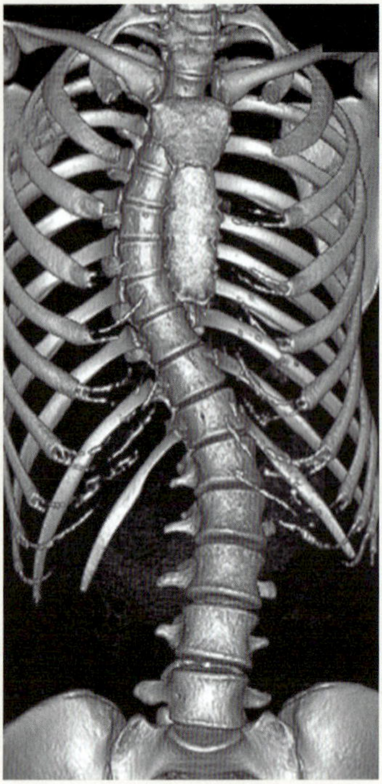

b CT（3次元再構成）

(a) 胸椎に右凸45°，腰椎に左凸45°の側弯症．
(b) 椎体には器質的異常を認めない．

病態

- 脊柱が側方に弯曲した状態
- 原因：明らかな原因が不明な**特発性側弯症**，器質的原因がある**症候性側弯症**に大別する
- Cobb角：側弯の程度の計測（→図1）

図1 Cobb角

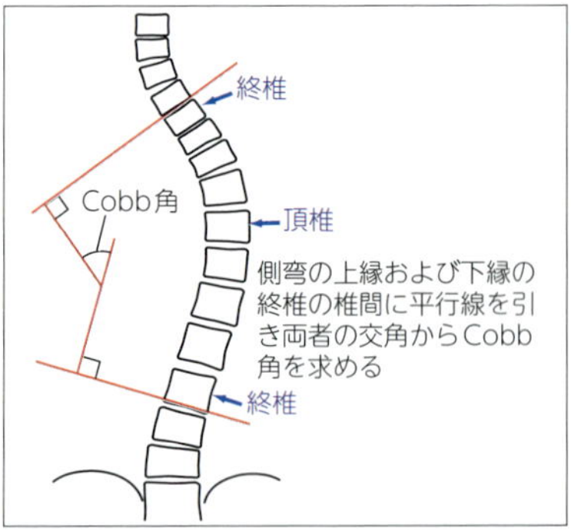

終椎
Cobb角
頂椎
側弯の上縁および下縁の終椎の椎間に平行線を引き両者の交角からCobb角を求める
終椎

表1　側弯症の原因による分類

分類	特徴
特発性側弯症	原因不明．80%以上を占める．大部分が思春期側弯症
先天性側弯症	脊椎の先天異常による．椎体の形成異常（半椎，癒合椎など）
神経原性・筋原性側弯症	神経・筋の変性疾患に随伴する（脳性麻痺，脊髄小脳変性症など）
その他の側弯症	神経線維腫症，マルファン症候群など全身疾患に伴うもの
変性側弯症	本来の側弯症とは異なるが，高齢者の変形性脊椎症の一部として側弯変形を呈するもの

画像所見

- 特発性側弯症では，側弯以外に異常所見を認めない
- 症候性側弯症では，楔状椎，癒合椎などの先天奇形を認める（→写真1）

写真1　症候性脊椎側弯症

7歳の女児．幼時より側弯あり．次第に進行．

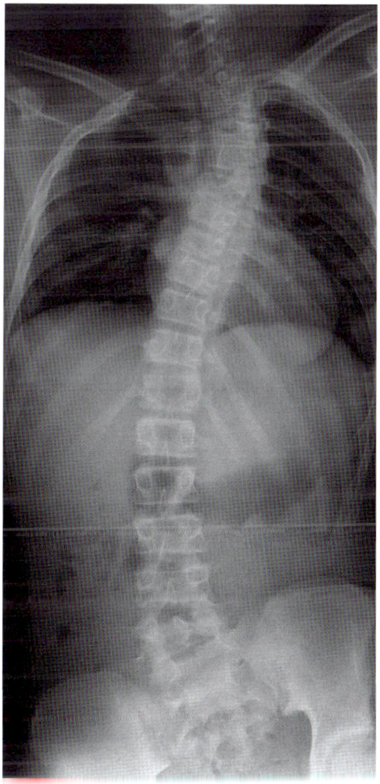

a　エックス線写真

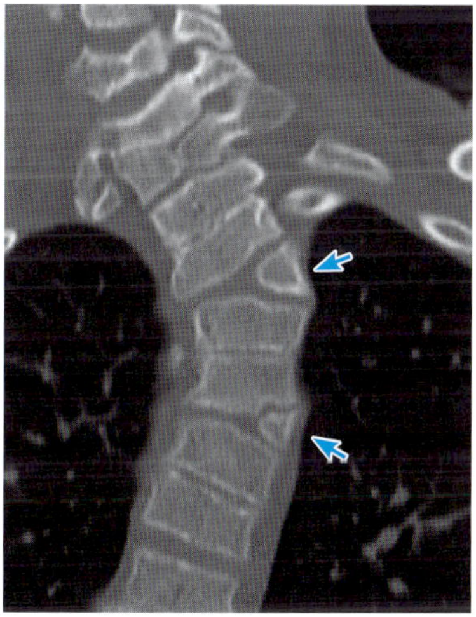

b　CT（冠状断再構成）

(a) 胸椎に左凸30°の側弯症．

(b) 半椎が認められる（↑）

脊椎炎・椎間板炎 Spondylitis / Diskitis

脊椎炎・椎間板炎

55歳の男性．腰痛．

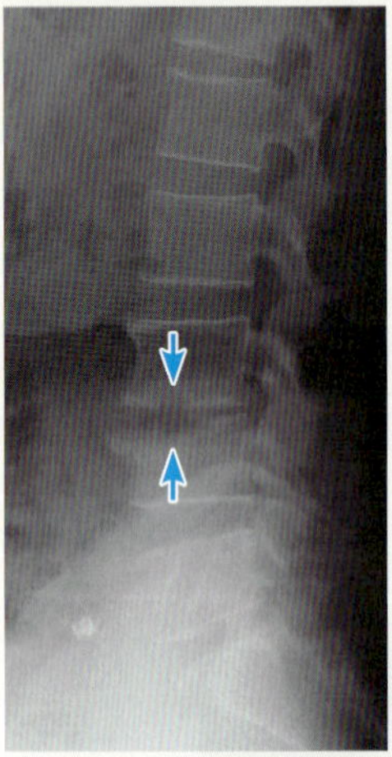

a　エックス線写真

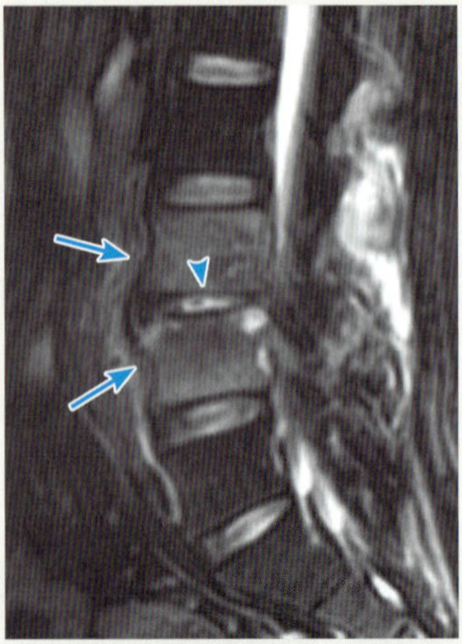

b　T2強調画像（矢状断）

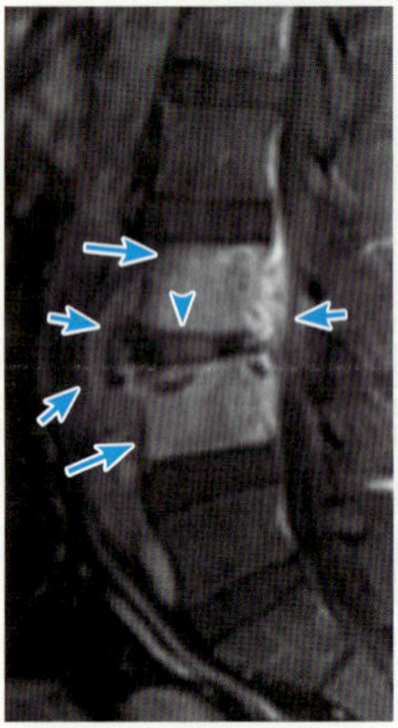

c　造影T1強調画像（矢状断）

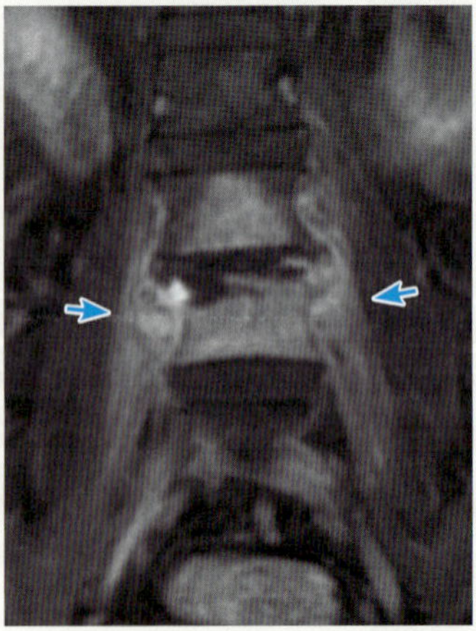

d　造影T1強調画像（冠状断）

(a) L3/L4の終板の破壊（→）.
(b) L3，L4の椎体が高信号を示す（→）とともに，椎間板も高信号が認められる（►）.
(c) L3，L4（→），椎間板（►）に造影効果が認められる．脊柱前後の硬膜外腔にも造影効果を示す軟部組織が認められる（→）.
(d) 傍脊柱の軟部組織に腫脹，造影効果が認められる（→）.

病態

- **脊椎，椎間板の細菌感染**．下位胸椎～腰椎に多い
  化膿性脊椎炎：黄色ブドウ球菌が最多，大腸菌，嫌気性菌など
  結核性脊椎炎：肺結核に続発する場合が多い（＝脊椎カリエス，→Key Word）
- 椎体の病巣が破壊性に進展，**椎間板**，**隣接椎体**に波及する（→図1）
- 椎体周囲の硬膜外腔に**炎症性腫瘤**，**膿瘍**を形成．特に結核性では大きな**流注膿瘍**（→Key Word）が特徴的

図1　脊椎炎・椎間板炎

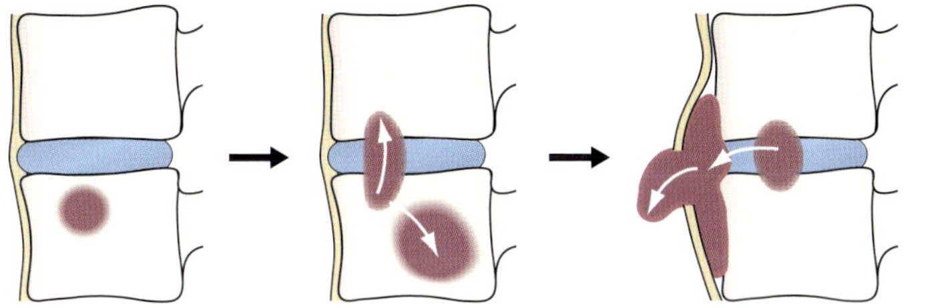

椎体の終板直下に感染巣が形成される（椎体炎）

椎体および椎間板に拡大する（椎間板炎）

椎骨を破壊して周囲に膿瘍を形成する（椎体周囲膿瘍）

画像所見

エックス線写真

- 椎間腔の狭小化．その上下の椎体終板（→Key Word）の不整，変形
- 進行した結核性脊椎炎では，高度の後弯変形（亀背）をみることがある

MRI

- 椎間板から終板を破壊して下椎体に連続する不整な病変．T1強調画像で低信号，T2強調画像で高信号
- T1強調画像で骨髄の高信号が消失．強い造影効果を示す
- 椎体周囲の硬膜外腔に造影効果を示す軟部病変，膿瘍
- 化膿性，結核性の区別は画像だけでは難しいが，化膿性の方が急速，高度な骨破壊が多い

Key Word

脊椎カリエス

カリエス（caries）は骨の侵蝕性破壊を意味する言葉で，特に骨関節結核を指す．脊椎カリエスは結核性脊椎炎・椎間板炎と同義．古い言葉だが現在でもしばしば使われる

流注膿瘍

椎体周囲に形成された膿瘍が，重力に従って傍脊柱の軟部組織に沿って尾側に進展する状態．特に結核性脊椎炎では，大きな膿瘍が腸腰筋に沿って骨盤腔内に連続することが多い．沈下膿瘍ともいう

終板 endplate

椎体の上面および下面で椎間板に接する部分．エックス線写真では椎体の上縁，下縁を縁取る細い輪郭として認められる．骨皮質からなる骨終板，その外側を覆う硝子軟骨である軟骨終板からなる

亀背 gibbus

胸椎の高度の後弯変形で，背部が腫瘤状に突出する状態．いわゆる「せむし」．結核性脊椎炎によるものが典型的だが，外傷，リウマチ疾患などが原因となることもある

強直性脊椎炎 Ankylosing spondylitis

強直性脊椎炎
30歳の男性．腰背部痛．

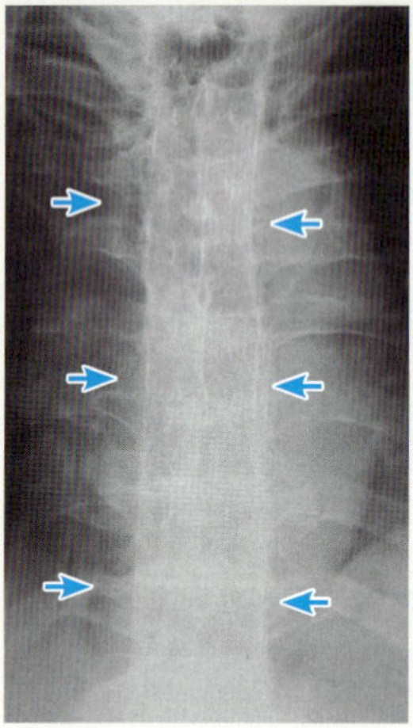

a エックス線写真（胸椎）

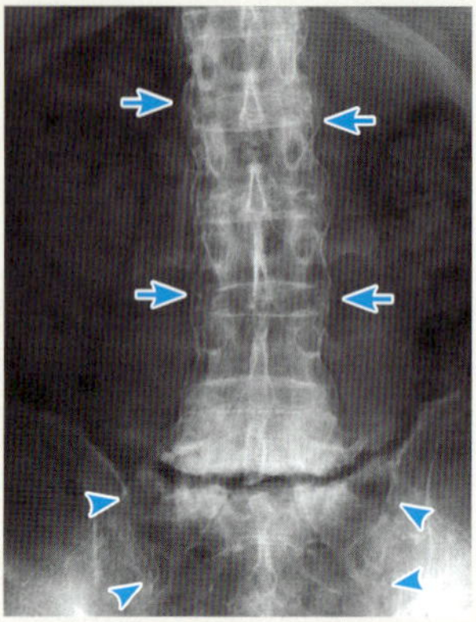

b エックス線写真（腰椎）

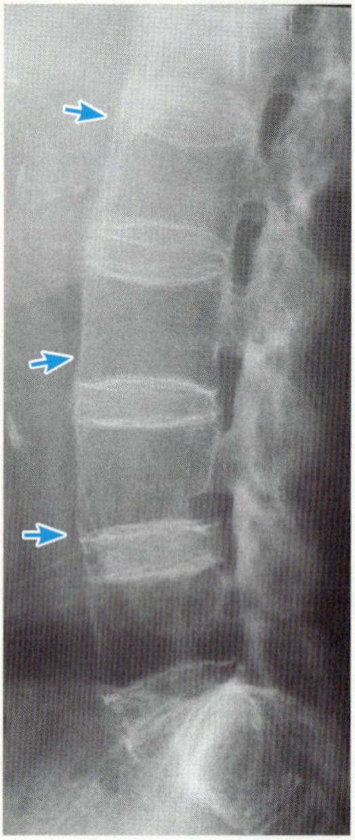

c エックス線写真（腰椎側面像）

(a) 胸椎側縁を上下に連ねる骨棘形成（竹節状硬化像，→）．
(b) 腰椎側縁の連続性骨棘形成（→），仙腸関節の硬化像（►）．
(c) 椎体前縁の連続性骨棘形成（竹節状硬化像，→）．

病態

■原因不明（おそらく自己免疫性）．脊椎と仙腸関節の関節炎を主体とするリウマチ性疾患（→Key Word）
■20～35歳の男性に好発．90%の症例でHLA-B27陽性
■緩徐進行性の背部痛，腰痛．ブドウ膜炎，潰瘍性大腸炎など全身症状を合併することがある

画像所見

エックス線写真
■仙腸関節の不整，硬化像
■椎体前縁，側縁の連続性骨棘形成→竹節様硬化像（bamboo spine）

Key Word リウマチ

リウマチは，ラテン語の「流れる」（rheum）に由来し，全身に「痛みが流れる」状態を意味する．リウマチ性疾患という場合には，広く全身の運動器（骨，関節，筋，靱帯）の疼痛を主徴とする疾患を総称するが，正式な病名として使われるのは，関節リウマチ，リウマチ性筋痛症，リウマチ熱などに限られる

転移性脊椎腫瘍 Metastatic vertebral tumor

転移性脊椎腫瘍による病的骨折

65歳の女性．腰痛．3年前に乳癌にて乳房切除術後．

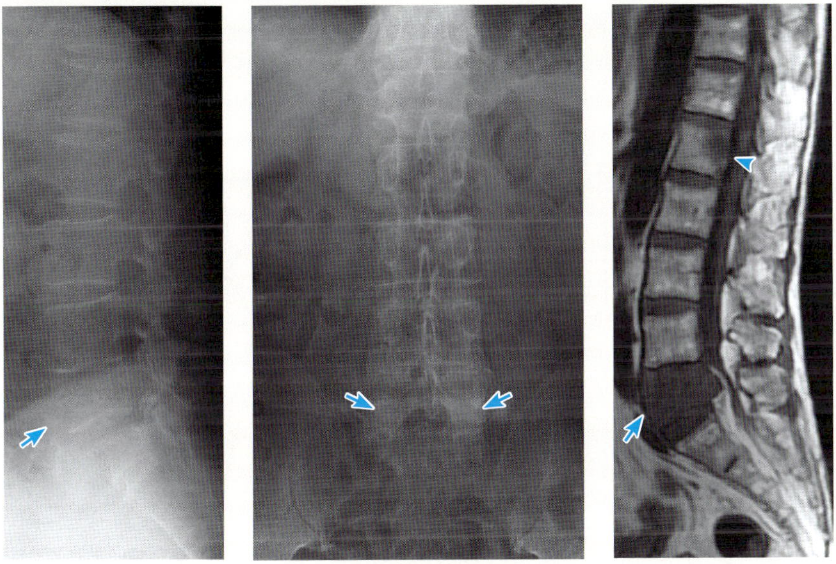

a　エックス線写真（側面像）　　b　エックス線写真（正面像）　　c　T1強調画像（矢状断）

(a) L5の減高（→）
(b) L5の減高．椎弓根の輪郭が失われている（Pedicle sign，→）．
(c) L5の変形があり，骨髄の輝度が失われている（→）．L1にも小さな病変がある（►）．

病態

- 原発巣：男性は肺癌，女性は乳癌が最多．その他あらゆる腫瘍が転移
- 腰仙椎＞胸椎＞頸椎
- 腰痛，圧迫骨折（→p.132）による神経症状

画像所見

エックス線写真

- 溶骨性転移（透亮像）：大部分の悪性腫瘍
- 造骨性転移（硬化像）：前立腺癌，乳癌に多い
- 椎体後部～椎弓に好発→Pedicle sign（Winking owl sign）＝正面像で椎弓根の輪郭が消失・しばしば圧迫骨折（→p.132）

MRI

- T1強調画像で高信号の骨髄内に低信号が多発，造影効果

脊椎圧迫骨折・破裂骨折 Compression / Burst fracture

脊椎圧迫骨折（骨粗鬆症による）
70歳の女性．腰痛．

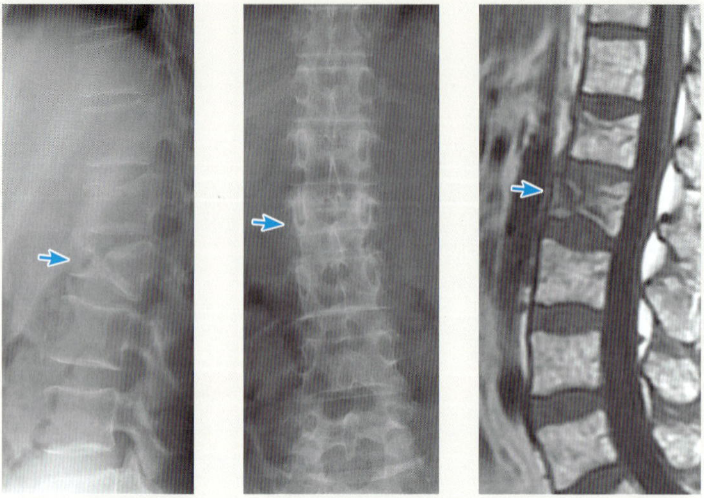

a　エックス線写真（側面像）　b　エックス線写真（正面像）　c　T1強調画像（矢状断）
(a) L2の減高，楔型変形（→）．
(b) L2の減高（→）．椎弓根の輪郭は保たれている（pedicle sign陰性）．
(c) L2の楔型変形があるが，骨髄の輝度は保たれている．

病態

- **体軸方向の応力**により，椎骨が骨折，減高する状態（→図1）
  圧迫骨折：椎体前方が減高して楔型に変形
  破裂骨折：椎体後方も骨折．しばしば背側に突出して脊柱管を狭窄する
- 原因
  高所転落，交通事故など体軸方向の強い外力による
  しばしば骨粗鬆症，脊椎腫瘍などを背景とする**病的骨折**（→Key Word）として認められる

図1　圧迫骨折・破裂骨折

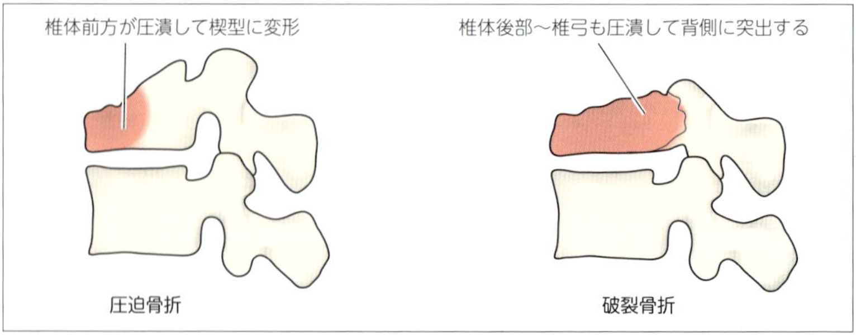
椎体前方が圧潰して楔型に変形
椎体後部～椎弓も圧潰して背側に突出する
圧迫骨折
破裂骨折

画像所見

エックス線写真

- 側面像：椎体の破壊，減高
- 正面像：腫瘍による**病的骨折**ではしばしば椎弓根の**輪郭が消失**（**Pedicle sign**）（→図2）

MRI

- **椎体の変形，減高**
- 背側に突出する椎体による脊髄，馬尾の圧迫
- 腫瘍による**病的骨折**では**椎体の骨髄輝度が異常**（→表1）

表1　脊椎圧迫骨折の鑑別診断

	良性骨折	病的骨折
原因	外傷，骨粗鬆症	脊椎腫瘍（特に転移性腫瘍）
T1強調画像	正常（高信号）	**異常（低信号）**
後方要素	正常	**異常（変形，輝度異常）**
Pedicle sign	陰性	**陽性（椎弓根の輪郭消失）**

図2　Pedicle sign

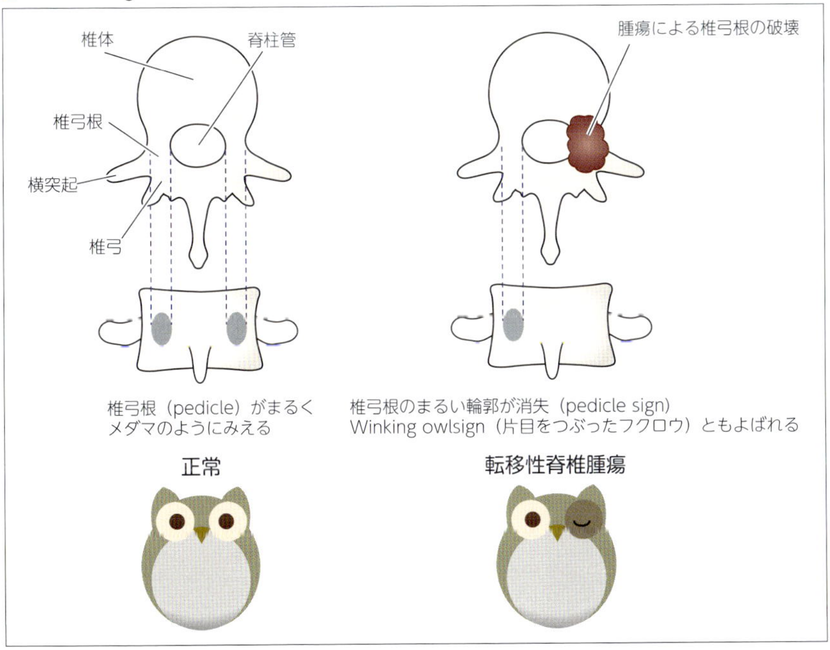
椎体
脊柱管
椎弓根
横突起
椎弓
腫瘍による椎弓根の破壊
椎弓根（pedicle）がまるく
メダマのようにみえる
椎弓根のまるい輪郭が消失（pedicle sign）
Winking owlsign（片目をつぶったフクロウ）ともよばれる
正常
転移性脊椎腫瘍

Key word　**病的骨折**

何らかの**器質的異常**により脆弱化した骨に起こる骨折を（広義の）病的骨折という．既存の異常として特に多いのは**骨粗鬆症**，**骨腫瘍**で，特に腫瘍に起因するものを（狭義の）病的骨折とよび，腫瘍以外による骨折を**脆弱性骨折**（→p.154）ということもある

特徴的な画像所見を示すその他の脊椎骨折

環椎破裂骨折（Jefferson骨折）

30歳の男性．プールに飛び込み頭部を強打．

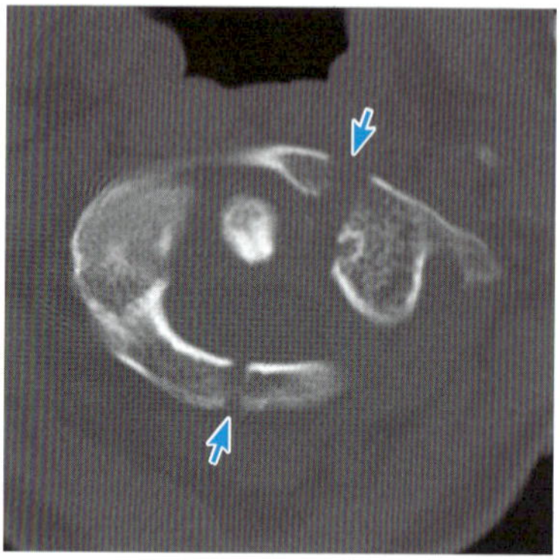

CT

環椎前弓および後弓に骨折線が認められる（→）．

【病態】

- 環椎前弓，後弓に複数の多発骨折
- 頭部への重量物落下，飛び込み事故など，環椎への垂直方向の強い外力による

歯突起骨折

35歳の男性．工事中現場の事故で頸部を強く後屈した．

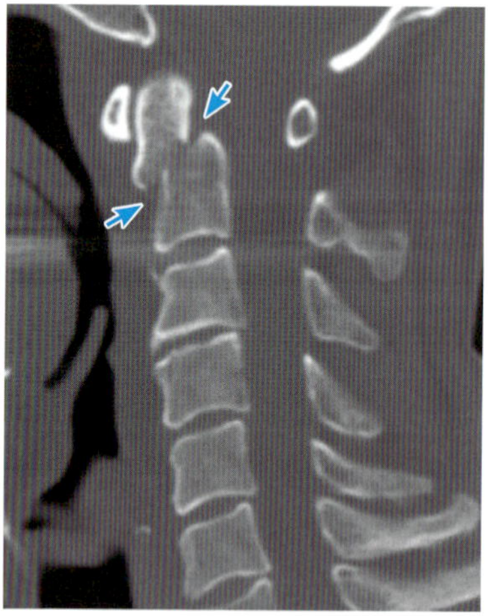

CT（矢状断再構成像）

軸椎歯突起を横断する骨折線（→）．

【病態】

- 歯突起の基部で折れることが多い
- 頸部に前方あるいは後方から強い力が加わって起こる

軸椎椎弓骨折（Hangman骨折*）

43歳の男性．追突事故で頸部を強く屈曲した．

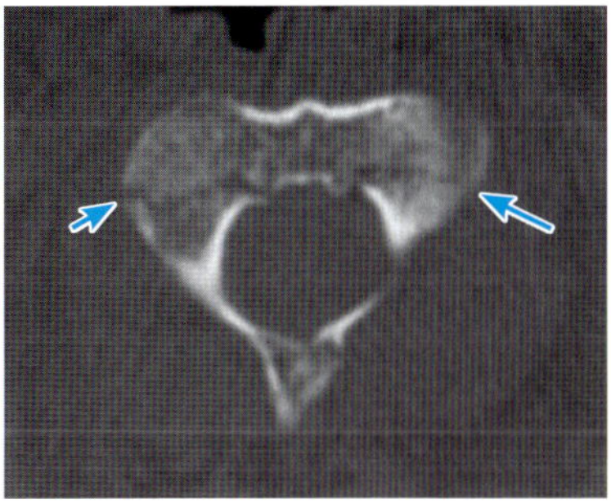

CT

軸椎の両側椎弓に骨折線（→）．

【病態】

- 軸椎の両側椎弓の骨折
- 頸部の強い伸展あるいは屈曲によって起こる．交通事故（特に鞭打ち状運動）に多い

*絞首刑になった罪人に多いということからHangman骨折と命名された．hangmanは死刑執行人を意味するので本来は誤称であるがそのまま使われている．

棘突起骨折

47歳の男性．ゴルフ練習後，頸部痛．

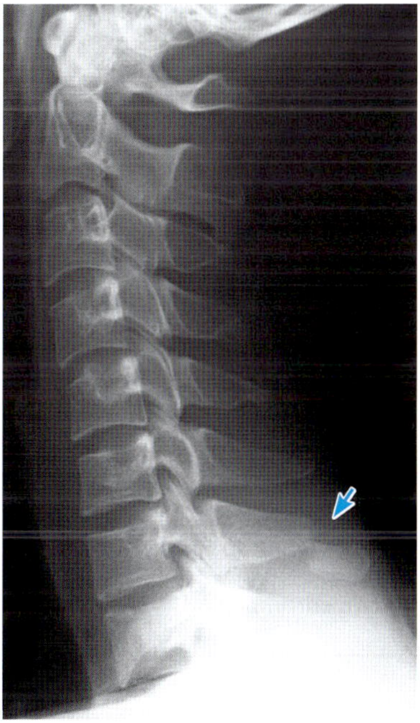

エックス線写真

C7棘突起の骨折（→）．

【病態】

- 背筋の急激な収縮により，特にC7に好発
- スコップ作業，ゴルフなどでみられる（ショベル骨折 shoveler's fractrure）

Chance骨折

39歳の男性．追突された後，腰痛，下肢痛．

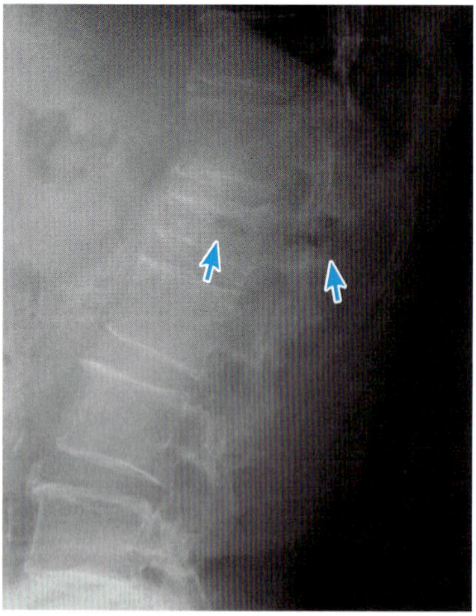

エックス線写真

第2腰椎の椎体～椎弓を横走する骨折線（→）．

【病態】

- 椎体から後方突起におよぶ**水平骨折**
- シートベルト外傷などでみられる

仙骨脆弱性骨折

80歳の女性．腰痛．

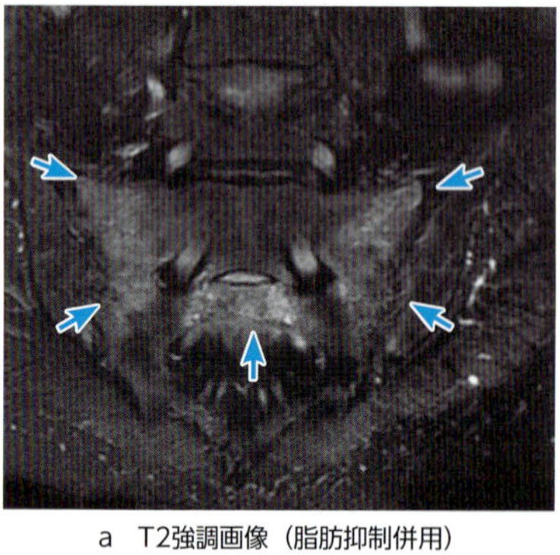

a　T2強調画像（脂肪抑制併用）

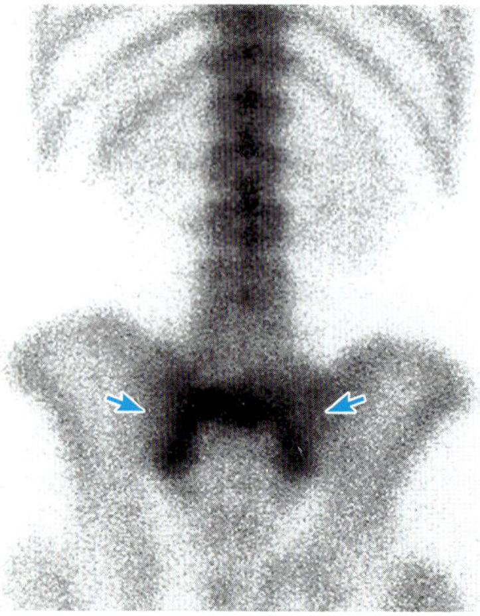

b　骨シンチグラム

(a) 仙骨翼，仙骨体部に対称性の高信号が認められる（→）．

(b) 仙骨にH字型の集積が認められる（Honda sign，→）．

【病態】

- **骨粗鬆症**を背景とする脆弱性骨折
- エックス線写真では診断できない
- **T1強調画像で低信号，T2強調画像で高信号**
- 骨シンチグラムで**H型の集積亢進**（**H-sign**，**Honda sign***）

*H字型の集積が，自動車メーカー「ホンダ」のマークに似ているため

脊髄損傷 Spinal cord injury

脊髄損傷

63歳の女性．頸部痛．痙性歩行．

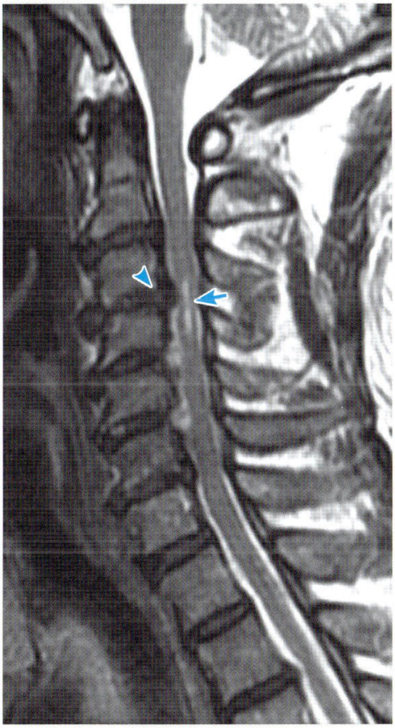

a　T2強調画像（矢状断）

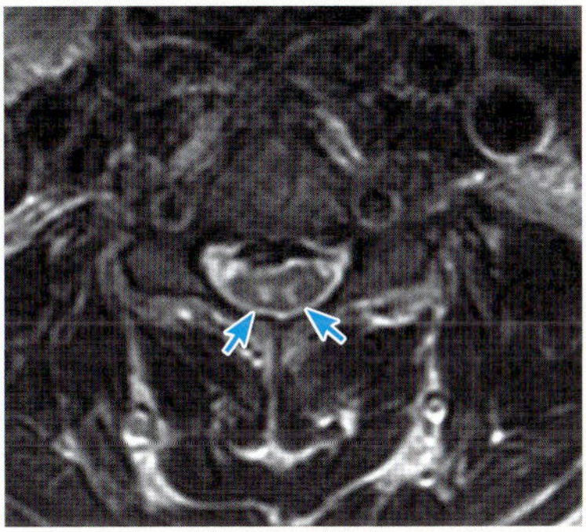

b　T2強調画像（水平断）

(a) C3/C4椎間板ヘルニアがあり（►），これに伴う頸髄損傷が高信号に認められる（→）．
(b) 中心灰白質に両側対称性の高信号（snake eye sign）（→）．

病態

- 外傷による**脊髄の挫傷**
  完全脊髄損傷：受傷高位以下の完全な運動麻痺，知覚麻痺をきたす状態
  不完全脊髄損傷：部分的な神経障害をきたすもの．特に中心性頸髄損傷が多い
- 受傷機転
  椎体骨折（破裂骨折，脱臼骨折）に伴ってより脊髄が圧迫され，損傷する場合
  既存の脊柱管狭窄症に激しい前後屈運動が加わって損傷する場合
- **中心性頸髄損傷**：特に脊柱管狭窄症に合併する脊髄損傷に多く，脊髄中心部が損傷する（→p.138 ＋α）

+α 中心性頸髄損傷

- 不完全脊髄損傷のうち，中心灰白質を主体とする病変によるもので，既存の脊柱管狭窄症に外傷による過伸展が加わって起こることが多い
- 運動神経が走る側索の神経線維は頸部のものほど内側に配列しているため（→図1）下肢より上肢に麻痺が強い，予後が比較的良好，などの特徴がある

図1　中心性頸髄損傷

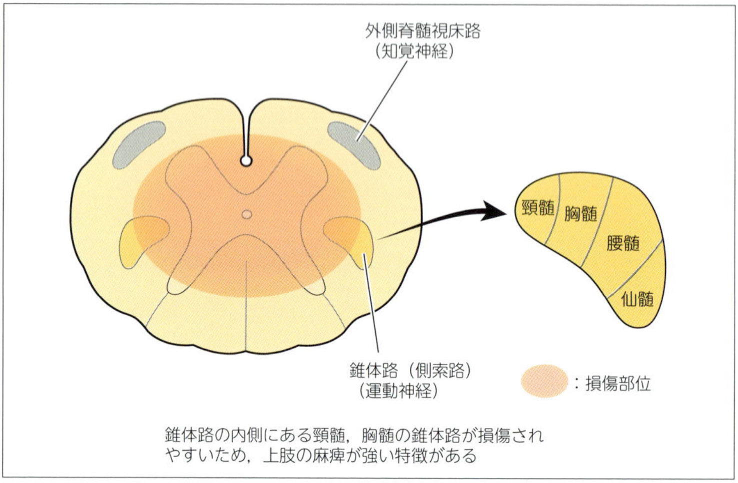

外側脊髄視床路

錐体路（側索路）

錐体路の内側にある頸髄，胸髄の錐体路が損傷されやすいため，上肢の麻痺が強い特徴がある

画像所見

エックス線写真　CT

- 脊髄病変は診断できないが，原因となる骨折，脊柱管狭窄の診断に重要

MRI

- T2強調画像で限局性の高信号，腫脹．挫傷，出血，浮腫を反映する
- 高信号は，挫傷の場合は不可逆性だが，浮腫は経時的に消失する
- 急性期には脊髄の腫脹があるが，次第に萎縮性となる
- 中心性頸髄損傷では，水平断で中心灰白質に両側対称性の高信号（snake eye sign）

図2　snake eye sign

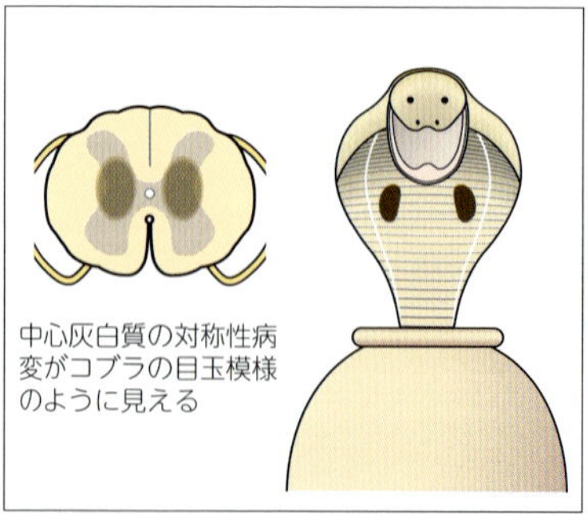

中心灰白質の対称性病変がコブラの目玉模様のように見える

腕神経叢引き抜き損傷 Avulsion of the brachial plexus

腕神経叢引き抜き損傷

18歳の男性．バイク事故で路上に投げ出された．左上肢麻痺．

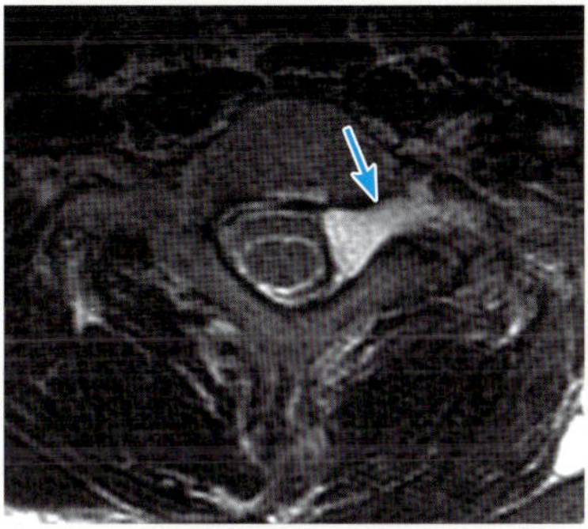

a　T2強調画像（水平断）

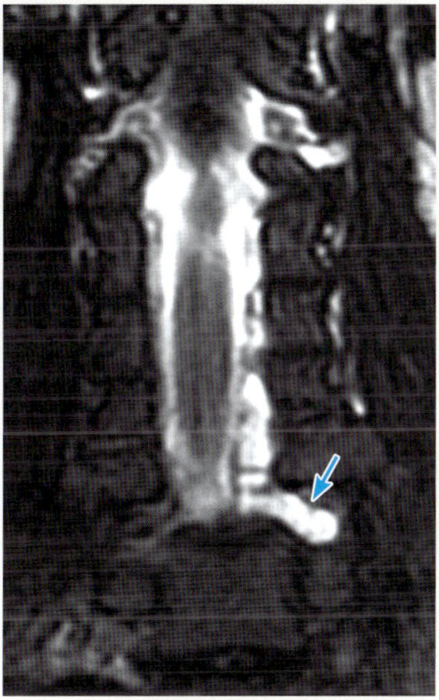

b　T2強調画像（冠状断）

(a) C7レベルで，神経根に沿うクモ膜下腔の嚢状拡大（→）．
(b) 頸髄神経の走向に沿って脊髄クモ膜下腔が嚢状に拡張している（→）．

病態

- 上肢が急激に強く伸展することにより，頸髄神経根が脊髄から引き抜かれて断裂
- 成人：**バイク事故**で上肢を伸展した状態で路面に転落して受傷することが多い
- 小児：**分娩麻痺**（分娩時の牽引による）
- 症状
  上位型（C5～C7神経根の損傷）：肩～肘の運動麻痺．手首から先は動く
  下位型（C8～Th1神経根の損傷）：手首から先の運動麻痺．肩～肘は動く

画像所見

- 下位頸髄～上位胸髄の**神経根に沿うクモ膜下腔の嚢状拡大**

脊髄空洞症 Syringomyelia

脊髄空洞症（キアリ奇形）

19歳の女性．上肢温痛覚障害，巧緻運動障害．

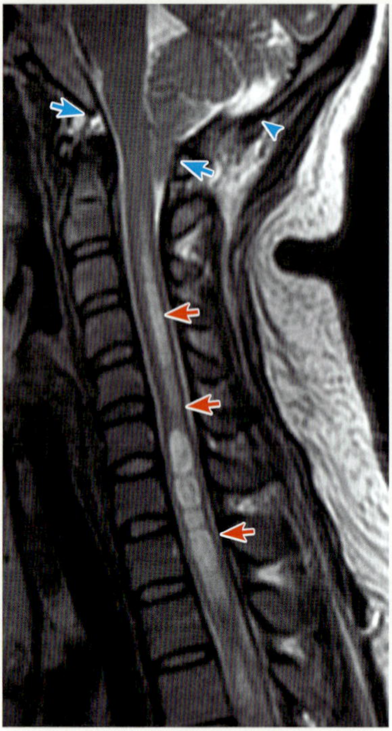

a　T2強調画像（矢状断）

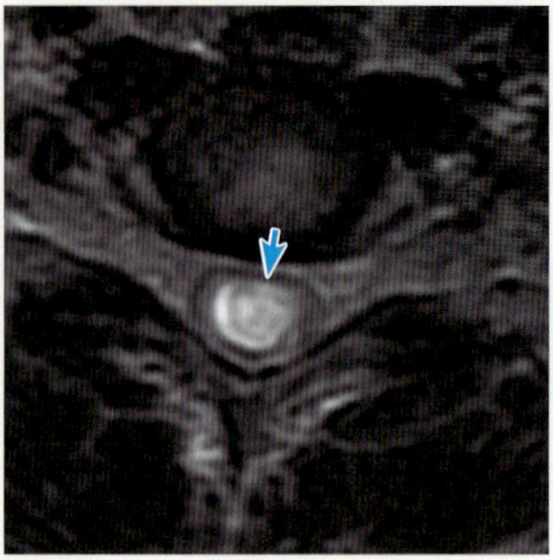

b　T2強調画像（水平断）

(a) 小脳扁桃（→）が，大後頭孔下縁（➤）の尾側に下垂している．頸髄は腫大，高信号の空洞が認められる（→）.

(b) 頸髄の中心部の空洞（→）.

病態

- 脊髄を縦走する細長い空洞を生じる状態
- 原因
  脳脊髄液循環障害による：キアリ奇形，脊髄腫瘍（→p.142），癒着性クモ膜炎など
  脊髄病変の後遺症として：脊髄外傷，脊髄梗塞など
- 症状：上肢の疼痛・筋萎縮，解離性知覚障害など

+α　脊髄空洞症と水脊髄症

中心管が拡大する水脊髄症（Hydromyelia），中心管以外に空洞が生じる脊髄空洞症（Syringomyelia），その両者が合併したものがあるが，臨床的にも画像的にもこれを区別することは難しいので，まとめて脊髄空洞症（Syringomyelia）とよぶことが多い

画像所見

MRI

- **脊髄を縦走する空洞**．いずれの画像でも脳脊髄液に等しい輝度（T1強調画像で低信号，T2強調画像で高信号）
- 内部に隔壁様構造をみることもある
- 原因となる疾患の検索が重要．キアリ奇形が最多
- **キアリ奇形：小脳扁桃が大後頭孔から下垂**．大後頭孔の狭窄による脳脊髄液循環障害のため脊髄空洞症をきたす（→+α）

+α キアリ奇形

- 脳幹，小脳など後頭蓋窩の内容が尾側に偏位して，大孔から頭蓋外に脱出する状態．先天的な頭蓋底の形成異常によると考えられる．I～Ⅲ型に分類される

Ⅰ型：小脳扁桃のみが偏位，脱出する状態．約半数に脊髄空洞症を合併する

Ⅱ型：小脳扁桃に加えて，小脳虫部，延髄，第4脳室の一部が偏位する．ほぼ全例に水頭症，二分脊椎を合併．アーノルド・キアリ奇形ともいう

Ⅲ型：後頭部髄膜瘤があり，その中に小脳が嵌頓する．極めてまれ

図1　キアリ奇形

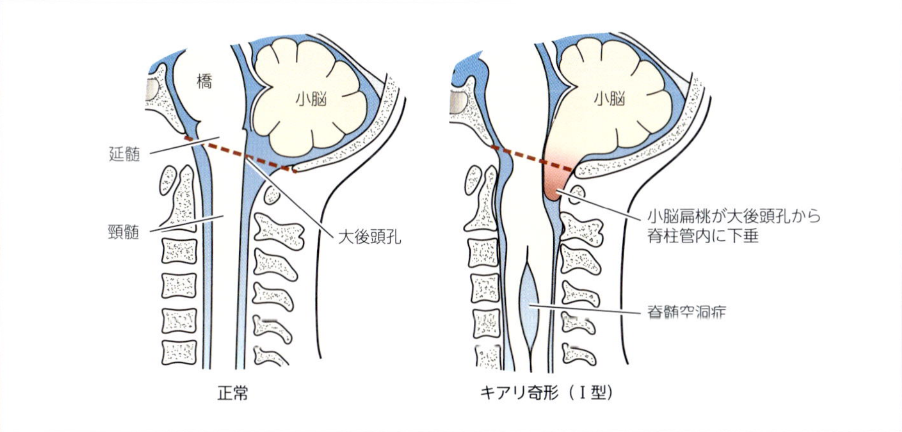

脊髄腫瘍 Spinal cord tumor

病態

■脊柱管内に発生する腫瘍を脊髄腫瘍と総称する．局在によって3つに分類する（→図1）

注）頭蓋内に発生する腫瘍を脳腫瘍と総称するのと同じで，必ずしも脊髄から発生しない腫瘍も含まれている（→p.96）

図1　脊髄腫瘍の局在分類

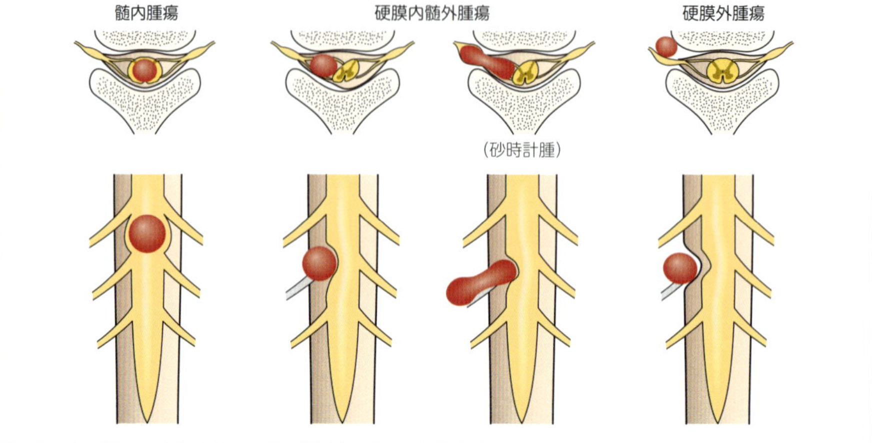

表1　主な脊髄腫瘍の画像所見

局在	組織型	画像所見
髄内	星細胞腫	境界不明瞭 不均一な造影効果
	上衣腫	境界明瞭 しばしば出血を伴う
	血管芽腫	嚢胞形成 強い造影効果，血管拡張
硬膜内髄外	神経鞘腫	砂時計状（脊柱管内外に連続） 椎間孔の拡大
	髄膜腫	均一な造影効果 dural tail sign
硬膜外	転移性腫瘍	椎体の変形，破壊

星細胞腫　Astrocytoma

46歳の女性．上肢しびれ感，筋力低下．

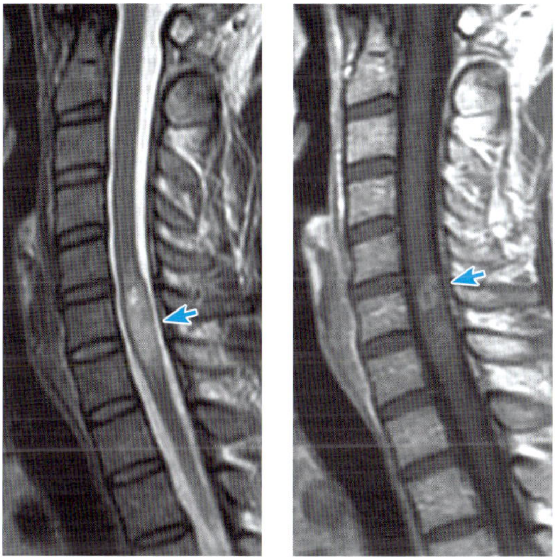

a　T2強調画像　　b　造影T1強調画像

(a) 頸髄に境界不明瞭，高信号の腫瘤があり，紡錘状に腫脹している（→）．
(b) 斑状の増強効果が認められる（→）．

上衣腫　Ependymoma

45歳の男性．頸部痛，歩行障害．

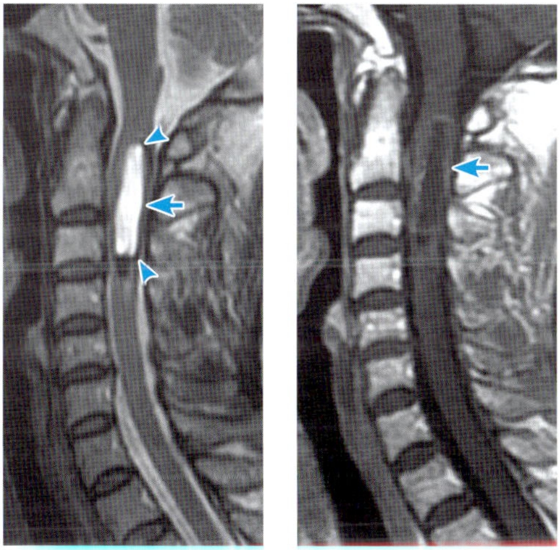

a　T2強調画像　　b　造影T1強調画像

(a) 頸髄に境界明瞭，高信号の腫瘤があり（→），壁に陳旧性出血を示す低信号が認められる（►）．
(b) 腫瘍は低信号で，壁に造影効果が認められる（→）．

血管芽腫　Hemangioblastoma

30歳の男性．痙性歩行．

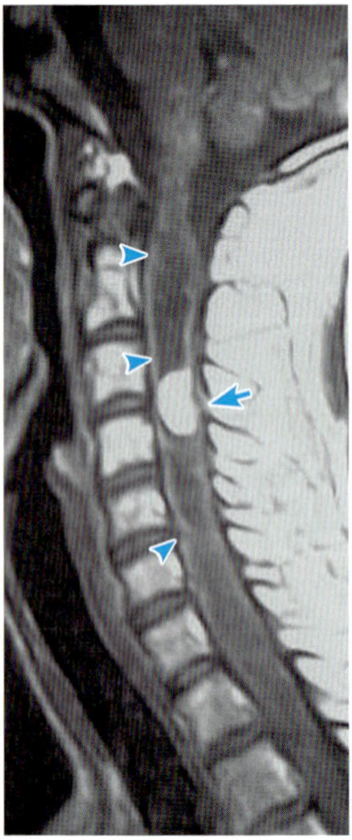

a　造影T1強調画像

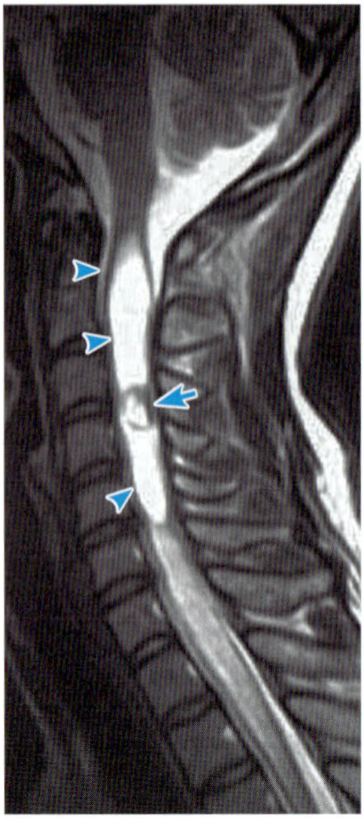

b　T2強調画像

強い造影効果を示す腫瘍（→）があり，その上下に脊髄空洞症を合併している（►）（→p.140）．

神経鞘腫　Schwannoma

44歳の女性．右上肢痛．

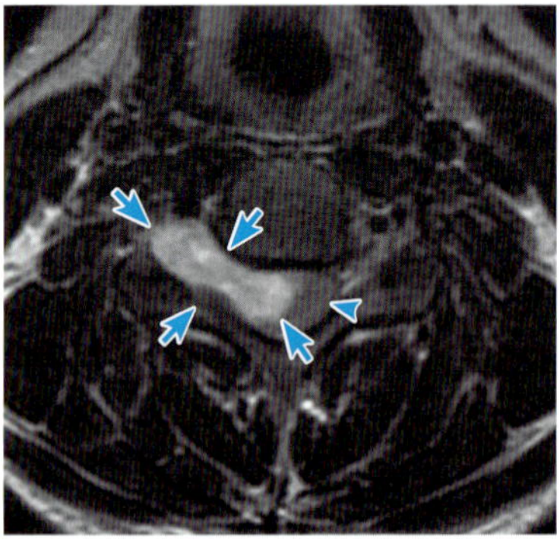

a　T2強調画像（水平断）

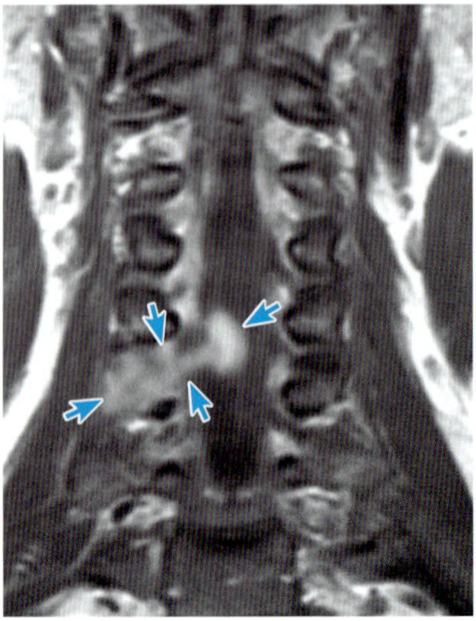

b　造影T1強調画像（冠状断）

(a) 椎間孔を拡大して脊柱管内外に及ぶ，ダンベル状（砂時計状），高信号の腫瘍（→）．
(b) 脊柱管内外にわたる，ダンベル状（砂時計状），強い造影効果を示す腫瘍（→）．頸髄は圧排されている（►）．

髄膜腫 Meningioma

42歳の女性．背部痛，知覚低下．

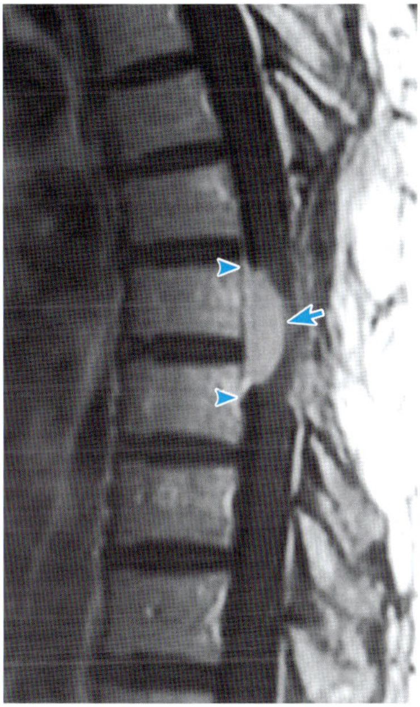

a　造影T1強調画像（矢状断）

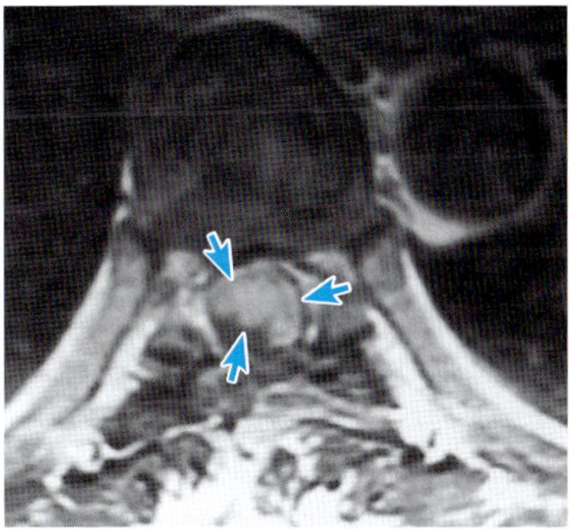

b　造影T1強調画像（水平断）

(a) 脊柱管内に均一な造影効果を示す充実性腫瘍（→）．dural tail sign（►）が認められる．
(b) 腫瘍は脊柱管内にとどまり（→），神経孔への進展はない．

二分脊椎・髄膜瘤 Spina bifida / Meningocele

二分脊椎・髄膜瘤

2歳の男児．直腸膀胱障害．歩行不能．

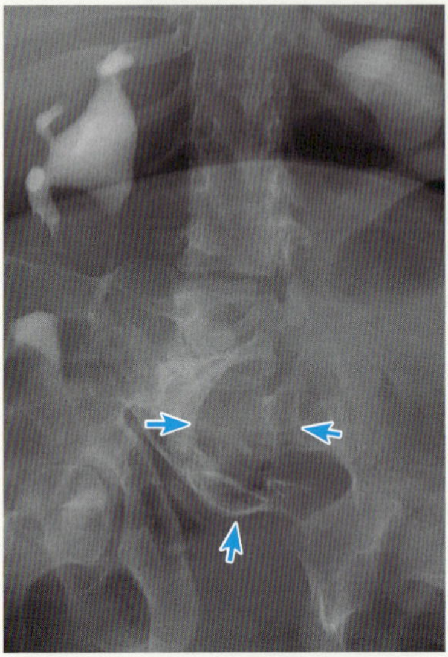

a エックス線写真

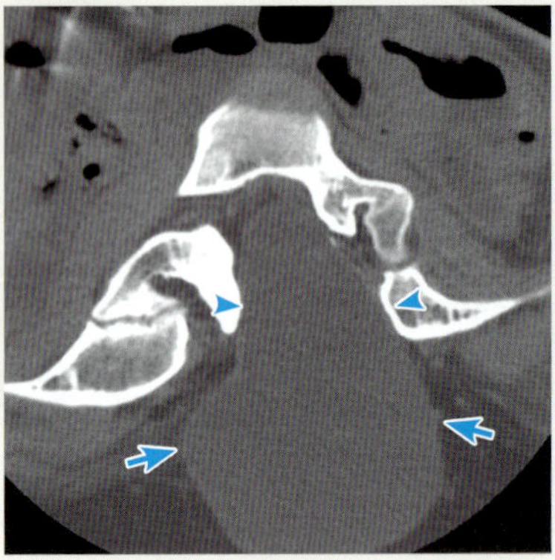

b CT

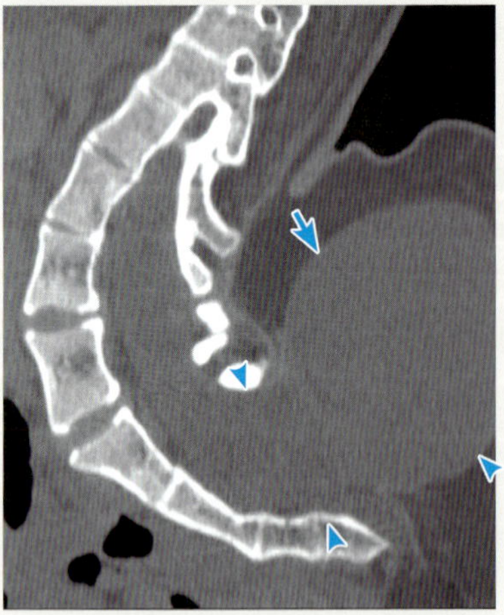

c CT

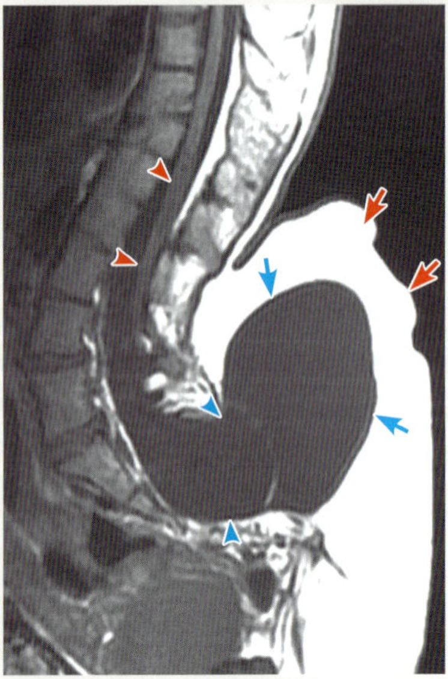

d T1強調画像

(a) 仙骨の骨欠損（二分脊椎，→）．

(b，c) 仙骨の形成異常による骨欠損部（二分脊椎，►）から髄膜瘤が皮下に膨隆している（→）．

(d) 仙骨の欠損部（►）から硬膜嚢（→）が皮下脂肪織（→）内に膨隆している．脊髄円錐（►）は低位に位置している（脊髄係留症候群）．

病態

- 二分脊椎：脊椎の先天性癒合障害で，椎弓が欠損する状態．腰仙部に好発
- 潜在性，嚢胞性（顕在性）に分けられる
  潜在性二分脊椎：椎弓の欠損があるが正常な皮膚，筋肉で覆われている
  嚢胞性二分脊椎：脊柱管内から髄膜が皮下に嚢胞状に膨隆（＝髄膜瘤），皮膚の菲薄化，欠損を伴う
- しばしば脊髄係留症候群（→＋α）を伴う
- 症状：潜在性は無症状が多い．嚢胞性では下肢運動
- 知覚障害，直腸膀胱障害

図1　二分脊椎・髄膜瘤・脊髄係留症候群

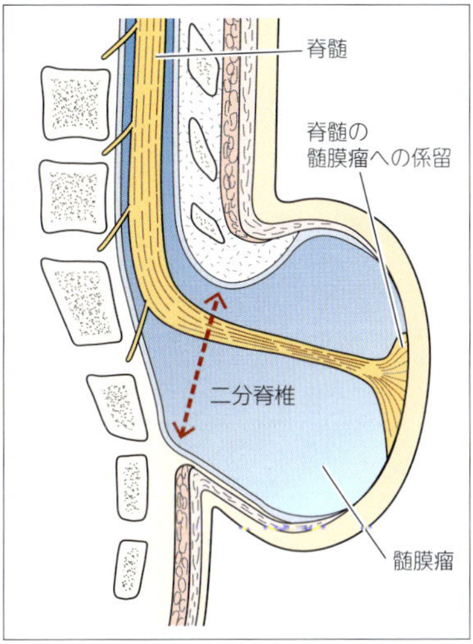

＋α 脊髄係留症候群

- 正常の脊髄円錐下縁はL1～L2高位にあるが，これが低位（L3～腰仙部）に位置する状態
- 脊髄円錐が，髄膜瘤，脂肪腫に付着して牽引されている場合が多い（→写真1，図1）
- 症状：腰痛，下肢痛，下肢の運動・知覚障害，直腸膀胱障害など
- 先天異常だが，成人になってから発症する場合もある（成人脊髄係留症候群）

画像所見

エックス線写真　CT

- 腰仙部椎弓の欠損

MRI

- 腰仙部の椎弓欠損分から髄膜瘤が嚢状に突出
- 脂肪腫を伴うことがある（脂肪髄膜瘤）．脂肪腫はT1強調画像で高信号，しばしば背部の皮下脂肪に連続
- 脊髄係留症候群では，脊髄円錐の下縁が髄膜瘤，脂肪腫に付着

写真1　脊髄係留症候群
24歳の女性．直腸膀胱障害．

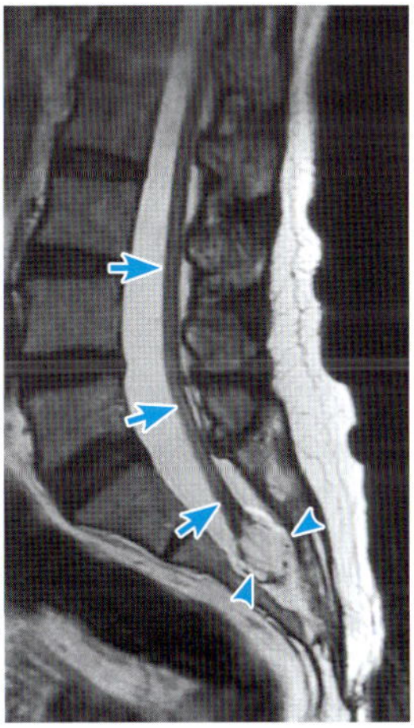

T2強調画像

仙骨管内に脂肪腫（►）があり，ここに脊髄（→）が付着，係留している．

特徴的な画像所見を示すその他の脊髄疾患

多発性硬化症　Multiple sclerosis（MS）

32歳の女性．上肢しびれ感，背部痛．

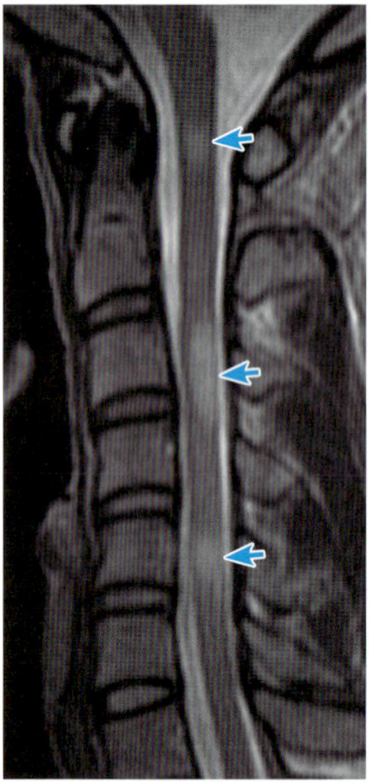

a　T2強調画像（矢状断）

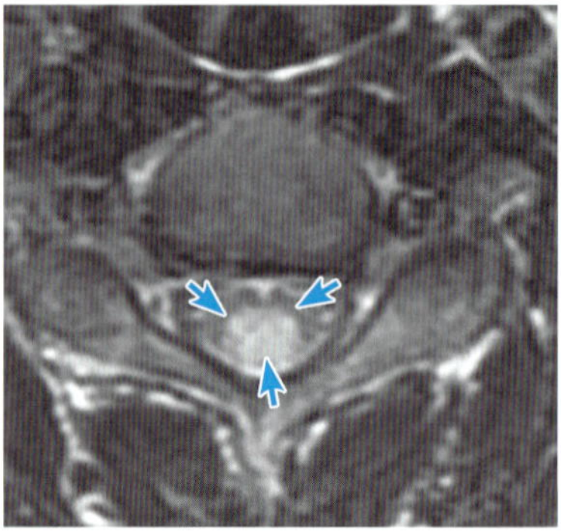

b　T2強調画像（水平断）

(a) 頸髄に高吸収病変が多発している（→）．
(b) 第3頸髄レベル．頸髄内の高信号病変（→）．

【病態】

■中枢神経系の脱髄疾患．脳内にも病変を伴う（→p.94）

■病変部により多彩な症状（運動麻痺，知覚障害，直腸膀胱障害など）．再発を繰り返す

【画像所見】

■脊髄内にT2強調画像で高信号を示す脱髄巣が多発

■活動性病変は造影効果を示すことがある

視神経脊髄炎　Neuromyelitis optica（NMO）

43歳の女性．視力障害，四肢筋力低下．

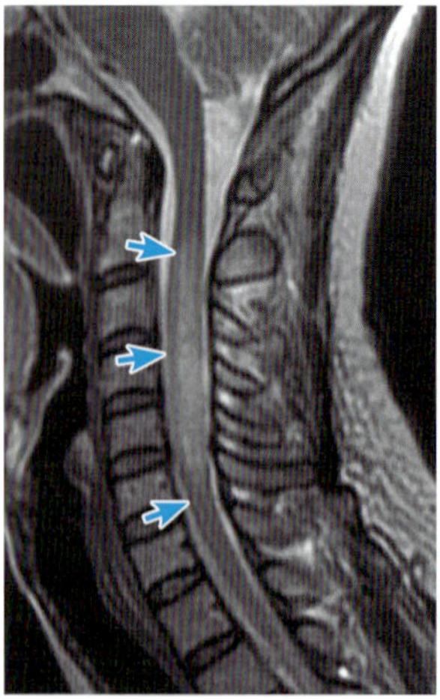

T2強調画像（矢状断）

第2～第6頸髄におよぶ上下に長い高信号病変（→）．

【病態】

■視神経炎，急性脊髄炎が同時に，あるいは間隔をあけて発生．再発を繰り返す

■NMO-IgG抗体（アクアポリン4抗体）陽性

■視力障害，脊髄横断症状（→Key Word）

【画像所見】

■T2強調画像で高信号

■上下3椎体以上にわたる長い病変（多発性硬化症との違い）

+α 視神経脊髄炎と多発性硬化症

- 長年にわたって多発性硬化症との異同が議論され，その一亜型とも考えられていたが，最近になってNMO-IgG抗体陽性が発見され，多発性硬化症とは別の疾患であることが分かった

Key Word 脊髄横断症状

脊髄が横断されたときに発生する神経症状．病変部以下の完全運動麻痺，全知覚消失，直腸膀胱障害が認められる．外傷性，血管障害（脊髄梗塞），脱髄疾患などで認められる

Guillain-Barré症候群（ギランバレー）

39歳の男性．3日前から両下肢筋力低下，排尿障害．

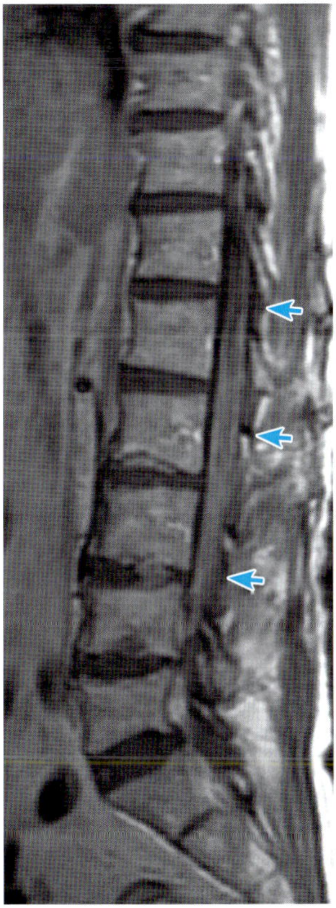

a　造影T1強調画像（矢状断）

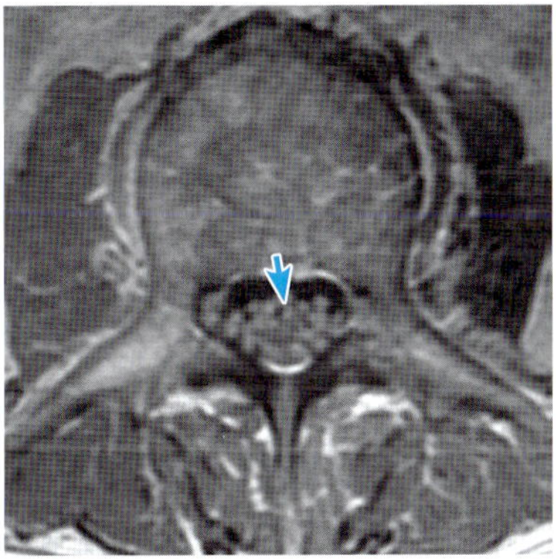

b　造影T1強調画像（水平断）

(a, b) 肥厚した馬尾神経に造影効果が認められる（→）．

【病態】
- ウイルス感染に伴う末梢神経の自己免疫性脱髄疾患
- 感冒様症状の1～2週後に急速に四肢麻痺が進行，2～3週で極期に達しその後回復．知覚障害はあっても軽度

【画像所見】
- 造影MRI：馬尾に造影効果が認められる

脊髄ヘルニア　Spinal cord hernia

32歳の男性．下肢筋力低下．2年前より進行．

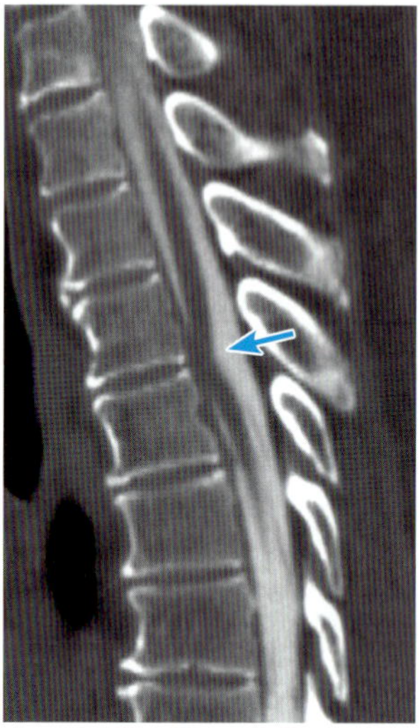

CTミエログラフィ

胸髄が硬膜嚢の欠損部から脱出して限局性に前方に偏位している（→）．

【病態】

- 脊髄硬膜に部分的欠損があり，そこから脊髄が前方に脱出する．ほとんどが中位胸髄に発生
- 病変高位の脊髄横断症状（→p.149 Key Word），歩行障害，直腸膀胱障害など．無症状の場合もある

【画像所見】

- MRIの矢状断で，脊髄が限局性に前方に偏位
- 病変部の脊髄には萎縮をみることもある

脊髄梗塞　Spinal infarct

58歳の男性．大動脈瘤術後，対麻痺．

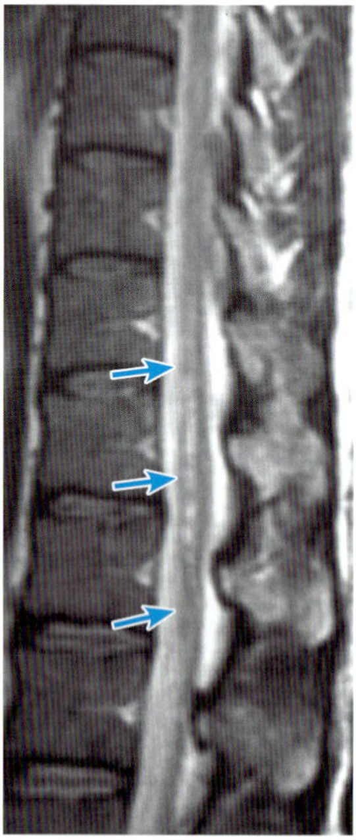

T2強調画像（矢状断）

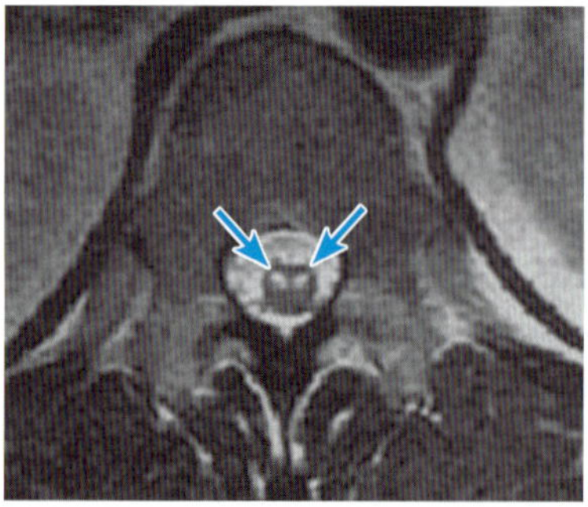

b　T2強調画像（水平断）

(a) 胸腰髄を縦走する高信号病変（→）．
(b) 腰髄前角に一致する対称性高信号（→）．

【病態】

- 前脊髄動脈の閉塞が多い→前脊髄動脈症候群（→+α）
- 原因：動脈硬化，大動脈解離

【画像所見】

- T2強調画像の水平断で脊髄前角に対称性高信号

+α 前脊髄動脈と前脊髄動脈症候群

- 脊髄を栄養する主な動脈は，椎骨動脈から分岐して脊髄前面正中を下行する1本の**前脊髄動脈**，脊髄後面に左右1対の**後脊髄動脈**がある
- 前脊髄動脈症候群は脊髄の前2/3を支配し，その梗塞によって認められる神経症状を**前脊髄動脈症候群**という．病変高位以下の**両側運動麻痺**（四肢麻痺あるいは対麻痺），**解離性知覚障害**（温痛覚のみ傷害．後索は障害されないため触覚，深部覚は保たれる），**直腸膀胱障害**などが特徴である

脊髄動静脈瘻　Spinal arteriovenous fistula

49歳の男性．両下肢筋力低下，排尿障害．

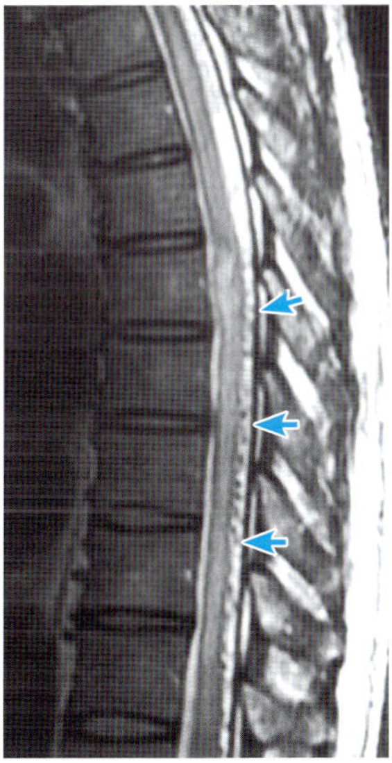

a　T2強調画像

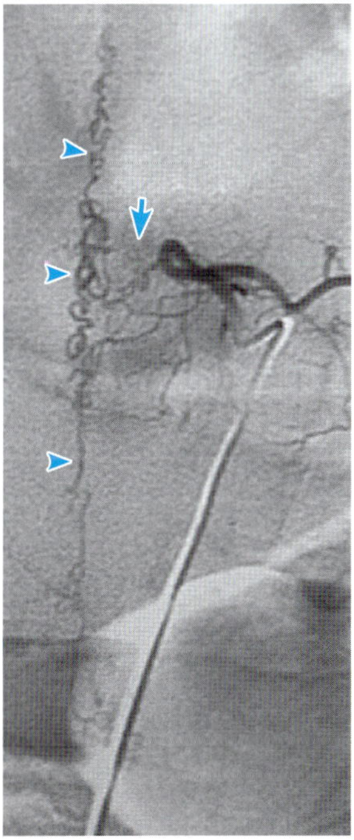

b　腰動脈造影

(a) 胸腰髄が全体に腫大，高信号を示している．脊髄の表面に拡張血管のフローボイド（無信号）が多発している（→）．
(b) 腰動脈から異常な流入動脈（→）が脊髄に向かっており，脊髄の表面を走る拡張，蛇行した静脈が造影される（►）．

【病態】

- 脊髄周囲の動脈と静脈が**動静脈瘻を作って短絡**する状態（→Key Word）
- 瘻の位置により硬膜，脊髄周囲，脊髄内に分類される．**硬膜動静脈瘻**が最も多い（以下はこのタイプについて記載）
- 症状：中高年男性，**胸腰椎**に好発．徐々に進行する下肢筋力低下（歩行障害），直腸膀胱障害

【画像所見】

- 脊髄がT2強調画像で**高信号**，**腫大**（静脈うっ滞による浮腫を反映）
- 脊髄の表面に**蛇行**，**拡張した血管のフローボイド**（→p.75）

Key Word 動静脈瘻

動脈と静脈が毛細血管床を介さずに直接連結している状態．動静脈奇形（→p.74）と異なり，動静脈間に異常血管塊（ナイダス）をもたない．後天性で，外傷の関与が考えられるが，原因不明の場合も多い

平山病（若年性一側上肢筋萎縮症）

23歳の男性．左手指の筋萎縮．

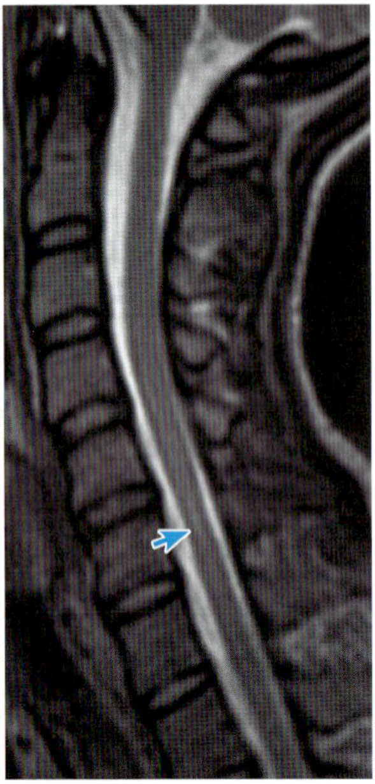

a　T2強調画像（矢状断）

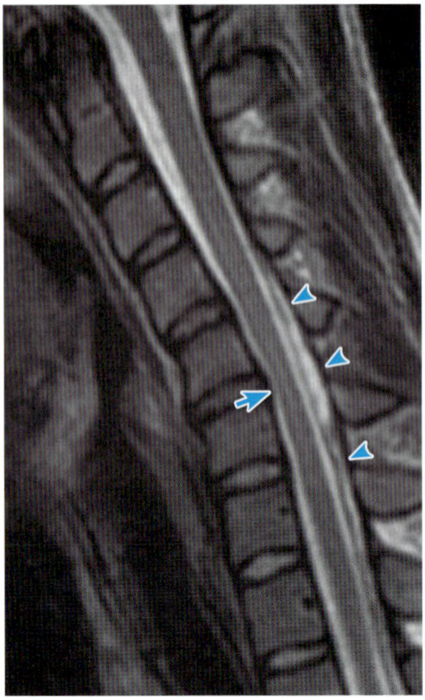

b　T2強調画像（矢状断，前屈位）

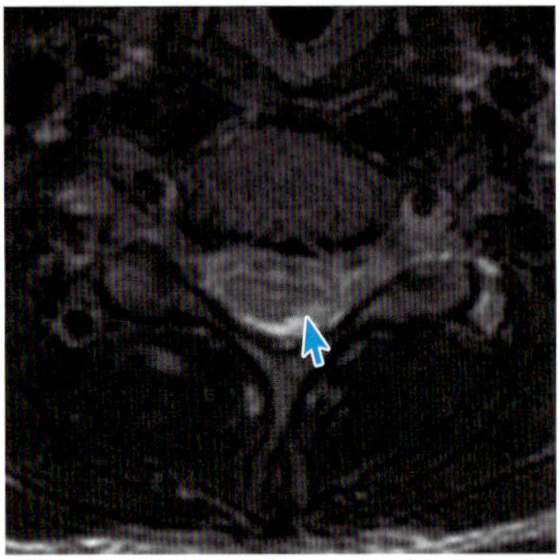

c　T2強調画像（水平断）

(a) 頸髄に限局性萎縮が認められる（→）．
(b) 前屈により脊柱管内背側の硬膜外腔が拡張し（➤），頸髄が腹側に変位して圧迫されている（→）．
(c) 頸髄左半の萎縮（→）．

【病態】
- 一側上肢筋の緩徐進行性の萎縮，手指筋力低下
- 若年（15～25歳），男性に好発
- 頸部前屈により下位頸髄～上位胸髄の硬膜が前方に移動→脊髄を圧迫→脊髄前角の虚血性萎縮
- 頸部カラー装着による前屈制限で進行が停止する

【画像所見】
- 水平断MRIで，病変部の脊髄の片側に限局性萎縮
- 前屈位で撮影すると，脊柱管後壁の硬膜が前方に移動し，頸髄が圧迫される

第III部　疾患各論

四肢

骨折・脱臼

骨折・脱臼総論　p.154

鎖骨・肩関節損傷　p.158

鎖骨骨折／肩関節脱臼／肩甲骨骨折

上腕骨骨折　p.160

上腕骨近位部骨折／上腕骨骨幹部・遠位部骨折

肘関節・前腕骨骨折　p.162

肘関節骨折／前腕骨骨幹部骨折／前腕骨遠位部骨折

手の骨折　p.166

骨盤・大腿骨骨折　p.168

骨盤骨折／大腿骨近位部・骨幹部骨折

膝関節周囲の骨折　p.171

膝関節部骨折／下腿骨骨幹部骨折／脛骨疲労骨折

足の骨折　p.174

その他の骨関節疾患

肩腱板断裂　p.178

石灰性腱炎　p.180

変形性骨関節症　p.182

発育性股関節形成不全　p.184

虚血性骨壊死　p.186

骨端症・離断性骨軟骨炎　p.188

膝靱帯損傷　p.190

膝半月板損傷　p.192

[全身性疾患]

関節リウマチ（RA）　p.194

骨粗鬆症　p.196

先天性骨系統疾患　p.198

骨腫瘍　p.200

骨折・脱臼総論

骨折

図1　骨折の基本的分類

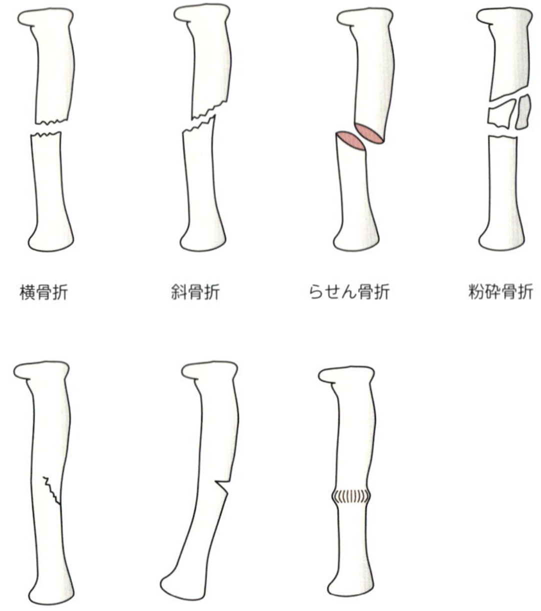

骨折線の形状

- 主に長管骨骨折について，骨折線の走り方による分類．斜骨折，らせん骨折が多い

完全骨折・不完全骨折

- **完全骨折**：骨皮質が全周性に破断したもの．エックス線写真で両側の皮質に骨折線がみられる
- **不完全骨折**：骨皮質の一部のみが破断したもの．エックス線写真では片側の皮質だけに骨折線がみられる．小児の骨折に多い（若木骨折・竹節骨折）

疲労骨折・脆弱性骨折

- 通常の骨折と異なり，比較的小さな力が加わって起こる骨折．**ストレス骨折**と総称することもある
- **疲労骨折**：正常な骨に小さな外力が繰り返し加わって発生する．スポーツによる**脛骨骨折**，**中足骨骨折**が代表的（→p.175）
- **脆弱性骨折**：病変があるため脆弱化した骨に小さな外力が加わって発生する．**骨粗鬆症**，**糖尿病**，**長期透析**，**関節リウマチ**などが原因となる．骨粗鬆症における脊椎圧迫骨折が代表的（→p.132）
- **病的骨折**：脆弱性骨折のうち特に**腫瘍**に伴うもの．ただし腫瘍以外のものも含めて脆弱性骨折と同義に用いることもある

潜在骨折

■MRIでのみ骨折線が認められ，エックス線写真には異常がない骨折．不顕性骨折ともいう（不全骨折ということもあるが，不完全骨折と紛らわしいので使わない方がよい）

写真1　潜在骨折（大腿骨）

78歳の女性．右股関節痛，歩行不能．

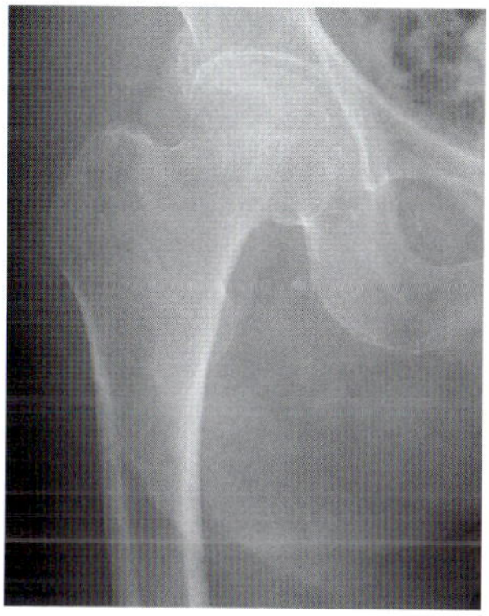

a　エックス線写真

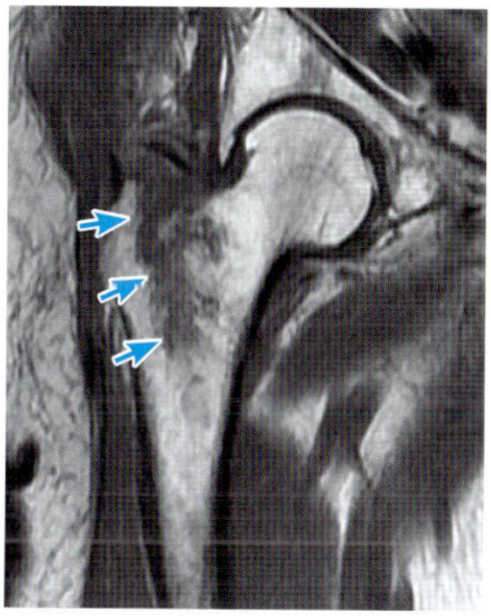

b　T1強調画像

(a) 異常所見を認めない．

(b) 大転子から小転子に向けて骨折線が低信号に認められる（→）．

骨挫傷

■MRIで骨折はないが，骨髄に外傷による輝度変化（浮腫）がある状態

■T1強調画像で低信号，T2強調画像で高信号を示す

写真2　骨挫傷（大腿骨）

25歳の男性．サッカーの試合で転倒後，膝関節痛．

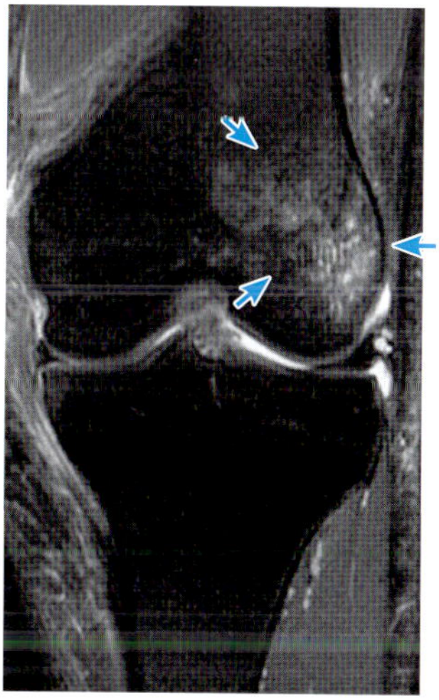

a　T2強調画像（脂肪抑制）

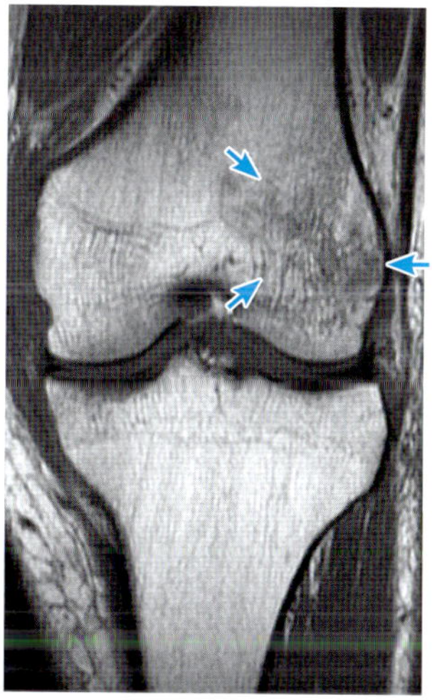

b　T1強調画像

(a) 大腿骨外側顆に境界不明瞭な高信号（→）．

(b) 大腿骨外側顆に低信号（→）．

脱臼・亜脱臼

- ■脱臼：2つの骨の関節面の接触が失われた状態
- ■亜脱臼：関節面の接触が一部残っている状態
- ■脱臼骨折：骨折に脱臼を伴うもの

図2　脱臼・亜脱臼

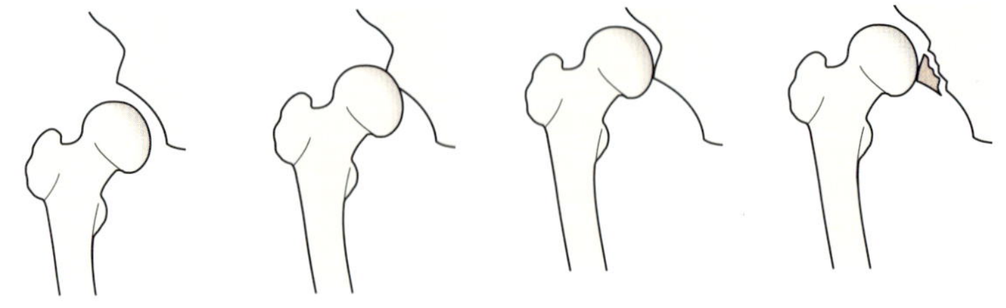

+α 被虐待児症候群と骨折

- ■被虐待児症候群（battered child syndrome）：保護者による小児への意図的な暴力によって起こる一連の障害
- ■骨折として最も多いのは上腕骨骨幹のらせん骨折
- ■特に以下のような骨折をみたら本症候群を疑う（→児童福祉法により児童相談所，福祉事務所に届出る）

新旧混在する多発骨折

- ■保護者の説明と矛盾する骨折
- ■歩行開始前の小児の長管骨骨折
- ■長管骨の骨幹端骨折，肋骨骨折，肩甲骨骨折，胸骨骨折

+α 骨折の治癒に関連するエックス線所見

- ■仮骨：骨折後早期に出現する幼若な骨組織．エックス線写真で淡い高濃度が認められる（→**写真1**）．骨改変（リモデリング）を経て次第に正常骨に置き換えられてゆく
- ■偽関節：通常の治癒期間後も骨折が治癒しない状態（＝骨癒合不全）．エックス線写真では骨折線が透亮像として残存する（→**写真2**）
- ■変形癒合：本来の解剖学的形態と異なる状態で骨癒合が完成した状態．機能障害，整容の問題となる（→**写真3**）

写真1　仮骨
30歳の女性．中手骨骨折（2週間後）．

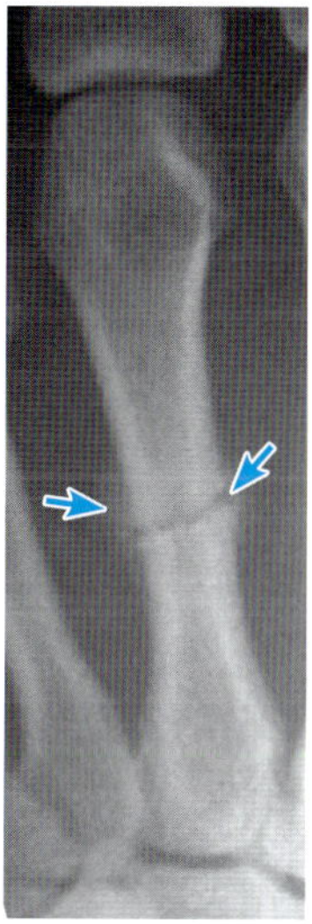

エックス線写真
仮骨が骨折線の周囲に淡い高濃度として認められる（→）．

写真2　偽関節
65歳の男性．上腕骨骨折（2か月後）．

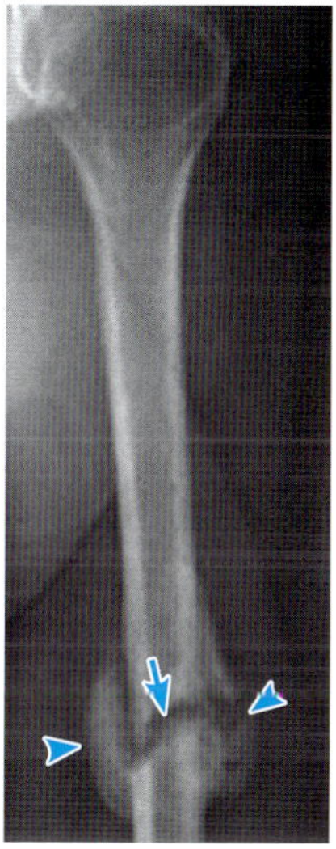

エックス線写真
骨折が癒合せず，骨折線が透亮像として残存している（→）．➤：仮骨．

写真3　変形癒合
75歳の女性．大腿骨骨折（6か月後）．

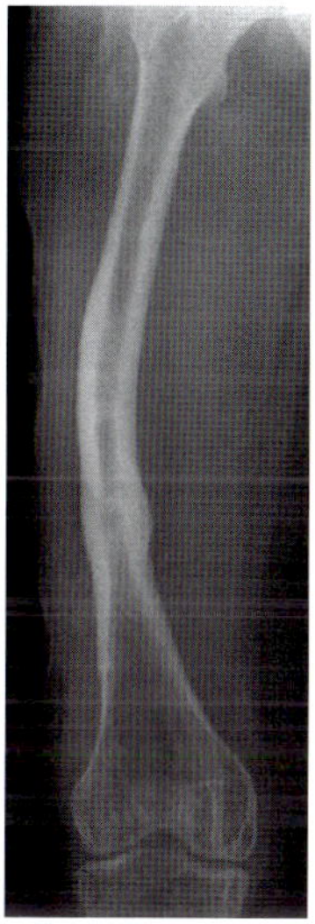

エックス線写真
大腿骨が外反した状態で癒合している．

鎖骨・肩関節損傷 Injury - Clavicle and Shoulder joint

鎖骨骨折

41歳の男性．作業中に重量物が落下，上肢挙上困難．

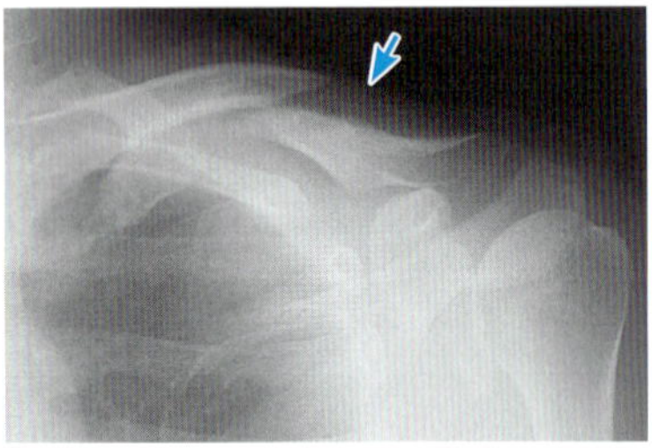

エックス線写真

外1/3の位置に骨折（→）．

【病態】

■転倒による介達外力による受傷が多い．あらゆる年齢に起こる

■外1/3の位置に好発

■腕神経叢損傷を伴うことがある

肩関節脱臼

習慣性肩関節脱臼

28歳の男性．過去5年に肩関節脱臼を4回経験している．

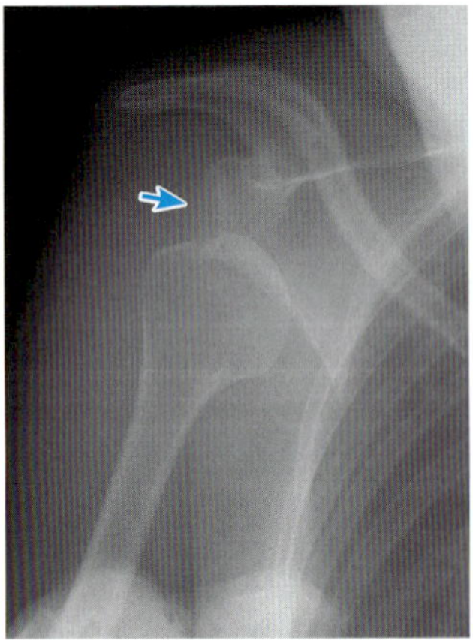

a エックス線写真

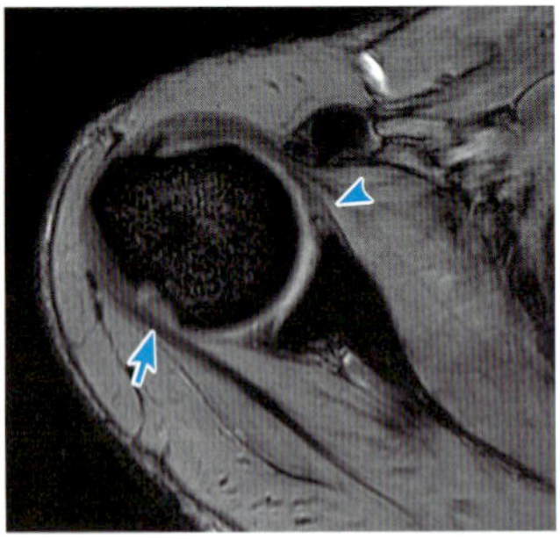

b T2強調画像

(a) 上腕骨頭が関節窩（→）の前下方に転位している．
(b) Hill-Sachs損傷（→），Bankart損傷（►）．

【病態】

■外傷性脱臼として最多

■大部分は前方脱臼．スポーツ，転落などで強く外転，外旋されて受傷

■反復性肩関節脱臼：若年者では50%以上で再脱臼を起こす

【画像所見】

■反復性脱臼で認められる特徴的な所見

Hill-Sachs（ヒルサックス）損傷：上腕骨頭の陥凹（陥没骨折）

Bankart（バンカート）損傷：関節唇（肩甲骨）の剥離

図1　反復性肩関節脱臼

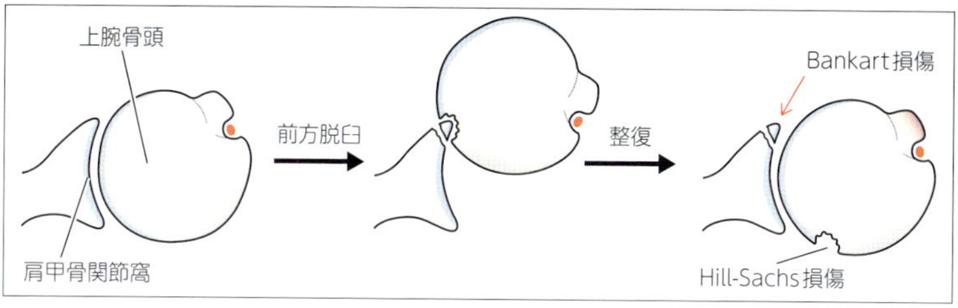

肩甲骨骨折

肩甲骨頸部骨折

65歳の男性．後方に転倒，肩を強打．

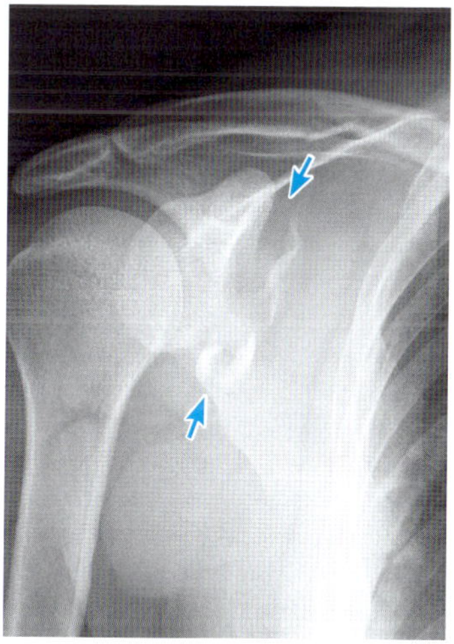

写真1　エックス線写真
肩甲骨頸部を横走する骨折線（→）．

肩甲骨体部骨折

48歳の男性．背部を鈍器で殴られた．

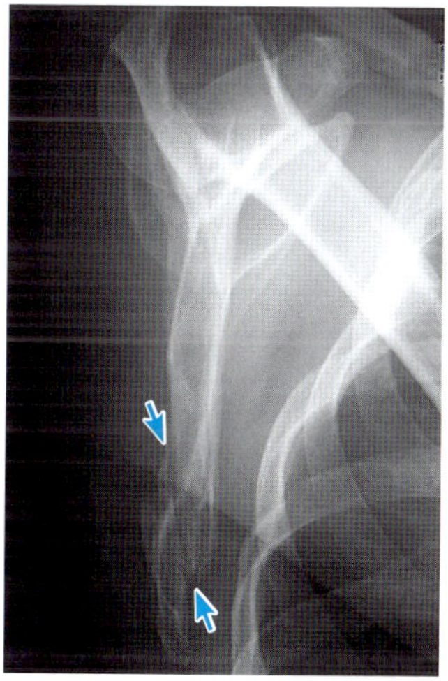

写真2　エックス線写真
肩甲骨体部の骨折線（→）．

【病態】
- 頸部骨折：転倒により肩を強打して発生（→**写真1**）
- 体部骨折：強大な直達外力（→**写真2**）

【画像所見】
- 肩甲骨を横走する透亮像

上腕骨骨折 Fracture - Humerus

上腕骨近位部骨折

上腕骨外科頸骨折

70歳の女性．転倒して右肩を強打．

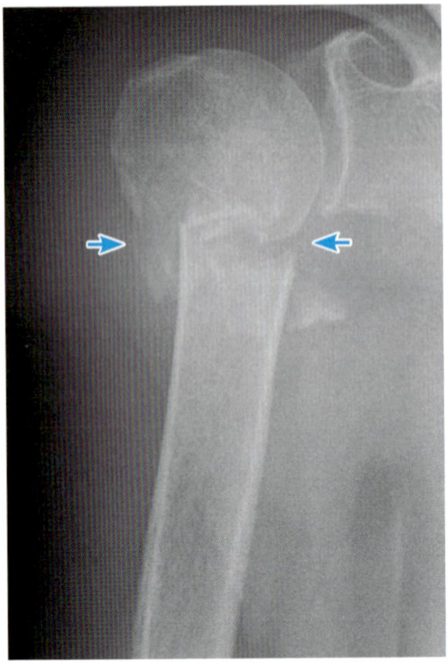

エックス線写真

外科頸を横断する骨折線（→）．

上腕骨大結節骨折

52歳の男性．階段から転落，右肩を打撲．

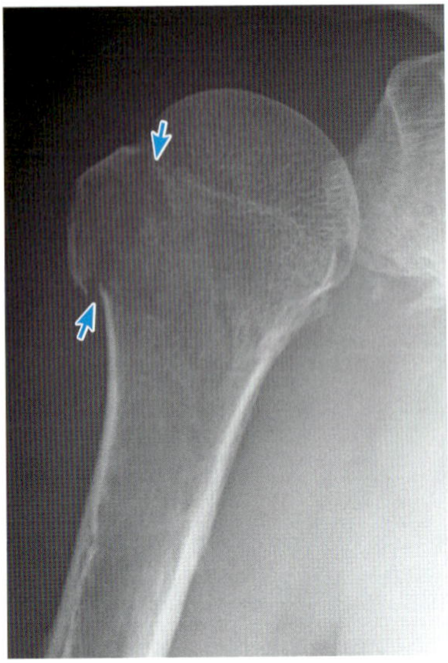

エックス線写真

大結節を縦走する骨折線（→）．

【病態】

- ■高齢女性に多い
- ■外科頸骨折が最多（→図1）
- ■肩への直接外力，あるいは上肢を伸展した状態での転倒
- ■合併症：腋窩神経麻痺（三角筋麻痺，知覚障害など）

図1　上腕骨近位骨折

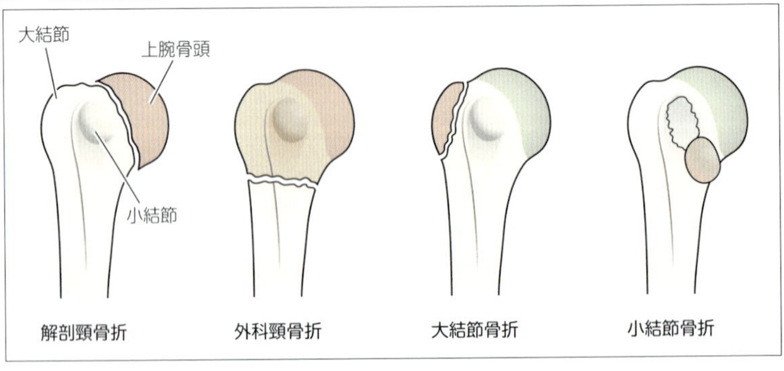

上腕骨骨幹部・遠位部骨折

上腕骨骨幹部骨折

40歳の女性．交通事故．

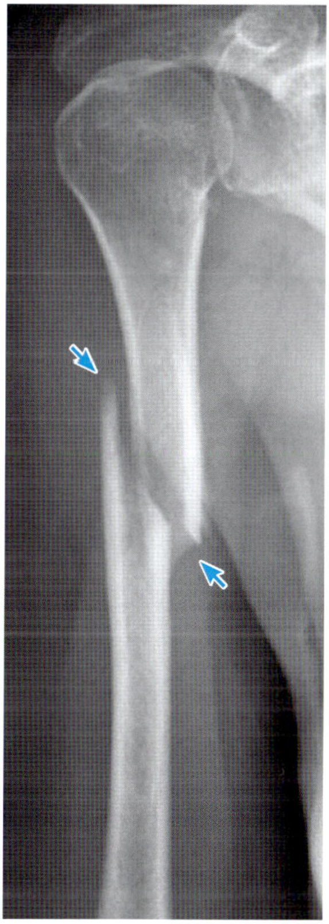

エックス線写真

上腕骨骨幹のらせん骨折（→）．

上腕骨顆上骨折

8歳の男児．遊具から転落．

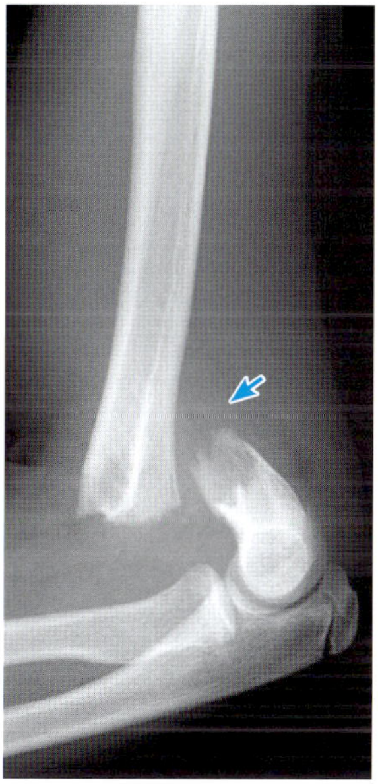

エックス線写真

上腕骨顆上骨折．上腕骨遠位骨幹端の骨折（→）．

上腕骨外側顆骨折

10歳の男児．転倒．

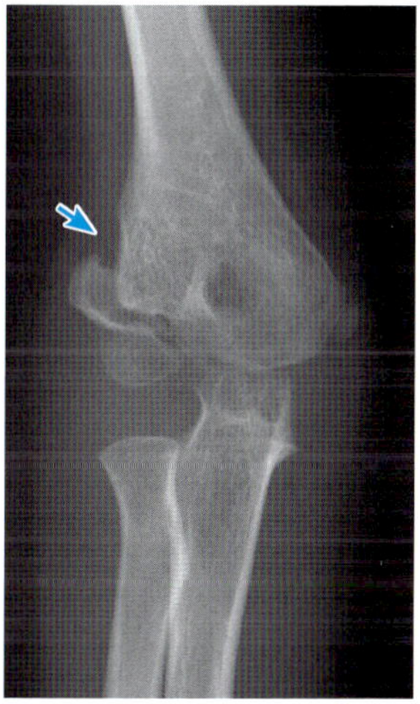

エックス線写真

上腕骨外側顆の骨折線（→）．

【病態】

- **上腕骨骨幹部骨折**
  直達外傷が多い．投球，腕相撲などでも起こる
  合併症：橈骨神経麻痺（下垂手）
- **上腕骨顆上骨折**
  小児の骨折として最多（5～10歳）．肘を伸展した状態で遊具から転落して受傷
  合併症：Volkmann拘縮，内反肘，橈骨神経麻痺
- **上腕骨外側顆骨折**
  小児に多い（顆上骨折の次に多い）．肘を伸展，外反して受傷
  合併症：外反肘，尺骨神経麻痺

図2　上腕骨遠位骨折

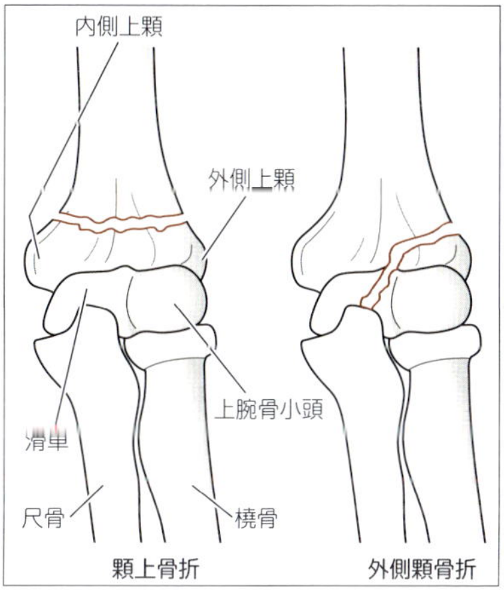

肘関節・前腕骨骨折 Fracture - Elbow joint and Forearm

肘関節骨折

肘頭骨折

39歳の男性．作業中，機械操作を誤って肘を強打．

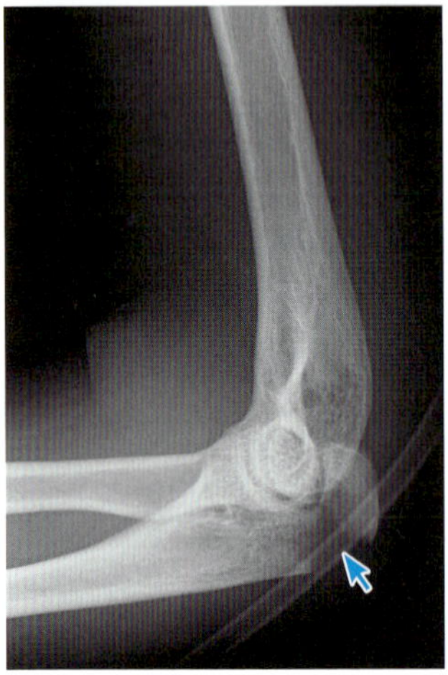

エックス線写真

肘頭の骨折線（→）.

橈骨頭骨折

20歳の男性．けんかで肘を強打．

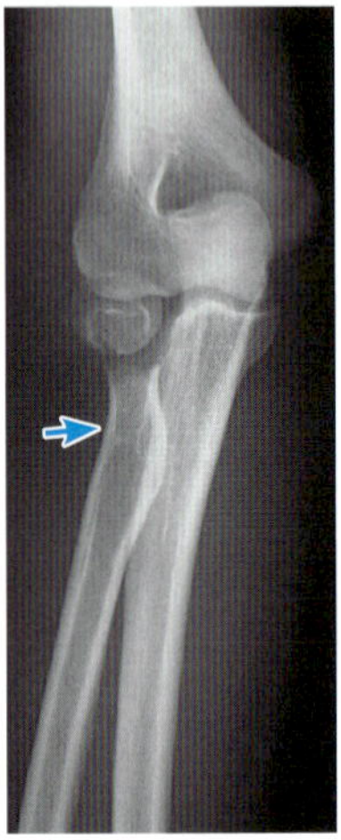

エックス線写真

橈骨骨頭の横骨折（→）．骨頭は脱臼している.

【病態】

- 橈骨頭骨折：肘関節伸展位での外反による
- 肘頭骨折：肘頭への背側からの直接外力，あるいは上腕三頭筋の急激な収縮による
- 尺骨鈎状突起骨折

図1　肘関節・前腕の骨折

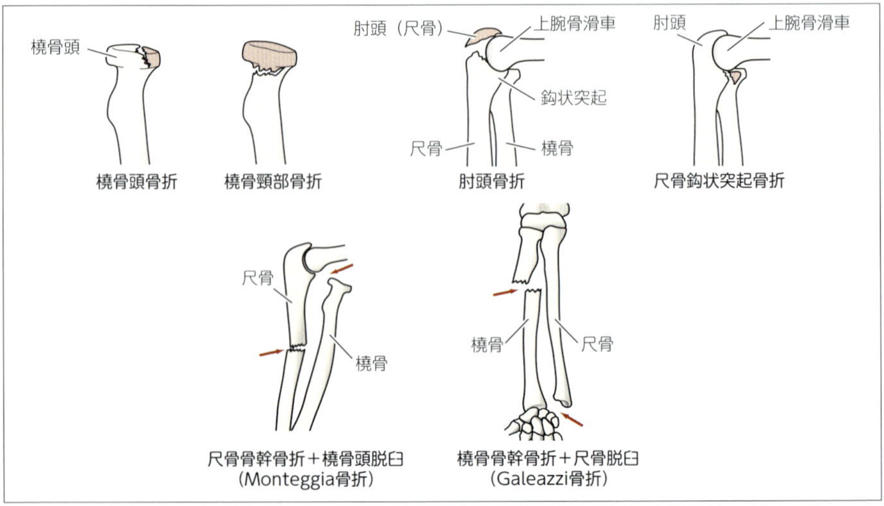

前腕骨骨幹部骨折

橈骨骨幹部骨折

26歳の男性．交通事故．

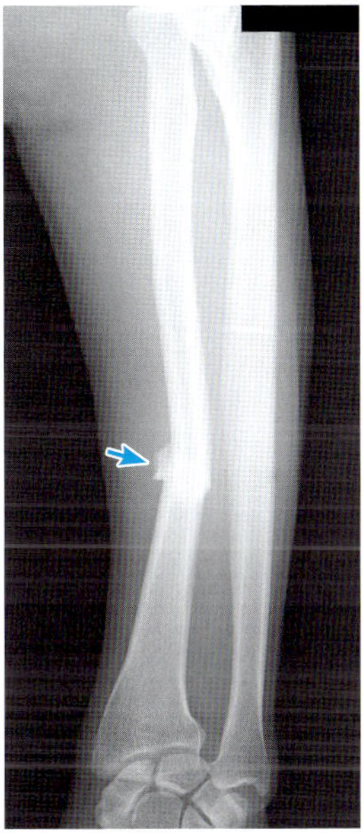

エックス線写真

橈骨骨幹部の横骨折（→）．

Galeazzi（ガレアッチ）骨折

40歳の男性．高所転落．

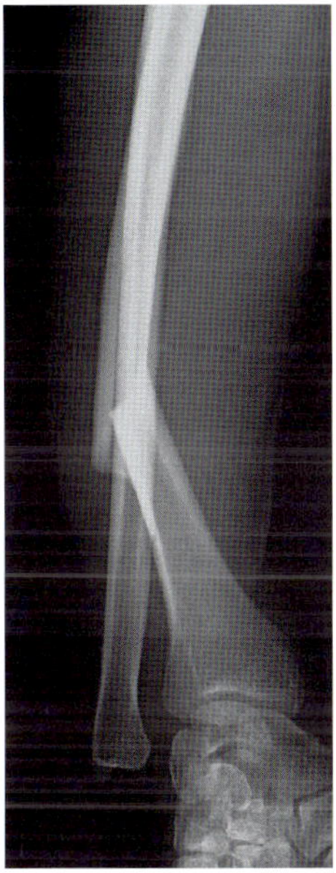

エックス線写真

橈骨骨幹部の骨折（→），尺骨遠位部の脱臼（►）．

Monteggia（モンテギア）骨折

15歳の男性．交通事故．

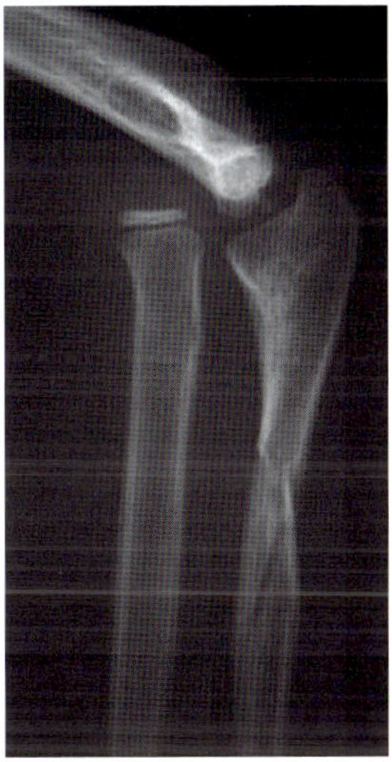

エックス線写真

尺骨骨幹部の骨折（→），橈骨近位部の脱臼（►）．

【病態】

- **橈骨・尺骨骨幹部骨折**：前腕への直接外力，あるいは転倒による
- **Galeazzi（ガレアッチ）骨折**：橈骨骨幹部骨折＋尺骨頭脱臼
- **Monteggia（モンテジア）骨折**：尺骨骨幹部骨折＋橈骨骨頭脱臼

＋α 野球による上肢の障害

- 投球骨折：上腕骨骨幹のらせん骨折（→**写真1**）．草野球の投手に多い．腕相撲でも起こる（腕相撲骨折）
- 野球肩：いろいろな病態が含まれるが，インピンジメント症候群が多い（→p.181）．水泳でも同様の障害が起こる（水泳肩）
- 野球肘：少年野球の選手に好発する（Little leaguer's elbow）．上腕骨小頭離断性骨軟骨炎，上腕骨内側上顆炎など（→p.188）

写真1　投球骨折

14歳の男性．リトルリーグ選手．

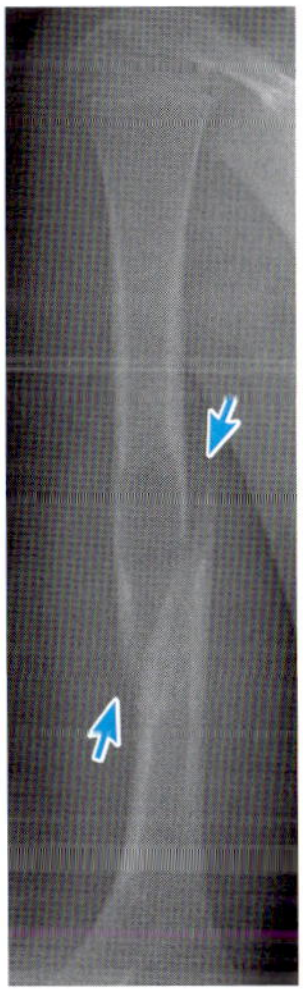

エックス線写真

上腕骨骨幹のらせん骨折（→）．

前腕骨遠位部骨折

Colles（コーレス）骨折

78歳の女性．転倒．

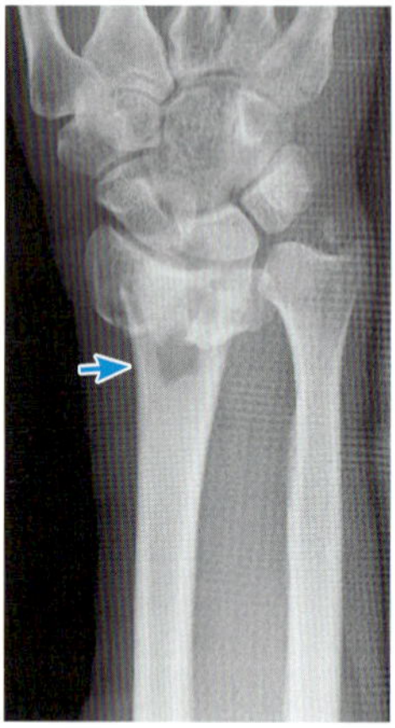

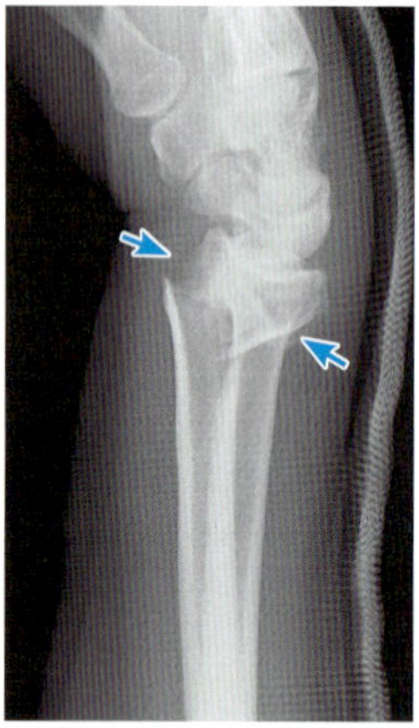

a　エックス線写真（正面像）　　b　エックス線写真（側面像）

(a) Colles骨折.

(b) 橈骨遠位に骨折があり（→），骨幹が掌側に転位している.

逆Colles（Smith）骨折

74歳の女性．転倒．

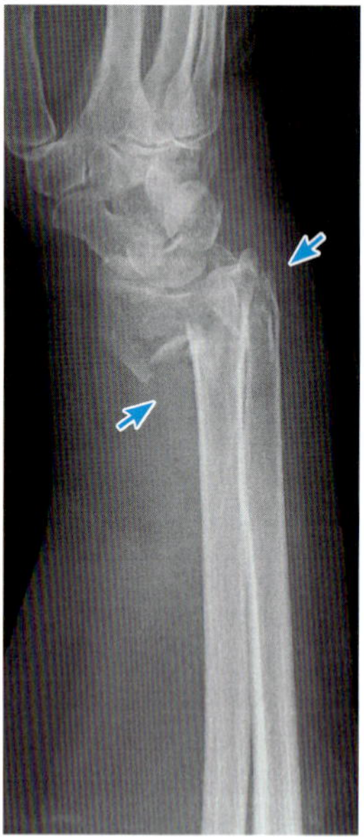

エックス線写真（側面像）

橈骨遠位に骨折があり（→），骨片が背側に転位している．尺骨にも骨折がある.

Chauffeur骨折

66歳の男性．階段より転落．

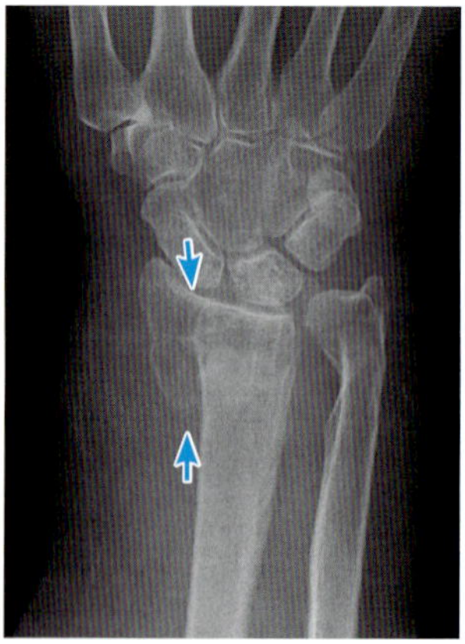

エックス線写真

橈骨茎状突起の骨折（→）.

四肢●骨折・脱臼

【病態】

- ■Colles骨折*：高齢者が，手掌をついて倒れて受傷．橈骨（および尺骨）遠位端が背側に転位→手首のフォーク状変形が特徴的
- ■Smith（スミス）骨折（逆Colles骨折）：手背をついて倒れて受傷．橈骨（および尺骨）遠位端が掌側に転位
- ■Chauffeur（ショーファー）骨折**：橈骨茎状突起の外側縁の骨折

*Colles骨折は，橈骨遠位端の骨折の総称として用いられることもある

**Chauffeurは運転手．手回しクランクで自動車のエンジンを始動していた時代，エンジンがバックファイアして逆転したクランクにより運転手が受傷したことによる

図2　前腕遠位骨折

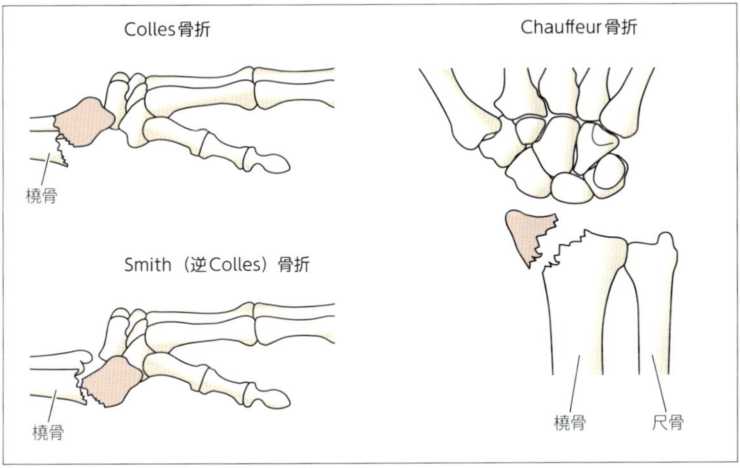

手の骨折 Fracture - Hand

舟状骨骨折

21歳の女性．転倒．

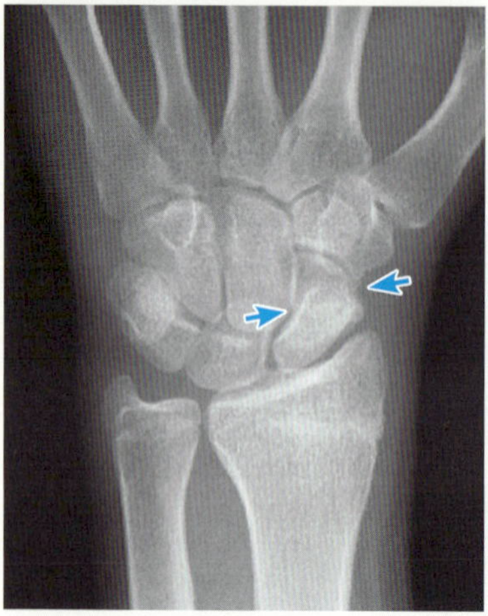

エックス線写真

舟状骨に骨折線（→）が認められる．

中手骨骨折（Bennet骨折）

23歳の男性．野球のボールを取り損ねた．

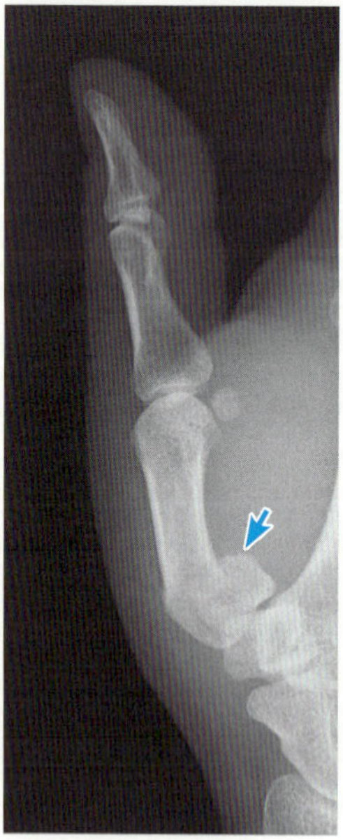

エックス線写真

第1中手骨基部に骨折線があり（→），中手骨は脱臼している．

中手骨骨折（ボクサー骨折）

33歳の男性．空手の瓦割りで受傷．

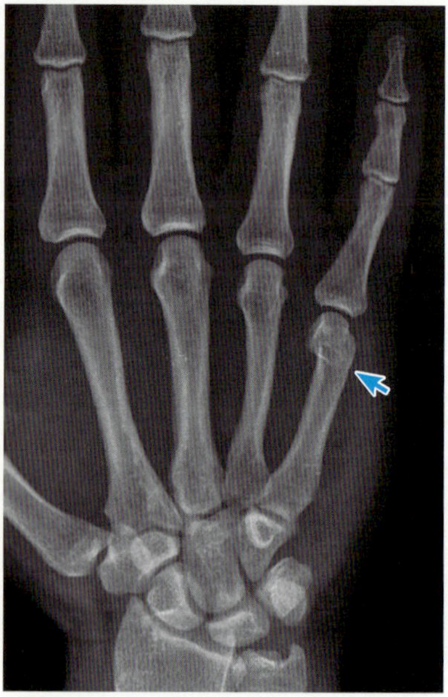

エックス線写真

第5中手骨遠位骨幹端の骨折（→）．

病態

- **舟状骨骨折**：手根骨骨折として最多．手掌をついて背屈して受傷．癒合しにくい
- **Bennett（ベネット）骨折**：第1中手骨基部に三角形の骨片を残して骨折．母指の過外転により受傷
- **中手骨骨折**：ボクシング，空手などの介達外力（ボクサー骨折），あるいは機械に挟まれるなど直達外力で受傷

図1　手の骨折

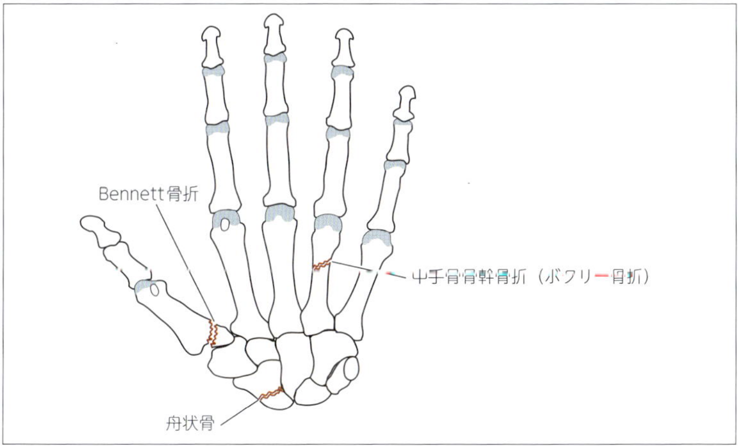

＋α 月状骨脱臼

- 月状骨が掌側に回転して突出する
- 転倒して床に手をつくなど，手関節を背屈した状態の強い外力で起こる
- 三日月型の月状骨は，側面像では三日月の凹面が遠位側を向いているが，脱臼すると90°回転して掌側を向く（→写真1）

写真1　月状骨脱臼

35歳の男性．ジョギング中に石につまづいて転倒，右手をついた後，手関節の疼痛，圧痛が強い．

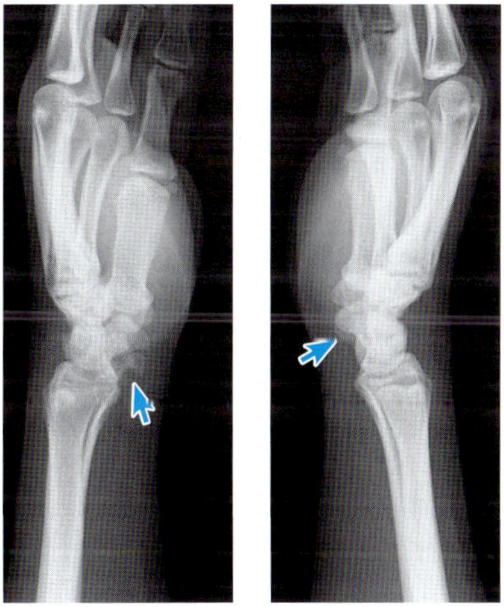

a　エックス線写真　　b　エックス線写真

(a) 患側．三日月型の月状骨の凹面が掌側を向いて突出している（→）．
(b) 健側．

骨盤・大腿骨骨折 Fracture - Pelvis and Femur

骨盤骨折

腸骨翼骨折

50歳の男性．左骨盤を鈍器で殴られた．

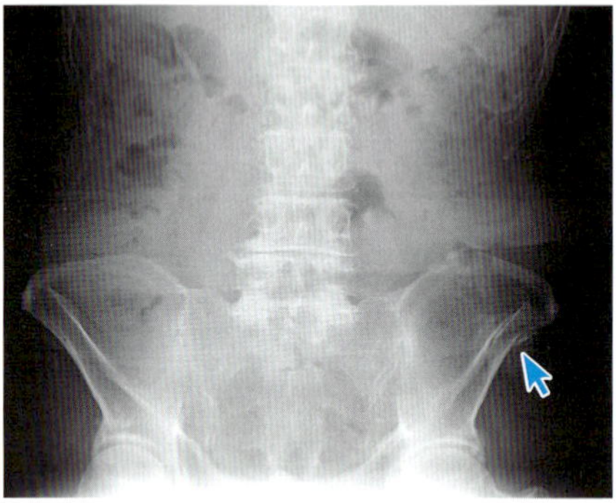

a　エックス線写真

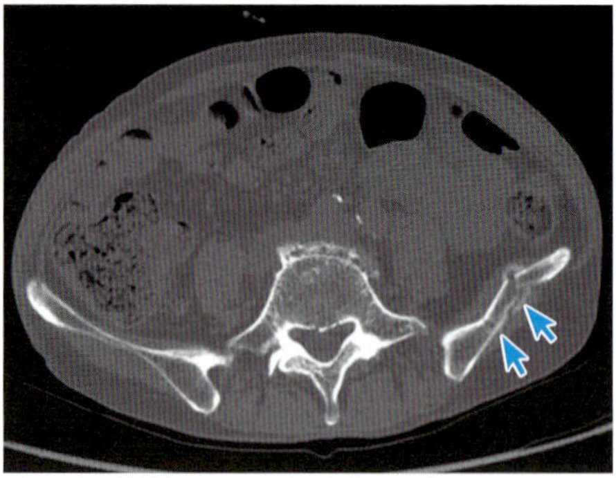

b　CT

(a) 腸骨翼に骨折（→）.
(b) 腸骨翼に2か所の骨折線（→）.

骨盤輪二重骨折

35歳の女性．オートバイでガードレールに接触，転倒．
全身打撲．血尿．

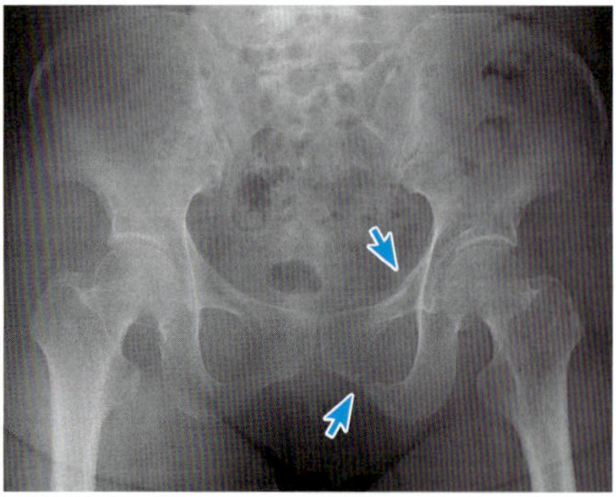

エックス線写真

恥骨枝，坐骨枝の骨折線（→）.

【病態】

- **安定骨折**：1か所のみの骨折
  腸骨翼骨折（Duverney(デュベルニー)骨折）：側方からの直達外力による
  恥骨枝，坐骨枝の単独骨折．圧迫による直達あるいは介達外力による
- **不安定骨折**：複数か所の骨折で，骨盤輪が上下動あるいは回旋に対して不安定
  恥骨枝，坐骨枝の複数骨折：前後方向の圧迫によって受傷．尿路損傷の合併が多い
  骨盤輪二重骨折（Malgaigne(マルゲーニュ)骨折）：後方骨盤輪骨折（腸骨あるいは仙骨）＋前方骨盤輪骨折（恥骨・坐骨）．高所転落など，一側下肢のみに強い上下方向の外力が加わって受傷．尿路損傷の合併が多い．
  恥骨結離開・仙腸関節脱臼

図1　骨盤輪骨折

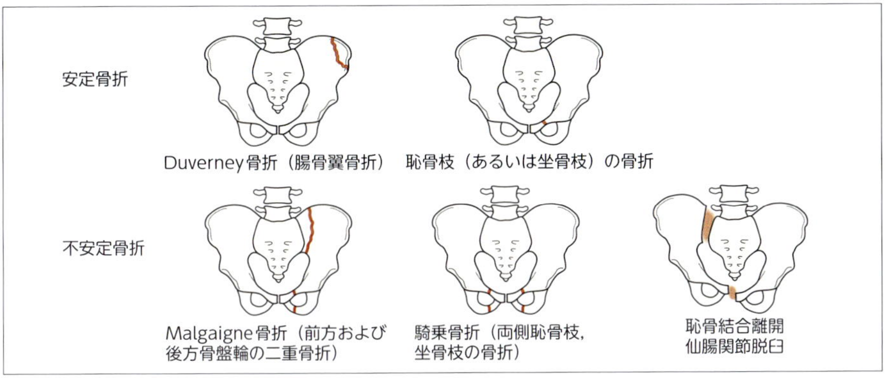

大腿骨近位部・骨幹部骨折

大腿骨頸部内側骨折

67歳の男性．転倒．

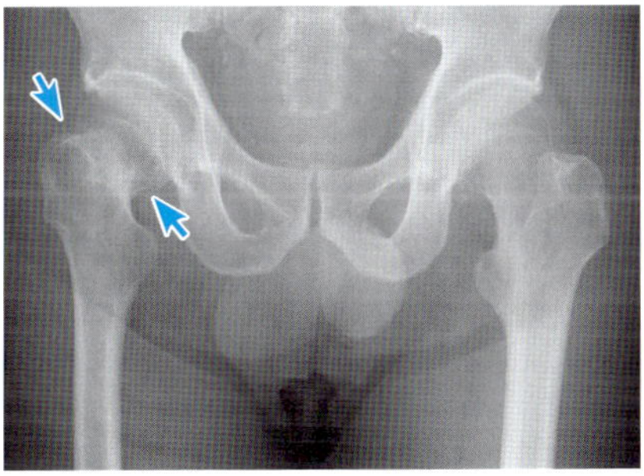

a　エックス線写真

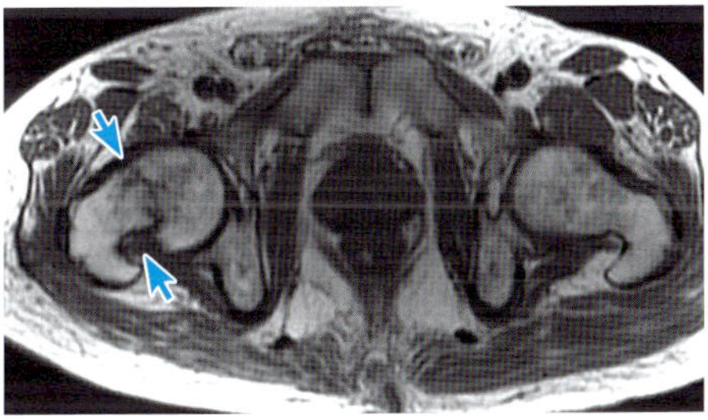

b　T1強調画像（水平断）

(a) 大腿骨頸部に骨折線（→）があり，頸部は短縮している．
(b) 大腿骨頸部を横断する骨折線（→）．

大腿骨頸部外側骨折（転子部骨折）

68歳の女性．転倒．

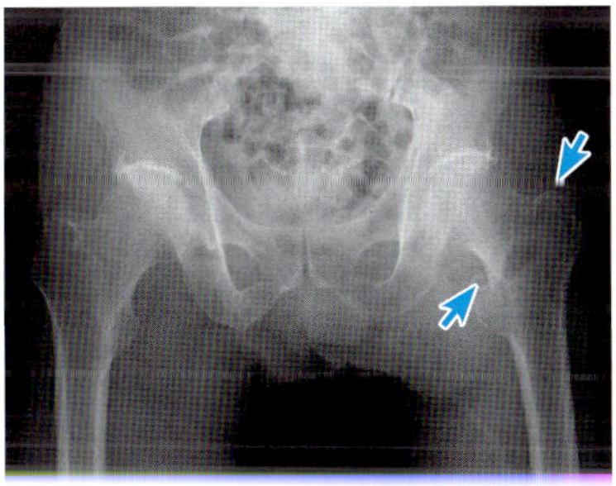

a　エックス線写真

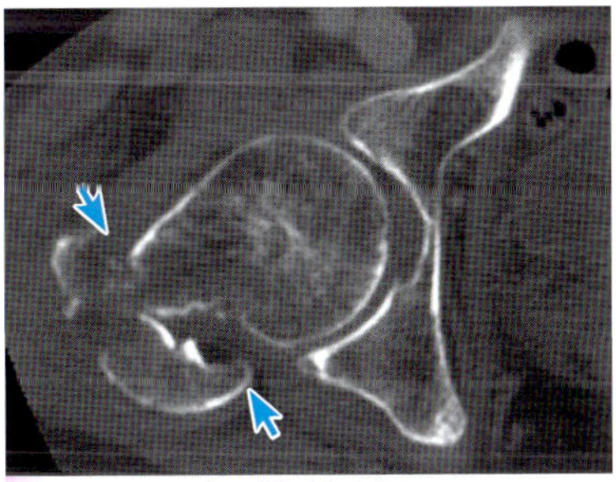

b　CT（水平断）

(a) 大転子から小転子にむけて斜走する骨折線(→)．
(b) 大腿骨頸部の遠位の骨折線（→）．

大腿骨骨幹骨折

35歳の男性．作業中，重量物が大腿に落下．

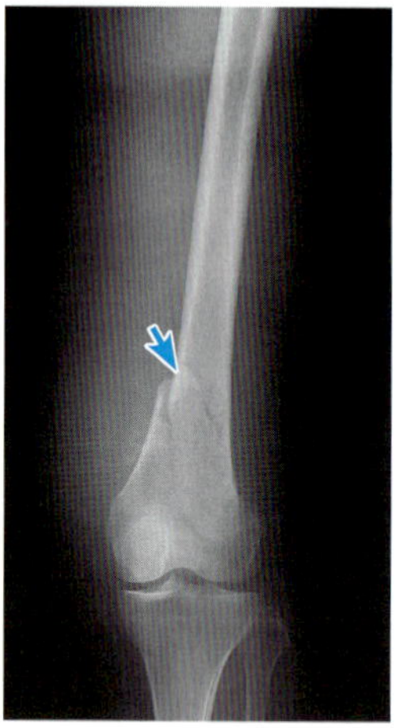

エックス線写真

大腿骨骨幹遠位のらせん骨折（→）．

【病態】

- 大腿骨頭骨折：若年者の交通外傷が多い
- 大腿骨頸部骨折：高齢者が転倒して受傷（骨粗鬆症による脆弱性骨折）
  内側骨折（狭義の頸部骨折）：関節内骨折，治癒しにくい
  外側骨折（転子部骨折）：関節外骨折
- 大腿骨骨幹骨折：若年者の交通外傷が多い

図2　大腿骨近位部・骨幹骨折

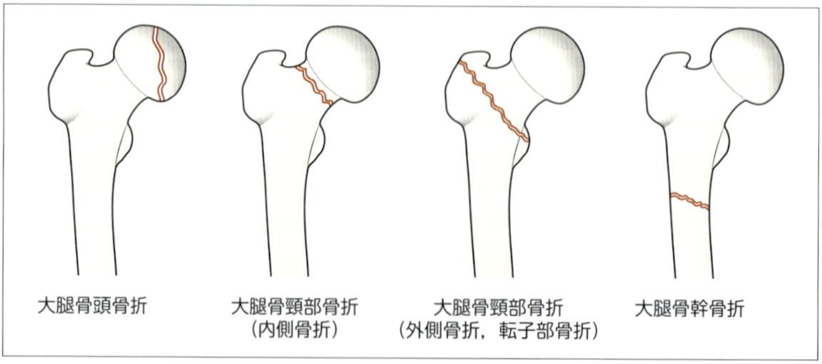

膝関節周囲の骨折 Fracture - Knee joint

膝関節部骨折

顆骨高原骨折

24歳の男性．交通事故.

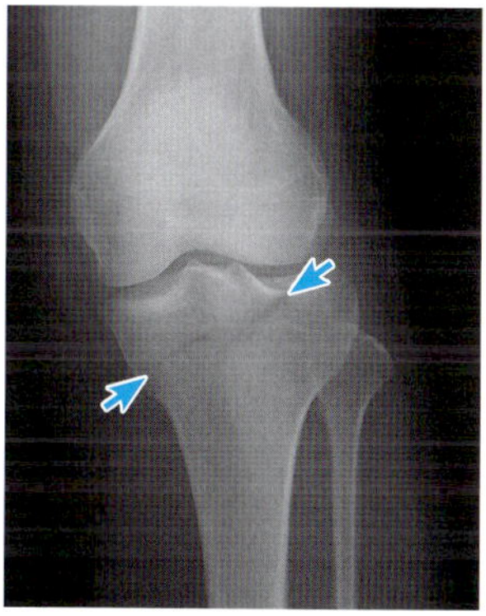

a エックス線写真

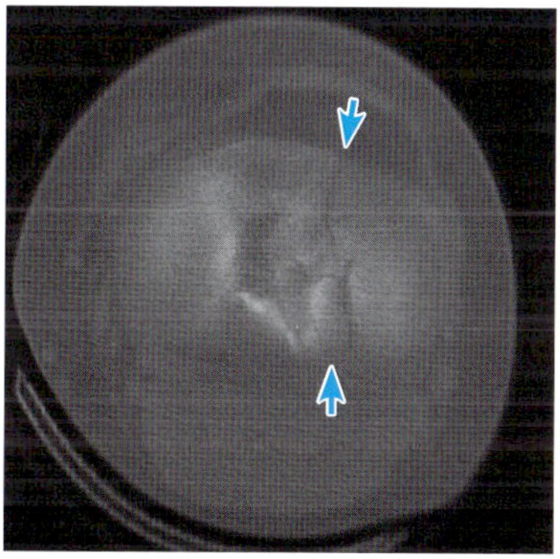

b CT

(a) 脛骨高原から脛骨内側顆に及ぶ骨折線（→）.
(b) 脛骨高原を縦断する骨折線（→）.

膝蓋骨骨折

33歳の女性. ジョギング中にフェンスに激突.

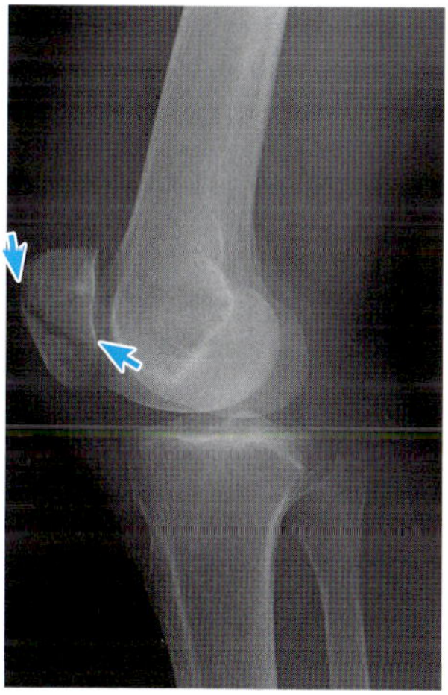

エックス線写真

膝蓋骨の横骨折（→）.

【病態】

- 膝関節部の外側からの直達外力では，大腿骨よりも脛骨が骨折しやすい
- 大腿骨顆上骨折・顆部骨折：直達外力による．比較的少ない
- 脛骨高原骨折：関節内骨折．膝の骨折として最多（→Key Word）
- 膝蓋骨骨折：直達外力による粉砕骨折．膝の屈曲による介達外力による横骨折がある

図1　膝関節部の骨折

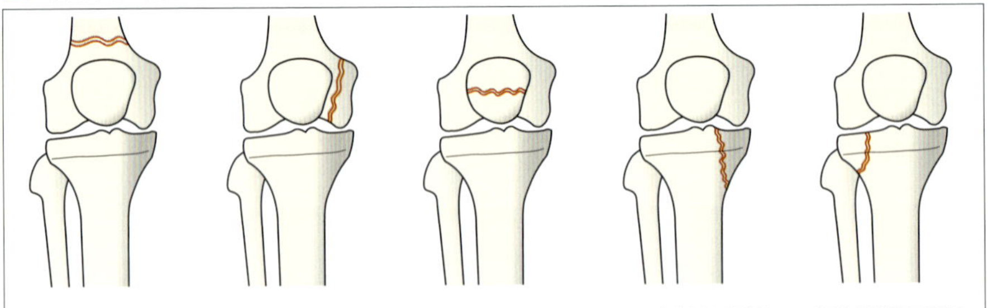

Key Word 脛骨高原 tibial plateau

脛骨近位の内側顆・外側顆間の上面を指す．正式な解剖学名にない名称だが，**骨折の好発部位**であることから臨床用語として定着している．平坦な内側高原，外側高原の間に顆間隆起がある

下腿骨骨幹部骨折

脛骨・腓骨骨幹部骨折

33歳の女性．交通事故．

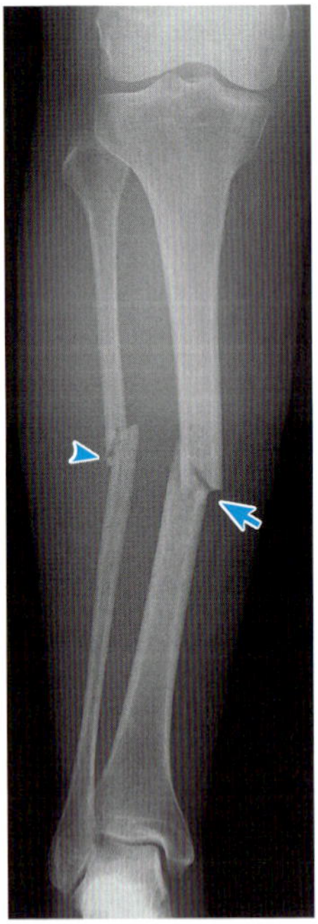

エックス線写真

脛骨骨幹（→），腓骨骨幹（►）のらせん骨折．

【病態】

- 脛骨，腓骨の単独，あるいは同時骨折
- 直達外力（交通事故など）では横骨折，粉砕骨折，介達外力（スキー骨折）ではらせん骨折が多い
- 脛骨骨折は開放骨折になりやすい

脛骨疲労骨折

22歳の男性．陸上トレーニング6か月．下腿痛．

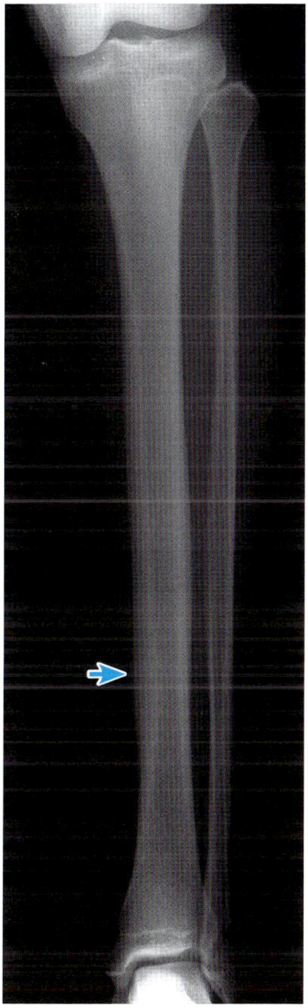

a　エックス線写真

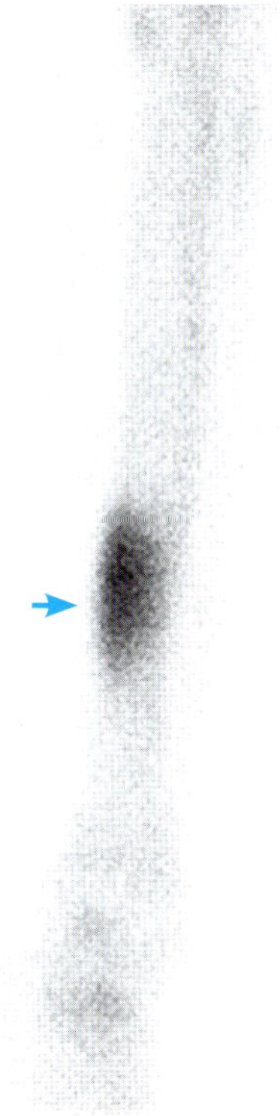

b　骨シンチグラム

(a) 脛骨骨幹の皮質に限局性肥厚が認められる（→）．
(b) エックス線写真の異常部位に一致する強い集積（→）．

【病態】
■疲労骨折として最多
■疾走型：ランニングなど．主に圧縮力による．上1/3あるいは下1/3の部位に多い
■跳躍型：バスケットボール，バレーボールなど．主に伸張力による．中央部に多い

【画像所見】
エックス線写真
■エックス線写真では不明瞭なことも多い
■帯状の淡い硬化像
■骨膜反応

MRI
■骨折線に一致して線状の骨髄浮腫（T2強調画像で高信号，T1強調画像で低信号）

足の骨折 Fracture - Foot

踵骨骨折

45歳の男性．高所より飛び降りて受傷．

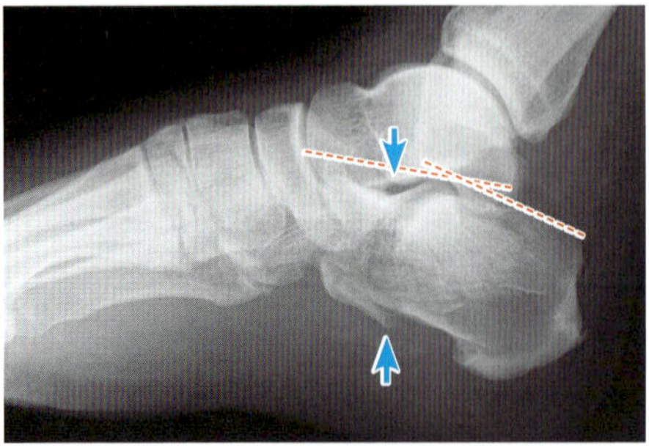

エックス線写真

踵骨に骨折線（→）があり，Böhler角（点線）は約10°に減少している．

距骨骨折

41歳の男性．高所より飛び降りて受傷．

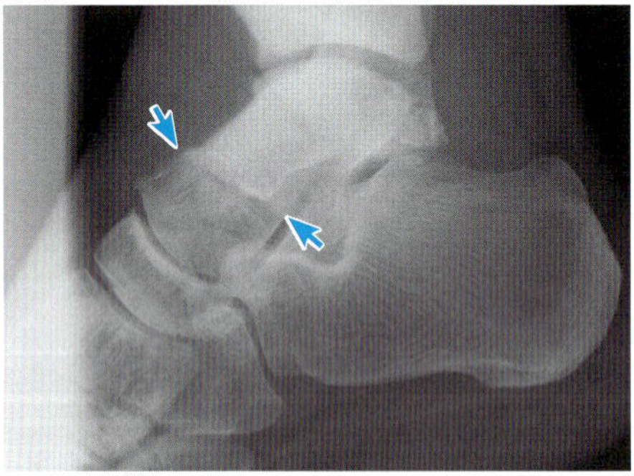

エックス線写真

距骨頸部の骨折線（→）．

中足骨骨折（Jones骨折）

30歳の男性．作業中，重量物が足背に落下．

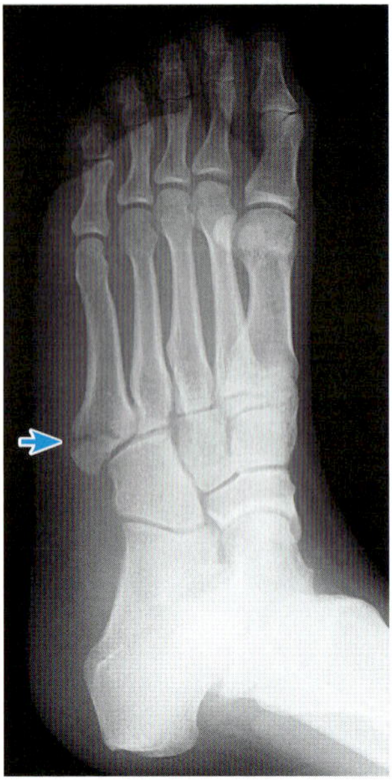

エックス線写真

第5中足骨基部の骨折線（→）．

図1　**踵骨骨折（Böhler角）**

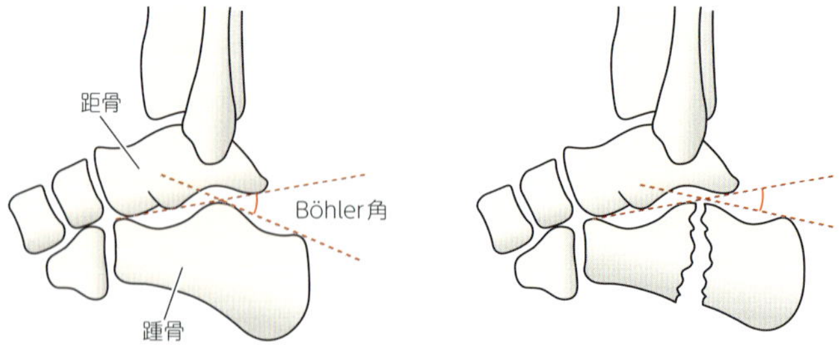

Böhler角＝エックス線写真側面像で踵骨前上縁，後上縁のなす角度．正常は20°～40°

踵骨骨折ではBöhler角が減少する

中足骨疲労骨折

40歳の男性．ランニング歴1年．足部痛．

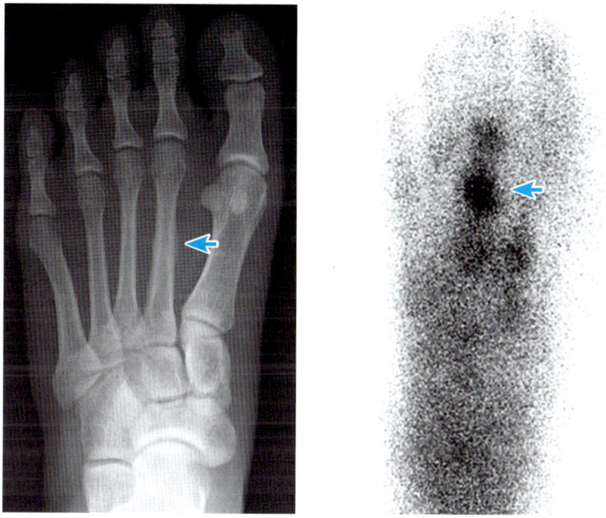

a　エックス線写真　　b　骨シンチグラム

(a) 第2中足骨骨幹の皮質に限局性肥厚が認められる（→）．
(b) 病変部に一致して強い集積が認められる（→）．

■**踵骨骨折**

足の骨折として最多
高所転落による．しばしば腰椎圧迫骨折を合併
Böhler角の減少

■**距骨骨折**

頸部骨折が多い
高所転落，自動車のブレーキペダルを踏んだ状態での衝突など，強い背屈で受傷
骨壊死を起こしやすい

■**中足骨骨折**

重量物の落下などによる
開放骨折が多い

■**中足骨疲労骨折**

第2・3趾の骨幹部に好発
長距離走の他多くのスポーツにみられる（別名；**行軍骨折**；march fracture．入隊後の新兵に多発したため）
疲労骨折としては脛骨に次いで多い

特殊な名称のついた骨折

表1　特殊な名称のついた骨折

上肢	Colles	橈骨遠位端の骨折．遠位骨片が背側に転位
	Smith	Collesに類似するが，遠位骨片が掌側に転位（逆Colles骨折）
	Galeazzi	橈骨骨幹骨折＋遠位橈尺関節脱臼
	Monteggia	尺骨骨幹骨折＋橈骨頭脱臼
	Bennett	第1中手骨基部の脱臼骨折
	boxer	中手骨骨幹骨折（特に第4指，第5指に多い）
	chauffeur	橈骨茎状突起の外側縁の骨折
	clay shoveler	頸椎棘突起骨折（特に第7頸椎に多い）
骨盤	Duverney	腸骨稜～下前腸骨棘の骨折
	Malgaigne	前方骨盤輪骨折＋後方骨盤輪骨折
	straddle	両側恥骨骨折＋両側坐骨骨折
下肢	Jones	第5中足骨基部の骨折
	Depuytren (Pott)	腓骨骨幹骨折＋脛骨内果骨折
	march（行軍骨折）	中足骨の疲労骨折（特に第2趾，第3趾に多い）
脊椎	Chance	椎体，椎弓，後方突起の水平骨折
	Jefferson	環椎前弓および後弓の骨折
	hangman	軸椎の両側椎弓骨折

＋α アキレス腱断裂

- 下腿三頭筋の急激な収縮による．スポーツ外傷が多いが高齢者では日常生活でも発生
- T2強調画像矢状断で，アキレス腱の不連続，高信号，断端の腫大（→**写真1**）

＋α 肉離れ

- 肉離れ＝急激な筋の過伸展による筋線維の部分断裂
- 大腿二頭筋，大腿四頭筋，腓腹筋などに好発
- T2強調画像で筋束に沿う高信号（→**写真2**）

四肢●骨折・脱臼

写真1　アキレス腱断裂

25歳の男性．走り幅跳びの踏切り時，右踵部の打撲感，疼痛．

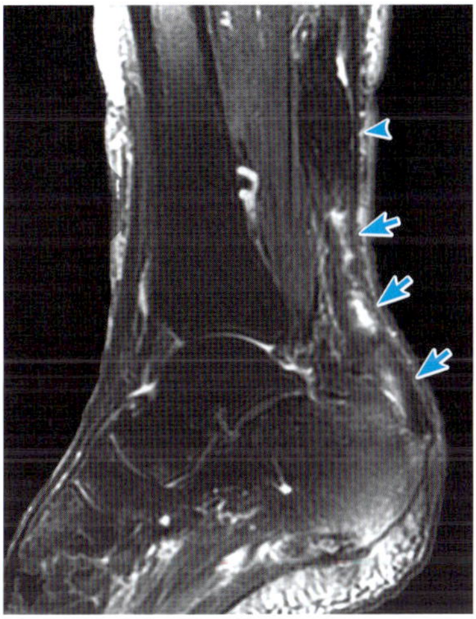

T2強調画像

アキレス腱の下端が断裂し，高信号を示している（→）．断端は腫大している（►）．

写真2　肉離れ

40歳の男性．職場の運動会で徒競走に参加後，左大腿部痛．

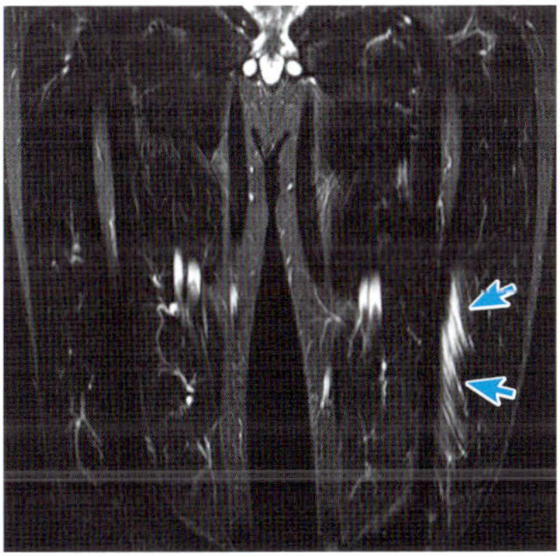

T2強調画像（脂肪抑制併用）

左大腿四頭筋（中間広筋）に高信号が認められる（→）．

肩腱板断裂 Rotator cuff tear

棘状筋腱断裂

56歳の男性．右肩挙上困難．

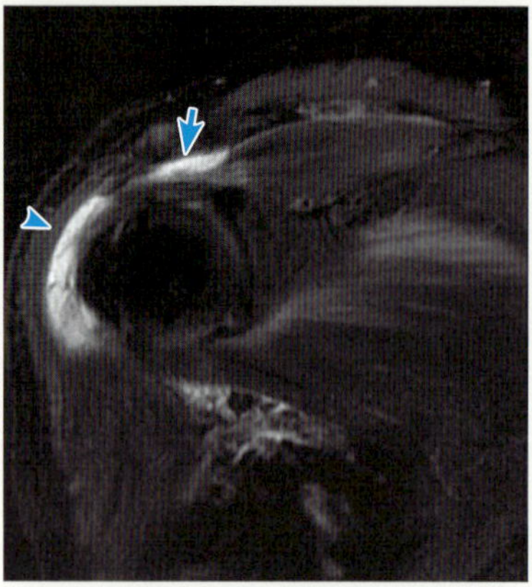

a　T2強調画像（脂肪抑制併用，冠状断）

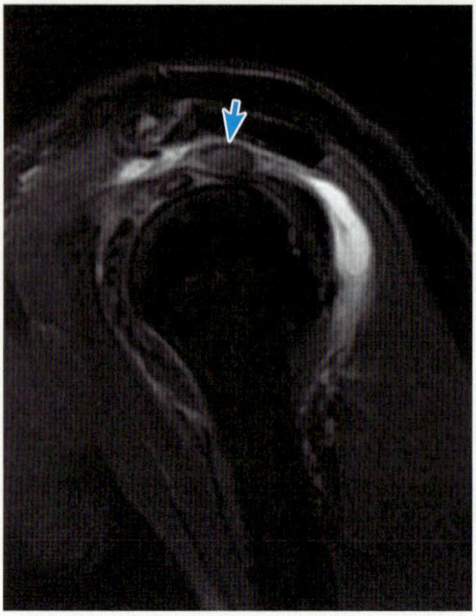

b　T2強調画像（矢状断）

（a，b）棘上筋腱が腫大，高信号を示している（→）．周囲の液体貯留（►）．

病態

- 肩腱板＝肩甲骨から起こって上腕骨に停止，肩関節の機能を担う4つの筋（→図1）
  肩甲骨の背側：棘上筋，棘下筋，小円筋
  肩甲骨の腹側：肩甲下筋
- 断裂の原因
  中高年者：加齢による変性に比較的軽微な外傷が加わって断裂（いわゆる五十肩の一因）
  若年者：活発な強い動作によって断裂
- 特に棘上筋腱の損傷が多い（→図2）
- 運動痛に加え，安静時痛，夜間痛も多い

画像所見

MRI

- 棘上筋腱の高信号，腫大
- 周囲の液体貯留

図1　腱板

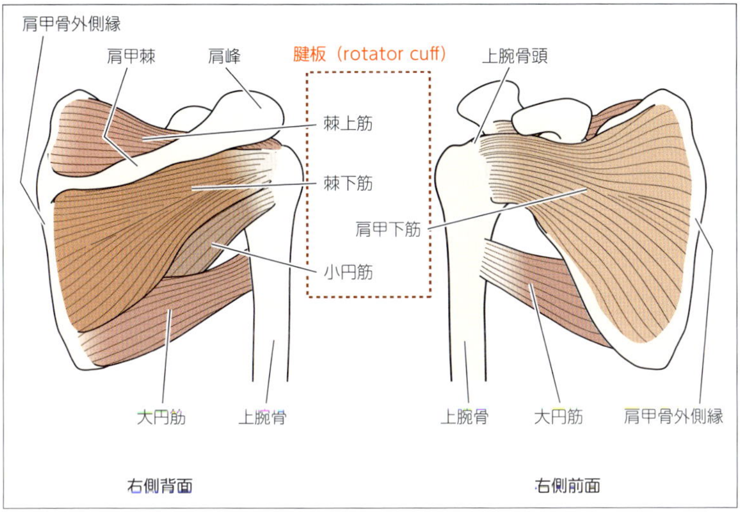

図2　棘上筋腱断裂（完全，上面，腱内，関節包面）

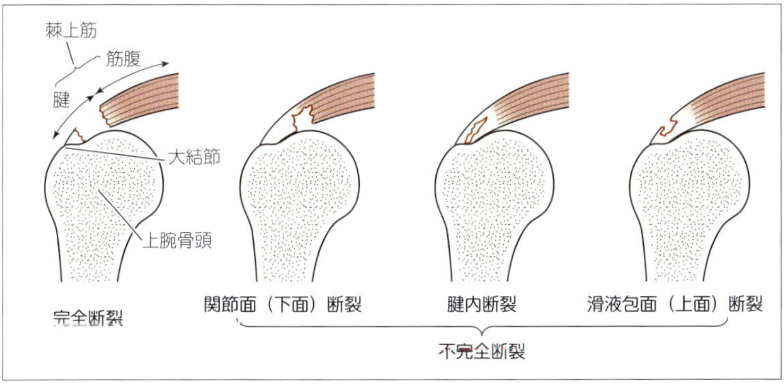

石灰性腱炎 Calcific tendinitis

石灰性腱炎

51歳の男性．右肩関節痛．

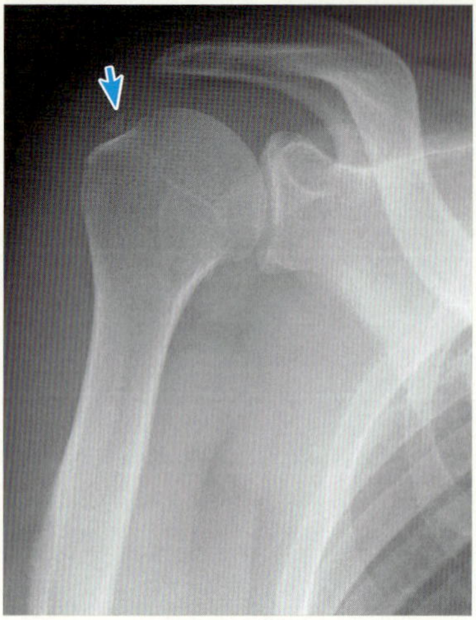

a　エックス線写真

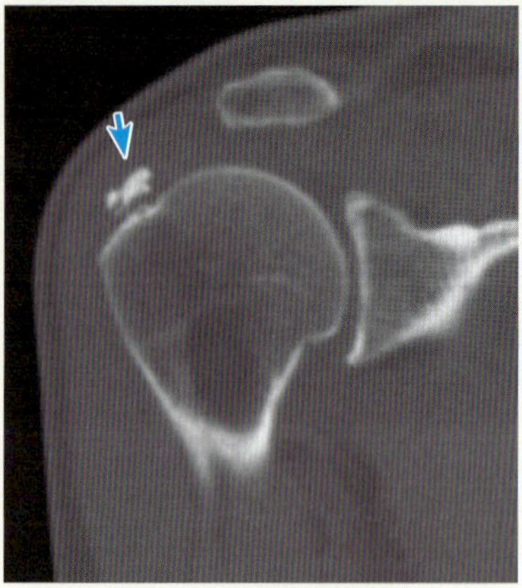

b　CT（冠状断再構成像）

（a，b）棘上筋腱の部位に一致する石灰化（→）．

病態

- 腱板の腱内，周囲の滑液包に石灰沈着→炎症反応のため，強い疼痛
- 中高年者に多い．いわゆる五十肩の一因（→Key Word）

画像所見

エックス線写真　CT

- 腱板に一致する石灰化

MRI

- MRIでは見えないことが多く，他の疾患を否定する目的で撮影する

Key Word 五十肩（肩関節周囲炎）

昔から中高年者に好発する肩関節痛，可動域制限をみる病態は五十肩といわれてきた．近年の画像診断の進歩により，その多くが腱板断裂，石灰性腱炎などであることが分かってきた．そこで，このような病態の明らかなものはそれぞれの診断名を使用し，それ以外を五十肩と総称するのが一般的である．医学的には肩関節周囲炎とよぶ方が適切である

+α 肩峰下インピンジメント症候群

- 棘上筋腱は，肩峰直下を通過し，両者の間には肩峰下滑液包があって摩擦を緩和しているが，さまざまな原因により物理的な摩擦が増加し，腱板，滑液包の炎症を起こす．これを肩峰下インピンジメント*症候群と総称する（→写真1）
- 腱板断裂の原因となると同時に，石灰化性腱炎，腱板炎などとも密接に関係する

*インピンジメント（impingement）は絞扼（こうやく）の意

+α SLAP* lesion

- 上腕二頭筋腱の付着部位である肩関節の関節唇上部の損傷
- 急性外傷（転倒），慢性外傷（投球動作）などが原因となる
- T2強調画像冠状断で，関節唇上部の高信号（→写真2）

*SLAP：superior labrum anterior and posterior

写真1　肩峰下インピンジメント症候群
67歳の女性．右肩関節痛．

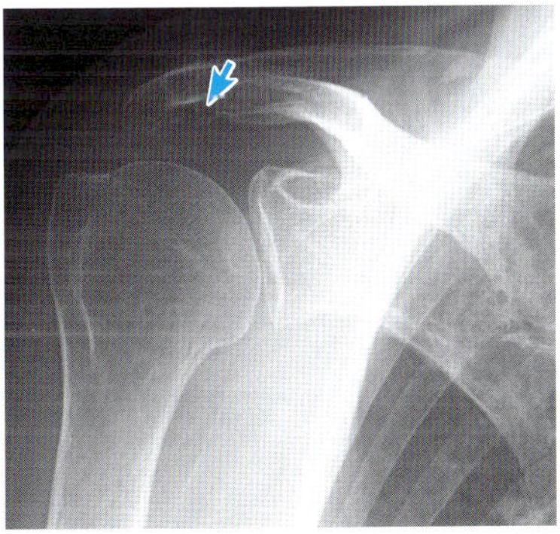

a　エックス線写真

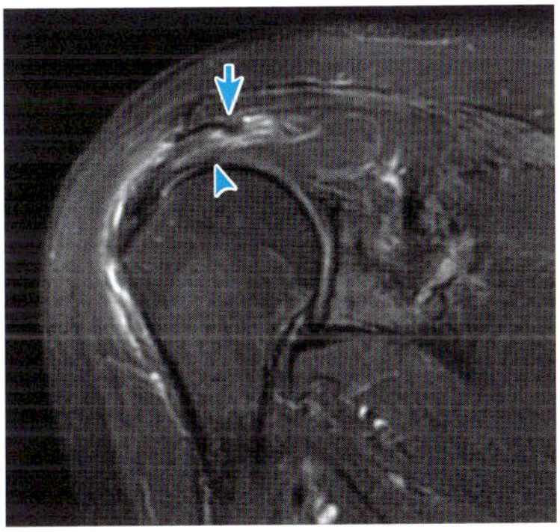

b　T2強調画像（脂肪抑制）

（a，b）肩甲骨の肩峰下面に骨棘が突出し（→），圧迫された棘上筋腱が高信号を示している（►）．

写真2　SLAP lesion
40歳の男性．職場野球チームの投手．肩関節痛．

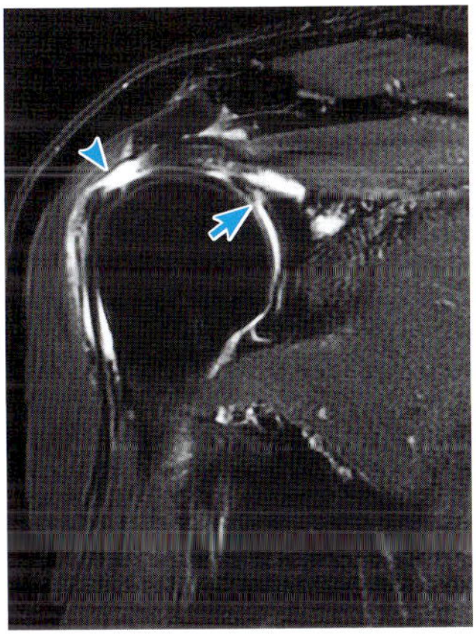

T2強調画像
関節唇上部の高信号（→）．棘上筋腱の損傷もある（►）．

変形性骨関節症 Osteoarthrosis

変形性膝関節症

74歳の女性．両側膝関節痛．

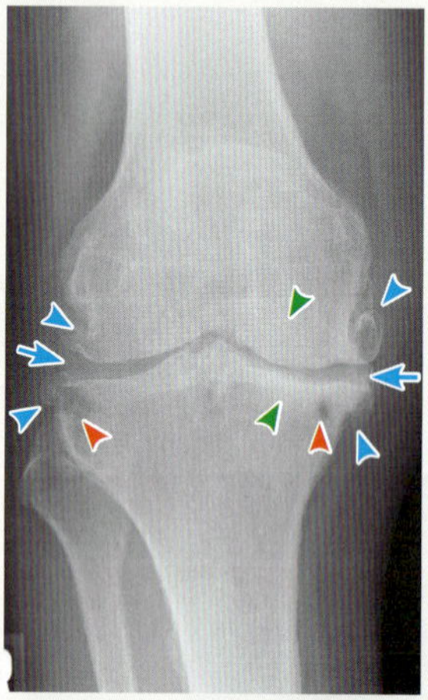

a　エックス線写真（正面像）

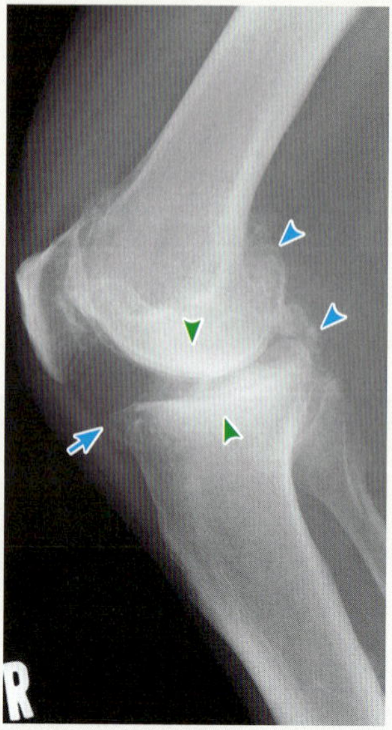

b　エックス線写真（側面像）

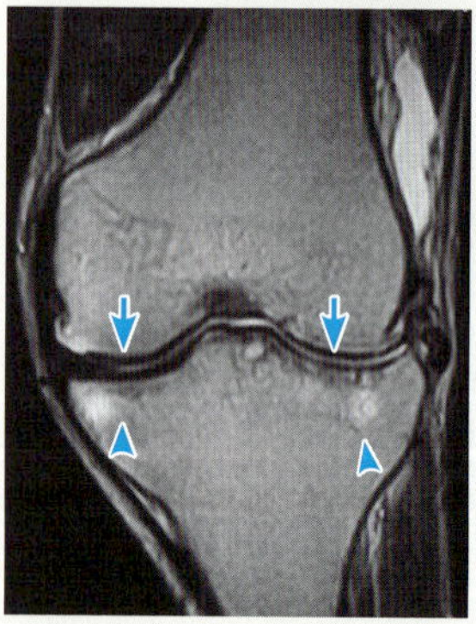

c　MRI（プロトン密度強調画像）

(a，b) 関節裂隙の狭小化（→），骨棘形成（►），硬化像（►），嚢胞形成（►）などが認められる．
(c) 関節軟骨の菲薄化（→），嚢胞形成（►）．

病態

- 関節軟骨の変性を基盤とする非炎症性疾患の総称
- 加齢による変性＋慢性的に繰り返される荷重→関節軟骨の変性（含水量低下，菲薄化，亀裂）→骨の反応性変化（硬化，骨棘形成，嚢胞形成）をみる
- 関節軟骨そのものには，知覚神経がないが，変性に伴う骨膜，関節包への刺激が疼痛の原因となる
- 一次性：原疾患がなく加齢による退行変性によるもの
  二次性：関節リウマチ，外傷，先天異常など基礎疾患があるもの
- 変形性膝関節症：一次性が大部分（高齢者の膝関節痛のほとんどを占める）
  特に荷重がかかりやすい内側に変化が強い
- 変形性股関節症：二次性が大部分（特に先天性股関節脱臼，臼蓋形成不全）

画像所見

エックス線写真

- 関節裂隙の狭小化（→Key Word），関節面の不整
- 骨硬化像，骨棘形成，軟骨下嚢胞形成
- 関節の変形
- 骨粗鬆症による骨濃度の低下

MRI

- 関節軟骨の菲薄化，不整
- 診断はエックス線写真のみで可能．MRIは他疾患の鑑別に有用

図1　変形性関節症の画像所見

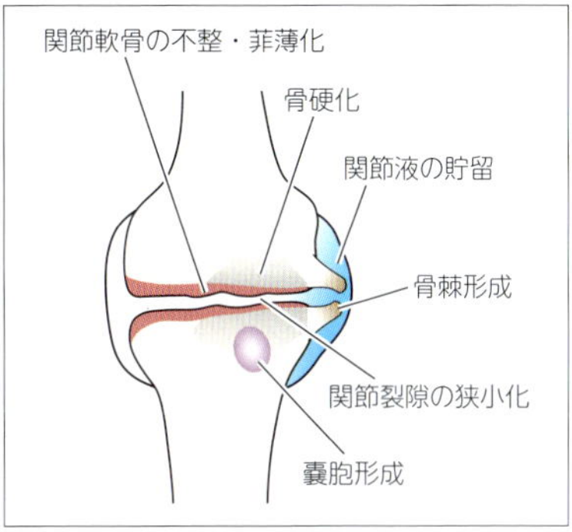

+α Charcot（シャルコー）関節

- 脊髄空洞症，糖尿病性神経障害などによる知覚神経異常では，痛覚麻痺により変形性関節症が特に高度となり，破壊性変化を伴うことがある．これをCharcot関節という
- エックス線写真では，関節の破壊が顕著で，軟部の石灰化が認められる（→写真1）

+α 手指の変形性関節症とHeberden（ヘバーデン）結節

- 変形性関節症は荷重関節である下肢の大関節に多いが，上肢では手指関節に好発する
- DIP関節に好発（→PIPに好発する関節リウマチとの鑑別点）
- しばしば関節が結節状に腫脹，変形．これをHeberden結節という（→写真2）

写真1　Charcot関節

55歳の女性．交通事故による脊髄損傷後，右上肢の知覚脱失，不全四肢麻痺．

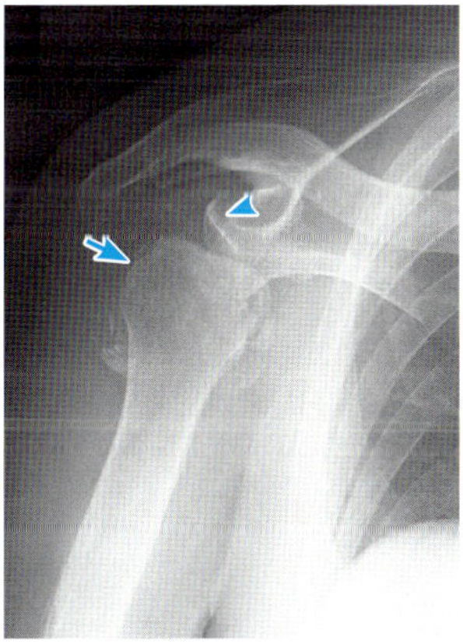

エックス線写真

上腕骨頭の破壊，変形があり（→），関節窩（►）から亜脱臼している．

写真2　指関節の変形性関節症（Heberden結節）

77歳の女性．指関節痛．

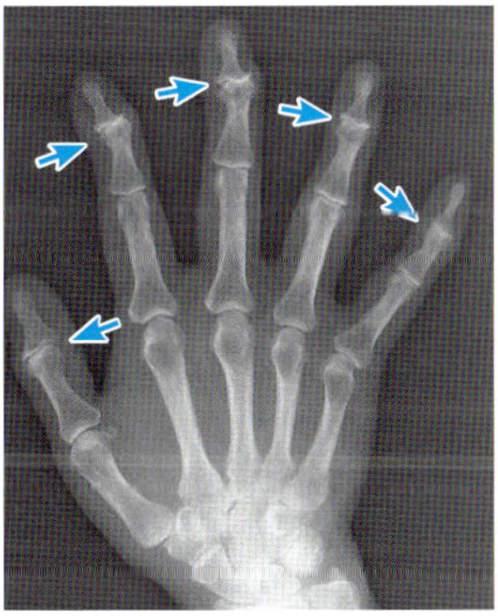

エックス線写真

遠位指節間関節（DIP）の関節裂隙狭小化，骨棘形成，硬化，変形が認められる．近位指節間関節（PIP）は正常．

Key Word 関節裂隙

関節は，骨端，関節軟骨，関節包が覆う閉鎖腔である．関節軟骨や関節包はエックス線写真には写らず，骨端に挟まれた透亮帯，すなわち関節裂隙として認められる．関節裂隙の狭小化は，関節軟骨の菲薄化を反映する所見で，変形性関節症では必発である

発育性股関節形成不全 Developmental dysplasia of the hip（DDH）

発育性股関節形成不全

生後6か月の男児．右股関節の開排制限．

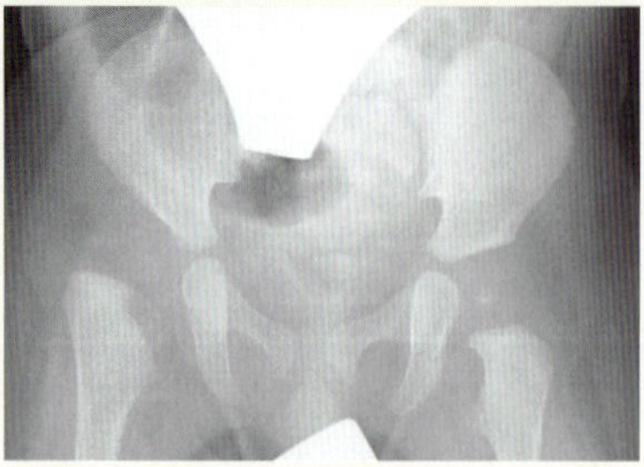

エックス線写真

右大腿骨頭が外側，頭側に偏位している．

病態

- 新生児，乳児の股関節脱臼．女児に多い（男女比1：5〜9）
- 大腿骨頭が外側，後方に脱臼
- 原因は多彩（遺伝的要因，臼蓋の低形成，分娩外傷，出生後のおむつのつけ方なども関与する）
- 症状：肢位異常（開排制限），大腿皮膚溝の非対称，下肢短縮，処女歩行遅延

注）従来，先天性股関節脱臼（先天股脱）といわれ，現在でもこの名称は使われているが，その多くは周産期，出生後の要因で脱臼が生じることが分かっており，発育性股関節形成不全とする方が適切である

画像所見

エックス線写真

- 大腿骨頭の位置異常（→図1）
- 臼蓋の低形成

+α 変形性股関節症

- 成人において，股関節の軟骨の変性，関節の破壊，反応性の骨硬化，骨棘形成などをみる状態（→写真1，図1）
- 膝関節の変形性関節症と同じような状態だが，原因の約80%が幼時の発育性股関節形成不全症の後遺症．その他，関節炎，大腿骨頸部骨折，大腿骨頭壊死症などさまざまな疾患が原因となる

+α 大腿骨頭すべり症

- 思春期の男性（男女比2〜3：1）に好発し，大腿骨頭の骨端線が後方，下方にすべる．ホルモンとの関連が疑われるが原因不明．股関節痛，肢位異常を呈する
- エックス線写真で骨頭が頸部外側の延長線より内側に偏位する（→写真2，図2）

図1　発育性股関節形成不全のエックス線計測

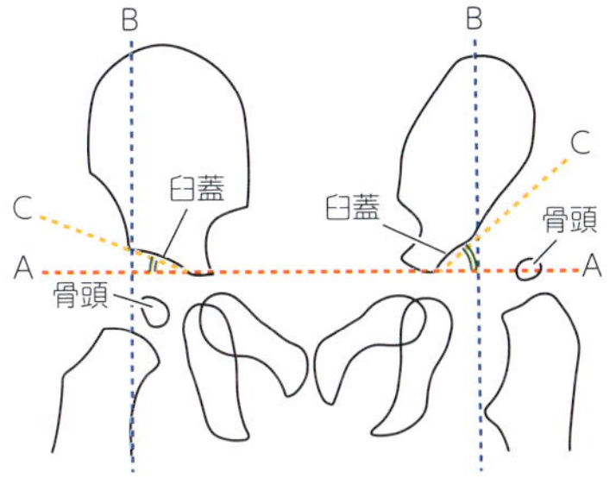

正常	発育性股関節形成不全
骨頭はAの下方，Bの内側にある 臼蓋角は20°～25°	骨頭がAより上方，Bの外側に偏位 臼蓋角が30°以上に増加

A：Hilgenreiner線＝ 両側の臼蓋下縁を結ぶ線
B：Ombredanne線＝臼蓋縁を通りAに垂直な線
C：臼蓋上縁と下縁を結ぶ線．AとCのなす角が臼蓋角

図2　大腿骨頭すべり症

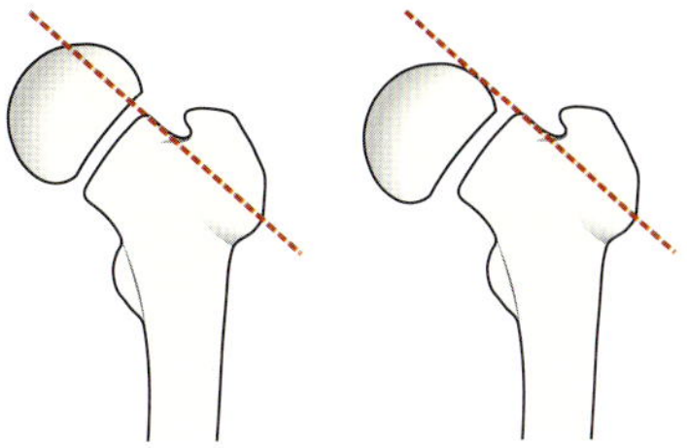

正常	大腿骨頭すべり症
大腿骨頭の外側縁は，大腿骨頸部の外側縁の延長線より外側にある	大腿骨頭の外側縁が，延長線の内側に偏位している

写真1　変形性股関節症

40歳の女性．右股関節痛．幼少期に股関節脱臼の既往あり，以来跛行．

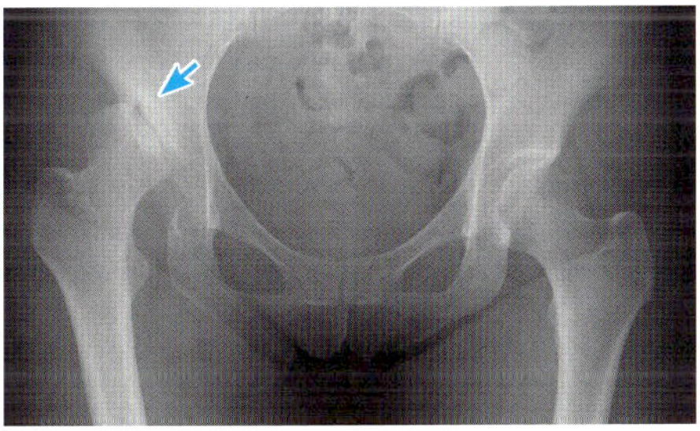

エックス線写真

右臼蓋の低形成，大腿骨頭の位置異常（高位）があり（→），臼蓋，骨頭ともに変形，硬化など加齢に伴う変形性関節症と同じ所見が認められる．

写真2　大腿骨頭すべり症

14歳の男性．左股関節痛．

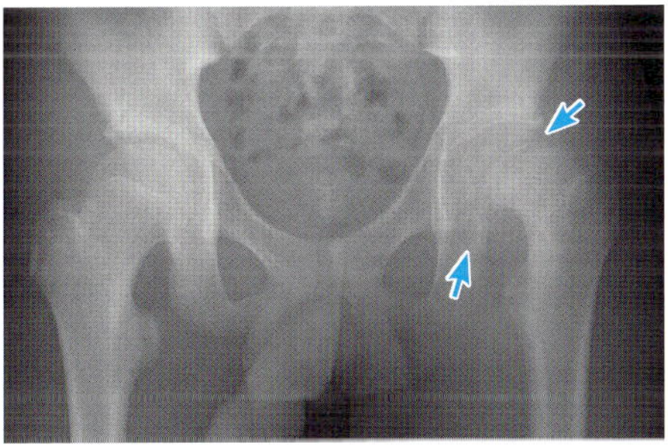

エックス線写真

左大腿骨頭が下方にすべっている（→）．

虚血性骨壊死 Ischemic osteonecrosis

大腿骨頭壊死

40歳の女性．両股関節痛．膠原病のため，10年以上にわたって副腎皮質ステロイドの内服を続けている．

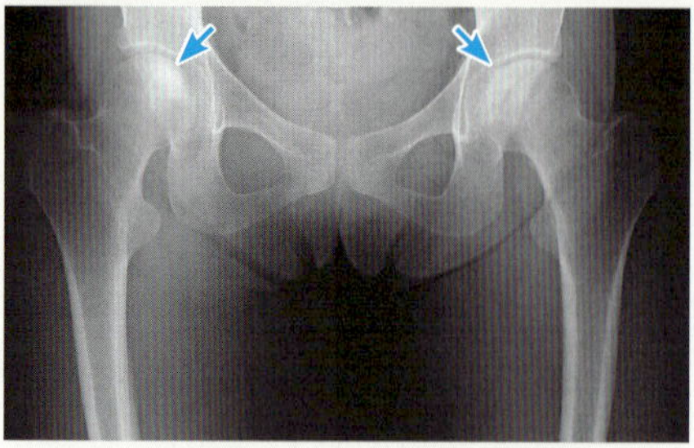

a エックス線写真

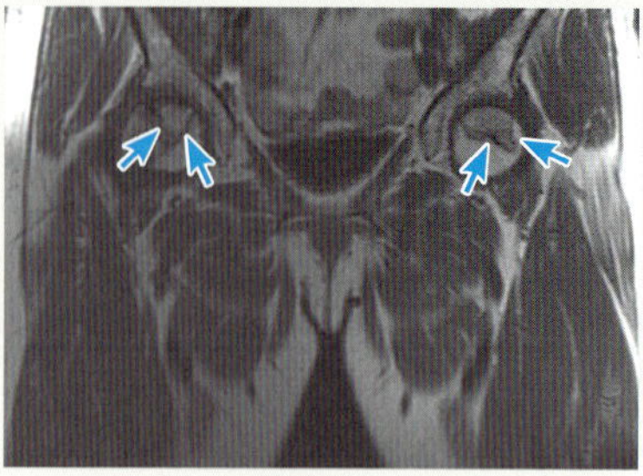

b T1強調画像（冠状断）

(a) 両側大腿骨頭に輪郭の不整，硬化像が認められる（→）．
(b) 骨頭直下に三日月状の分画構造（→）．

大腿骨内側顆壊死

40歳の女性．膝関節痛．

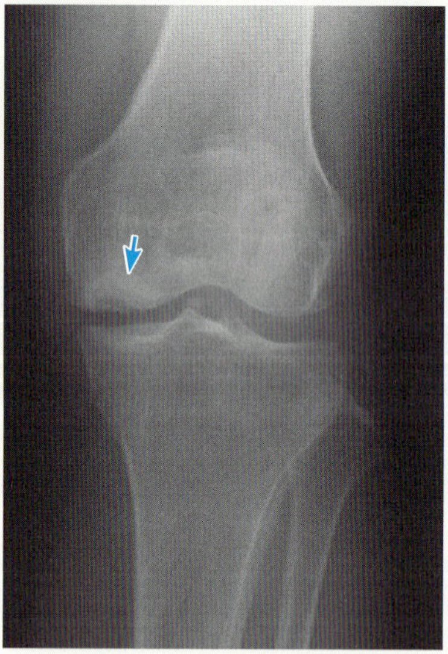

a エックス線写真

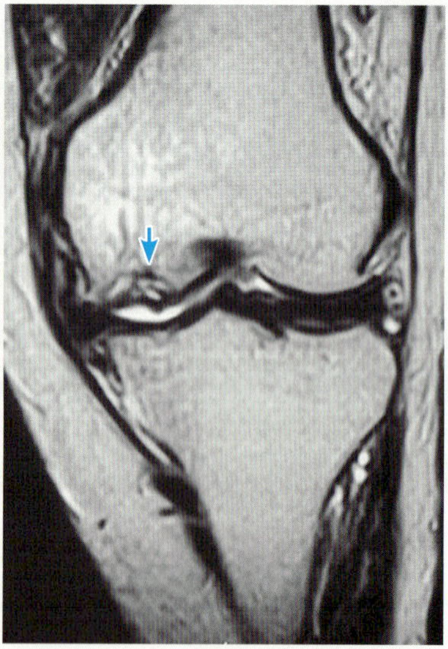

b プロトン密度強調画像（冠状断）

(a) 大腿骨内側顆の荷重面の不整と硬化像（→）．
(b) 三日月状の分画構造が認められる（→）．

月状骨壊死（Kienböck病）

30歳の男性．手関節痛．職業は大工．

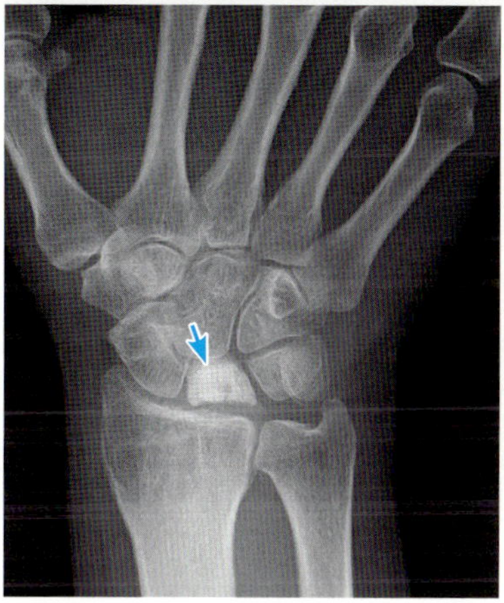

a　エックス線写真

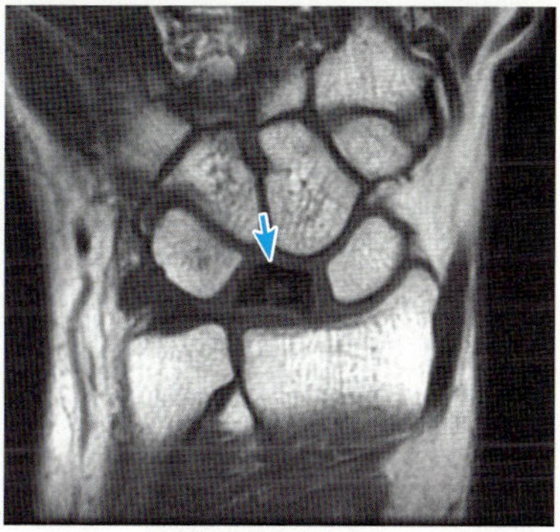

b　T1強調画像（冠状断）

(a) 月状骨の硬化像（→）．
(b) 硬化のため低信号が認められる（→）．

病態

- 関節面に接する骨端の虚血性壊死．無菌性骨壊死ともいう（→Key Word）
- 原因
  特発性：原因不明（特に，思春期の骨発育期にみられるものは骨端症という，→p.188）
  症候性：外傷，副腎皮質ステロイド，アルコール多飲など
- 好発部位
  下肢：大腿骨頭，大腿骨内側顆，距骨など
  上肢：月状骨（→**写真1**）など

画像所見

エックス線写真

- 早期には異常所見を認めないこともある
- 初期：三日月状の帯状，硬化像＋透亮像（crescent sign）
- 進行すると関節の変形，硬化

MRI

- 初期より三日月状の分画病変（T1強調画像で低信号，T2強調画像で等～低信号）

Key Word　虚血性骨壊死・骨梗塞

虚血性骨壊死と骨梗塞は，虚血による骨組織の壊死をきたす点で本質的に同じ病態だが，一般に関節面に発生するものを虚血性骨壊死，骨幹～骨幹端に生じる場合を骨梗塞とよぶことが多い

骨端症・離断性骨軟骨炎 Apophysitis / Osteochondrosis

上腕骨小頭離断性骨軟骨炎

13歳の男性．野球チームの投手．右肘関節痛．

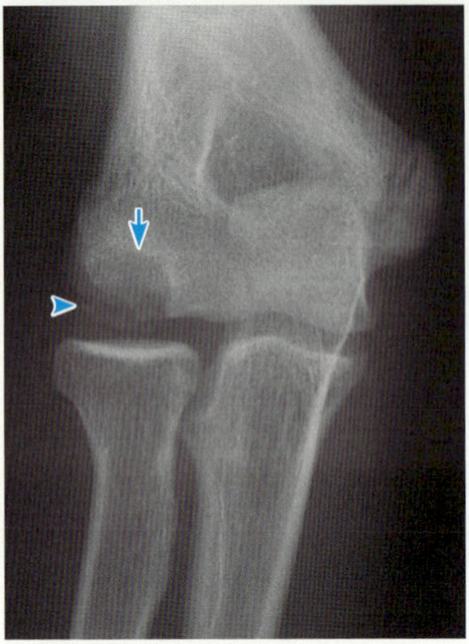

エックス線写真

上腕骨小頭に分画性の透亮像（➝），関節内遊離体（➤）が認められる．

大腿骨内側顆離断性骨軟骨炎

13歳の男性．陸上競技の選手．右膝関節痛．

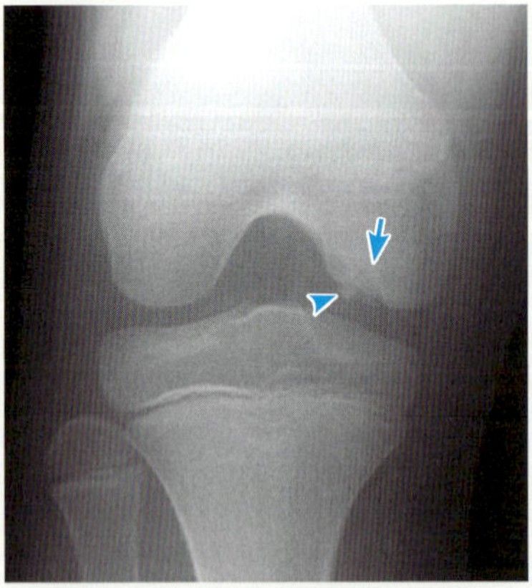

エックス線写真

大腿骨内側顆に不整（➝），関節内遊離体が認められる（➤）．

Perthes病

5歳の男児．跛行，右股関節痛．

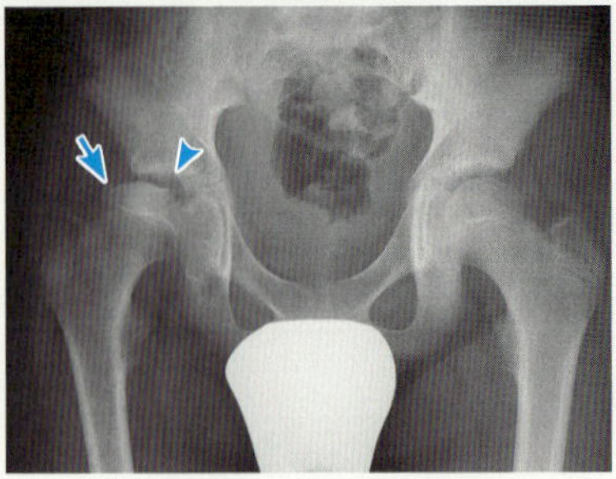

エックス線写真

大腿骨頭の扁平化，硬化（➝），臼蓋の変形（➝）が認められる．

Osgood-Schlatter病

12歳の男子．右下腿近位の圧痛．

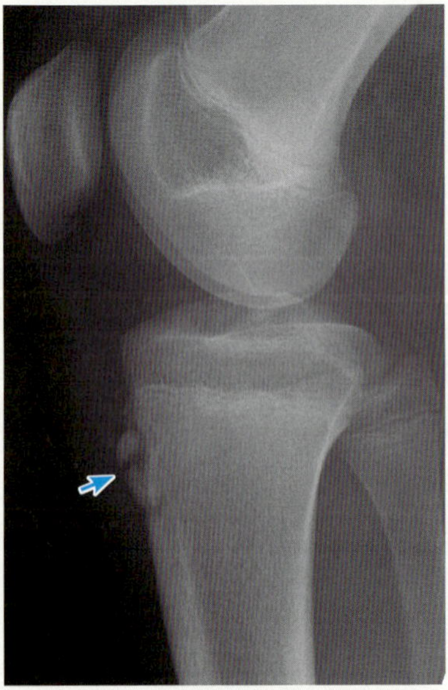

エックス線写真

脛骨粗面の不整（➝）．

病態

- **骨端症**：特発性骨壊死のうち，主に骨成長期の骨端に発生するものの総称（人名のついているものが多い→**表1**）．虚血，反復外傷などが原因と考えられる
- **離断性骨軟骨炎**：骨端症のうち特に関節面の一部が脱落，分離するものを指す．関節内遊離体（→Key Word）をつくることが多い．活発なスポーツ少年に多い
- 好発部位：**大腿骨内側顆**，**上腕骨小頭**，**距骨**

表1　主な特発性骨壊死（骨端症を含む）

		発生部位	好発年齢など
下肢	**Perthes病**	**大腿骨頭**（→左頁）	3～12歳（男≫女）
	Osgood-Schlatter病	**脛骨粗面**（→左頁）	10～15歳（男＞女），スポーツ少年
	Freiberg病（第2Köhler病）	第2中足骨頭	10～15歳（女≫男）
	Köhler病	舟状骨（足）	4～5歳（男＞女）
	Sever病	踵骨	8～12歳（男＞女）
	膝関節離断性骨軟骨炎	**大腿骨内側顆**（→左頁）	10～15歳（男＞女），スポーツ少年
上肢	**Kienböck病**	**月状骨**（→p.188）	青壮年，手を使う職業（大工など）（男＞女）
	Preiser病	舟状骨（手）	30～70歳，まれ（実際には外傷性が多い）
	肘関節離断性骨軟骨炎	**上腕骨小頭**（→左頁）	10～15歳（男＞女），スポーツ少年（野球肘）
椎骨	Scheuermann病	椎体	10～15歳（男＞女）

画像所見

エックス線写真

- 関節面に接する**三日月状の透亮像**＋その周囲の硬化像
- **骨片の分離**

MRI

- 初期より**三日月状の分画病変**（T1強調画像で低信号，T2強調画像で等～低信号）

Key Word　関節内遊離体

関節に接する骨，軟骨の一部が分離し，関節内に遊離したもの．**関節ねずみ**ともいう．**離断性骨軟骨炎**のほか，変形性関節症，関節内骨折，骨軟骨腫症などでも発生する．多くの場合，遊離体そのものによる症状はないが，関節面に嵌頓（かんとん）して運動障害，疼痛の原因となることもある

膝靱帯損傷 Ligament injury

前十字靱帯損傷

25歳の男性．サッカー試合中に受傷．膝関節痛．

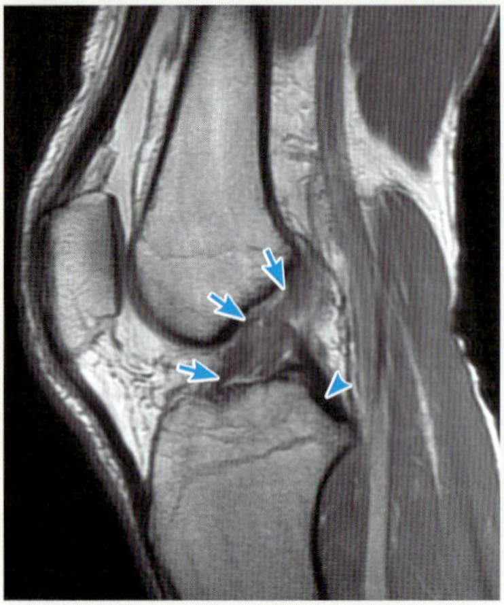

T2強調画像（矢状断）

前十字靱帯が腫大し高信号となっている（→）．後十字靱帯（►）は正常．

後十字靱帯損傷

41歳の女性．自転車で転倒後，膝関節痛．

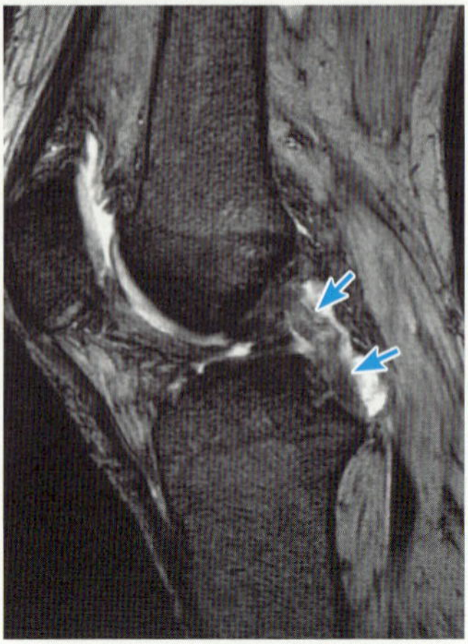

脂肪抑制T2強調画像（矢状断）

後十字靱帯が腫大し高信号となっている（→）．

内側側副靱帯損傷

37歳の男性．スキーで転倒後，膝関節痛．

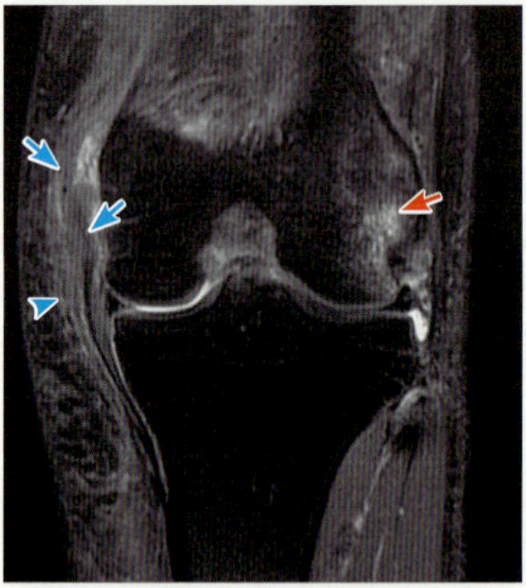

脂肪抑制T2強調画像

内側側副靱帯が断裂し（→），周囲の軟部組織の腫脹（►）が認められる．大腿骨外側顆には骨挫傷が認められる（→）．

病態

- **前十字靱帯損傷**：スポーツ外傷が多い．半月板損傷の合併が多い
- **後十字靱帯損傷**：スポーツ外傷，交通事故など前方からの直達外力による．他の靱帯，半月板損傷の合併が多い
- **内側側副靱帯損傷**：膝靱帯損傷として最も多い．スポーツによる強い外反．ほとんどが十字靱帯損傷を合併
- **外側側副靱帯損傷**：単独の損傷はまれ
- 症状：疼痛，膝不安定性

図1　膝関節の靱帯

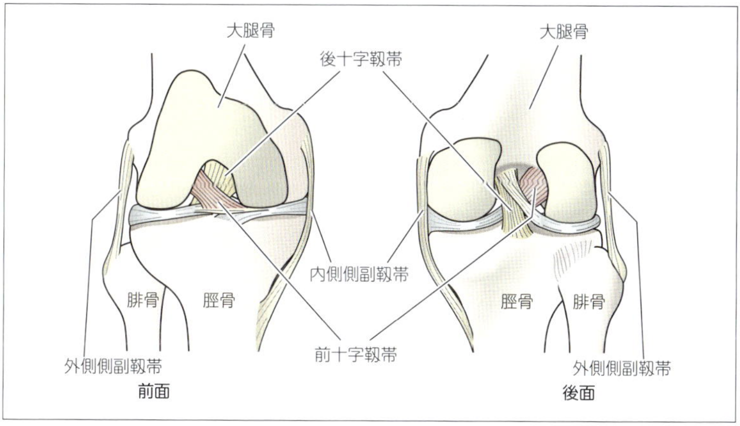

画像所見

MRI
- **靱帯の不連続，部分的菲薄化**
- 急性期にはT2強調画像で高信号，腫大
- しばしば大腿骨，脛骨の骨挫傷を伴う

＋α 前十字靱帯再建術後のMRI
- 前十字靱帯損傷で一次修復（縫合）が難しい場合は，腱再建術を選択する
- 再建靱帯には自家腱（膝蓋腱など），あるいは人工腱を使用
- 再建された前十字靱帯は索状の低信号として認められ，術後評価，再断裂の診断に有用（→**写真1**）

写真1　人工腱による前十字靱帯再建術後
左頁と同じ症例.

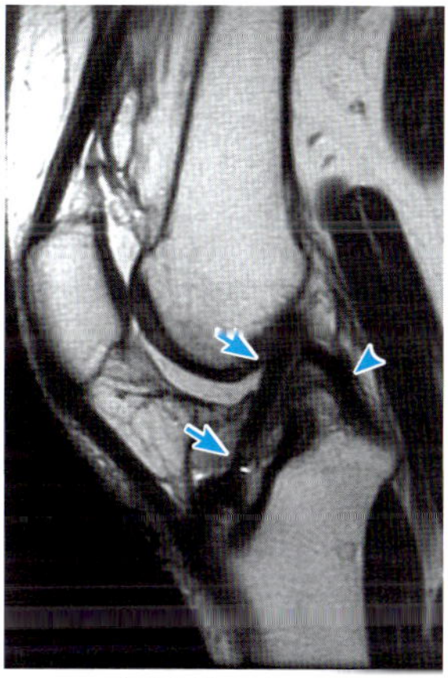

脂肪抑制T2強調画像
再建靱帯が低信号に認められる（→）.
後十字靱帯（►）.

膝半月板損傷 Meniscal injury

内側半月板損傷

30歳の女性．膝関節痛．膝くずれ．

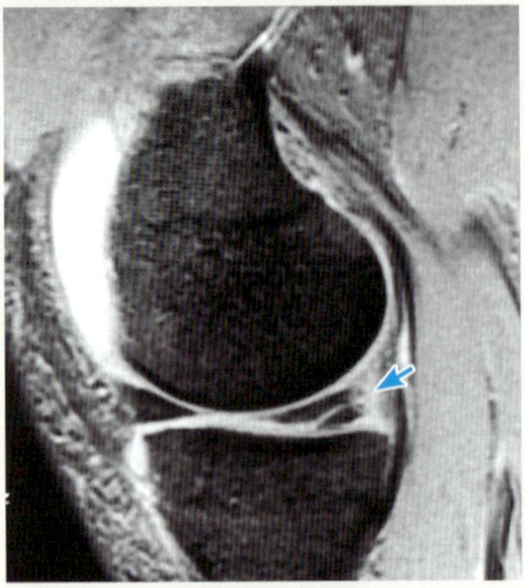

T2強調画像（矢状断）

内側半月板の水平断裂が高信号に認められる（→）．

病態

- 荷重状態で膝に強い回旋運動が加わり，大腿骨・脛骨に挟まれて損傷．スポーツ外傷が多い
- 症状：疼痛，腫脹→慢性期に**膝くずれ現象**，**ロッキング**

Key Word 半月板

正式には**関節半月**という．脛骨の関節面（脛骨平面）を覆う線維軟骨で，実際には半月というよりも**三日月型**あるいは**C字型**である．内側半月板，外側半月板があり，それぞれ大腿骨／脛骨の内顆，外顆に接して，クッションとしての役割を果たしている．ちなみに，ヒトの関節で半月板をもつのは膝関節と顎関節だけである

図1　半月板

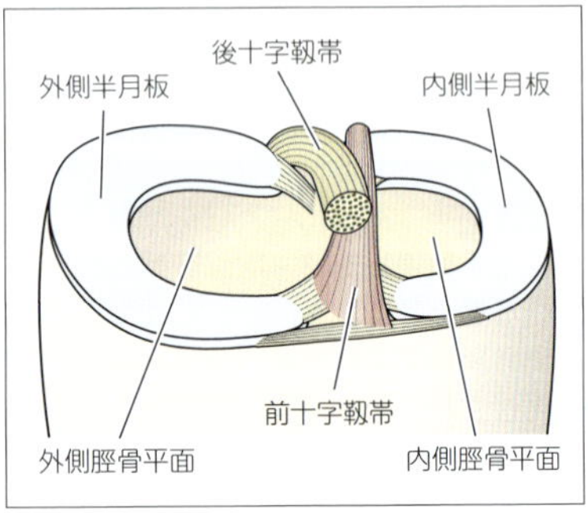

画像所見

MRI

- T2強調画像，T2*強調画像で断裂部が高信号
- 陳旧性病変では菲薄化

図2　半月板損傷

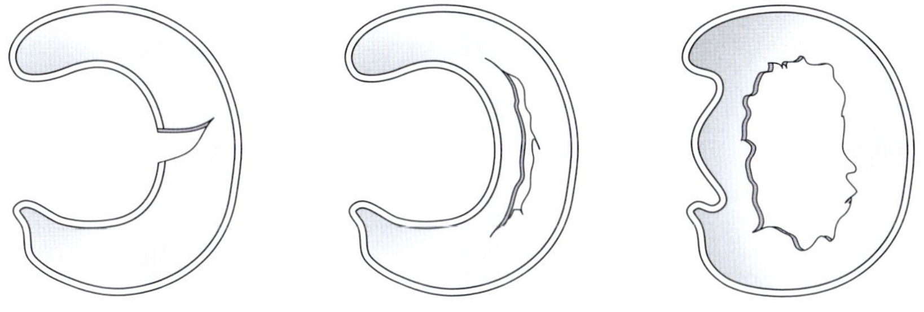

+α 円板状半月板

- 正常半月板はC字型だが，これが円板状の形態を示す先天異常．ほとんどが外側半月板にみられ，両側性の場合が多い
- それ自体でも疼痛，クリック音などの原因となるが，正常半月板に比べて損傷しやすい
- MRIでは，正常半月板は中ほどにくびれのある蝶形を示すが，円板状半月板はくびれのない一様な厚さの構造として認められる（→写真1）

写真1　円板状半月板

23歳の男性．膝関節痛．

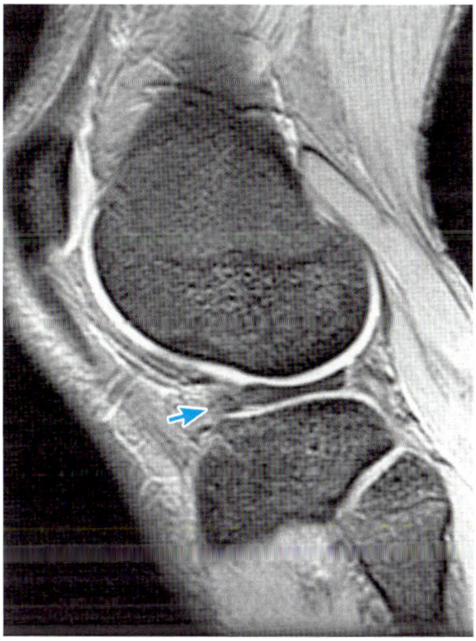

くびれのない一様な厚さの外側半月板（→）．

関節リウマチ Rheumatoid arthritis（RA）

関節リウマチ

47歳の女性．手指腫脹，手指関節痛．

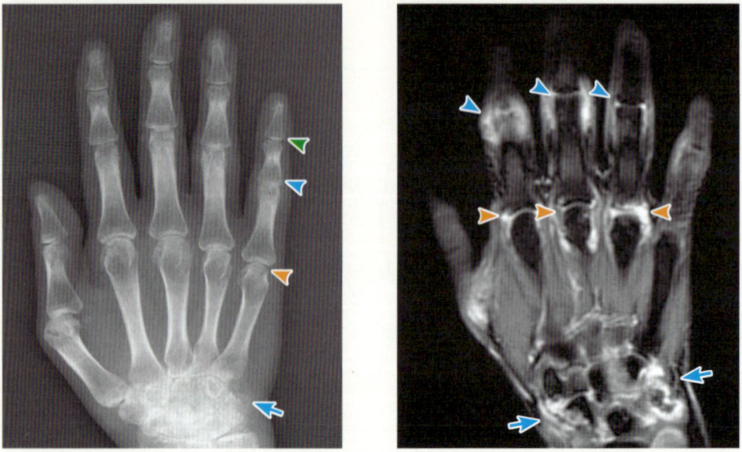

a エックス線写真　　b 造影T1強調画像

(a) 手関節〜手根骨（→），MP関節（►），PIP関節（►）の狭小化があるが，DIP関節（►）は正常に保たれている．

(b) 手関節〜手根骨（→），MP関節（►），PIP関節（►）の周囲に造影効果，腫脹が認められる．

病態

- 自己免疫異常を背景とする**多発関節炎**（＝滑膜の炎症）．中年の女性に多い
- 炎症性に肥厚した滑膜（→Key Word）が腫瘤状の**パンヌス**（→Key Word）を形成，これが周囲の骨，軟骨を破壊する
- 好発部位：**手関節**，**手指関節**（**MP関節**，**PIP関節**）が最多（DIPに多い変形性関節症との鑑別点，→p.183）
  次いで**頸椎**（→p.116）に多い．大関節（膝関節，股関節）にも発生
- 症状
  早期症状：**朝のこわばり**，**関節の腫脹**，**関節痛**
  晩期症状：**関節変形**
  関節外症状：皮下結節，間質性肺炎，ブドウ膜炎など

Key Word 滑膜

関節を包む関節包の内側を覆う，厚さ約30μmの薄い膜構造．その中にある滑膜細胞は関節液を産生し，関節運動を円滑にする．一般に**関節炎の本態は滑膜炎**で，滑膜には知覚神経が豊富に分布するため関節痛の原因となる

パンヌス pannus

関節リウマチにおいて**滑膜細胞が炎症性に増殖**して形成する組織．腫瘍ではないが，次第に増大して周囲の骨，軟骨を破壊し，疼痛，機能障害を引き起こす

画像所見

エックス線写真
- 関節周囲の紡錘状腫脹
- 関節周囲の骨粗鬆症（骨濃度低下）
- 関節裂隙の狭小化（初期），関節の破壊，変形（晩期）（→図1）

MRI
- 関節周囲の強い造影効果（＝滑膜炎）
- 関節液の増量（T2強調画像で高信号）

図1　関節リウマチの手指変形

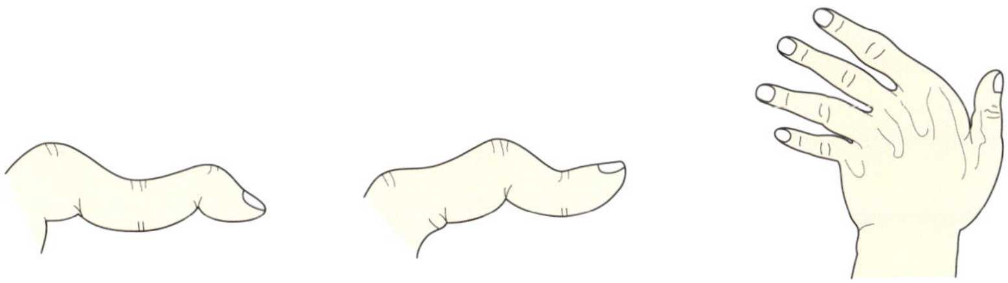

＋α リウマトイド因子陰性関節炎

- 関節リウマチでは血中のリウマトイド因子（RA因子）がほぼ100%陽性であるが，関節リウマチ類似の症状を呈するもののRA因子が陰性の疾患をリウマトイド因子陰性関節症と総称する．代表的なものに強直性脊椎炎（→p.130），乾癬性関節炎，Reiter（ライター）症候群，SAPHO（サホー）症候群などがある．いずれも関節リウマチに比して関節外症状の合併が多いのが特徴である

＋α 痛風

- 高尿酸血症により尿酸ナトリウム結晶が沈着，関節炎→激痛を訴える
- 痛風結節＝尿酸塩を含む肉芽腫．足趾，手指，耳介などに好発
- 腎にも沈着，腎不全の原因となる（痛風腎）
- 足趾，特に母趾MP関節に好発
- エックス線写真：輪郭明瞭な溶骨性病変（打ち抜き像；punched out lesion，→写真1）

写真1　痛風
50歳の男性．右母趾痛．

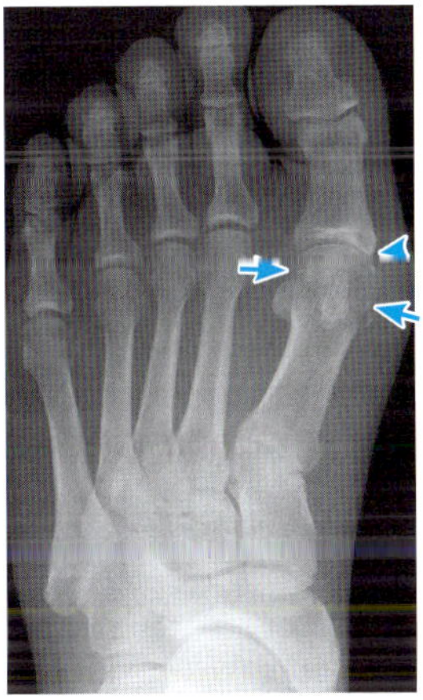

右母趾中足骨に輪郭明瞭な溶骨性病変（→），MP関節の狭小化が認められる（►）．

エックス線写真

骨粗鬆症 Osteoporosis

骨粗鬆症

89歳の女性．腰痛．

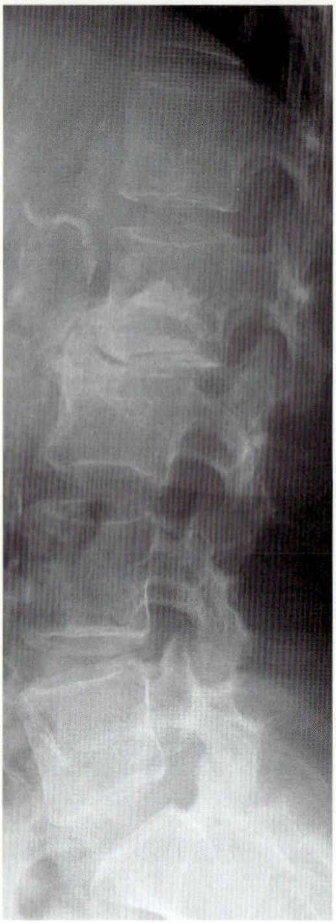

a エックス線写真（腰椎）

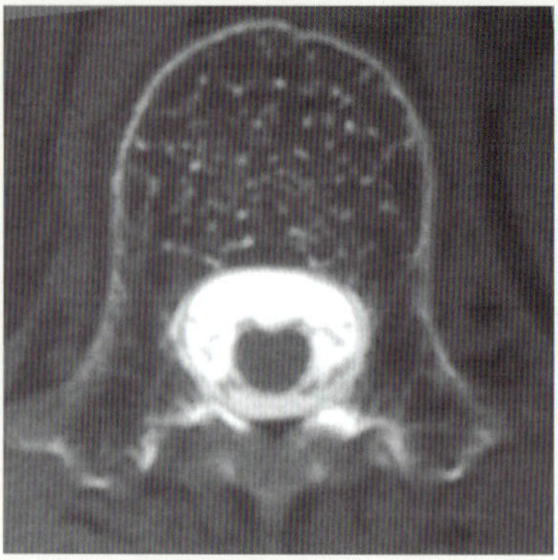

b CT（腰椎）

(a) 骨の濃度が全体に低く，縦方向の骨梁が目立つ．

(b) 縦方向の骨梁が目立ち点状に認められる（polka-dot sign）．

病態

- 骨量，骨密度の減少により，骨強度が低下，脆弱性骨折を起こしやすくなる状態（→p.154）
- 原因

  原発性：加齢に伴うもの（特に閉経後の女性）．大部分を占める

  二次性：内分泌性（カルシウム代謝異常症，Cushing症候群），薬剤性，栄養性，遺伝性など
- 全身の骨に起こるが，特に脆弱性骨折を起こしやすいのは，胸腰椎（圧迫骨折），大腿骨頸部

画像所見

エックス線写真

- 骨濃度のびまん性低下
- 荷重方向の骨梁が目立つようになる

CT

- 椎体の縦方向の骨梁が目立つ（polka-dot sign）

+α 骨軟化症・くる病

- 骨の石灰化障害．骨形成は，骨基質の形成，石灰化（カルシウム，リンの沈着）という2段階が必要だが，後者が障害されるため，**石灰化しない骨基質（類骨）が増加**し，硬度が不足して変形，骨折しやすくなる
- 原因：ビタミンD不足，腎機能障害，先天性代謝異常など
- 骨端線閉鎖以前の小児に発生する骨軟骨症を，特に**くる病**とよぶ
- くる病の画像所見：
  骨濃度のびまん性低下
  長管骨の弯曲（→O脚）
  骨幹端の扇型拡大（flaring，→写真1）
  骨幹端の輪郭不整（fraying，→写真2）

写真1　くる病
2歳の男児．歩行開始遅延．

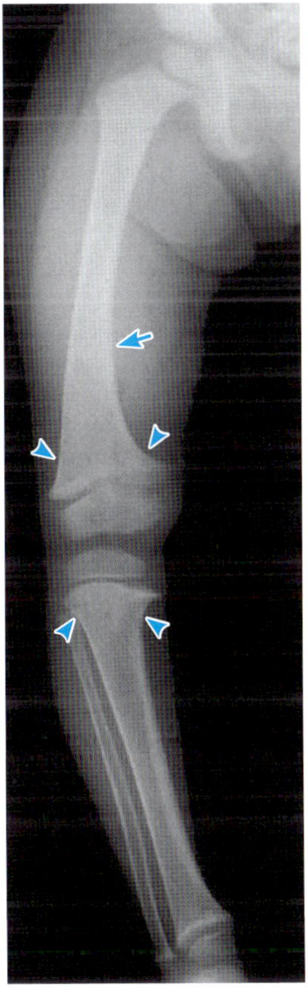

エックス線写真
大腿骨の彎曲（→），骨幹端の扇型拡大（flaring，►）

写真2　くる病
1歳の男児．四肢の変形．

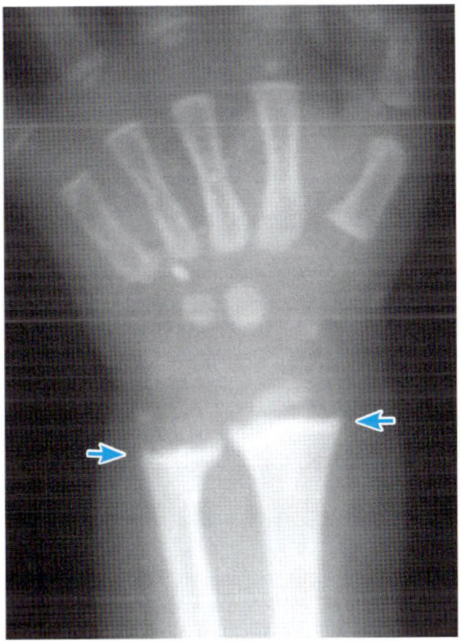

エックス線写真
橈骨，尺骨骨幹端の輪郭不整（fraying，→）

先天性骨系統疾患 Congenital systemic bone diseases

病態

■先天性骨系統疾患：
骨・軟骨の発生，成長過程の異常により，全身の骨格に異常をきたす疾患の総称.
大部分は遺伝子異常による代謝障害によると考えられ，特定の遺伝子が判明しているものもある.
極めて多くの疾患が知られ分類も複雑だが，その多くはまれ（中でも比較的多い疾患を示す，→表1）

表1　主な骨系統疾患と画像所見

	病態	臨床症状	画像所見
骨形成不全症	コラーゲン形成異常による全身の骨粗鬆症	易骨折性 青色強膜 難聴（耳硬化症）	全身の骨濃度の低下 細く弯曲した長管骨 新旧の多発骨折（→写真1）
軟骨無形成症	軟骨内骨化の障害による四肢短縮型小人症	小人症 特有な顔貌（大きな頭蓋，前額部突出，鼻根部陥凹） 四肢短縮（特に前腕に比して上腕が短い）	頭蓋変形（前額突出，大後頭孔狭小化） 骨盤変形（シャンパングラス状小骨盤） 太く短い長管骨，骨幹端のトランペット状拡張（→写真2）
モルキオ症候群	ムコ多糖症の一つ．体幹短縮型小人症	小人症（特に体幹が短い） 胸廓異常，外反膝，歩容異常 角膜混濁，難聴	胸椎後弯増強 弾丸状椎体 オール状肋骨
大理石病	破骨細胞の機能異常による全身骨硬化	易骨折性 骨髄障害（貧血，出血傾向，易感染性） 成長障害，肝脾腫	全身の骨濃度上昇 椎体の特徴的な帯状構造（サンドイッチ様，ラグビージャージ様，→写真3）

写真1　骨形成不全症
17歳の女性. 四肢骨折を繰り返している.

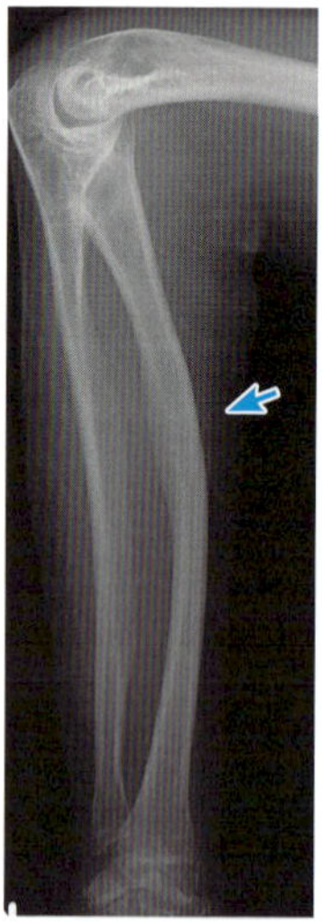

a　エックス線写真（前腕）

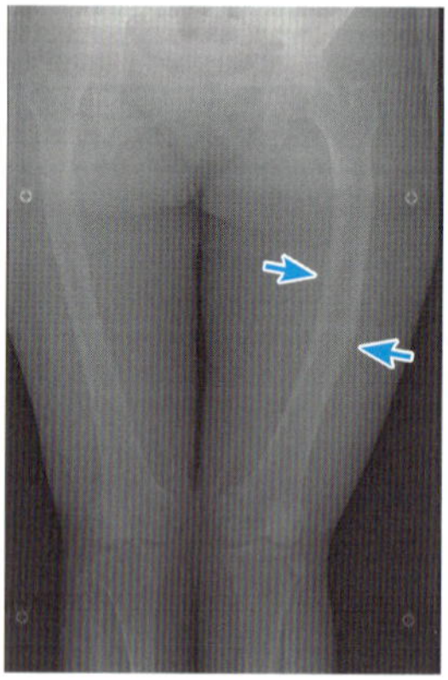

b　エックス線写真（大腿）

（a，b）いずれの長管骨も濃度が低下し，細長く弯曲している．新旧の骨折が多発している（→）.

写真2　軟骨無形成症

25歳の女性．低身長．

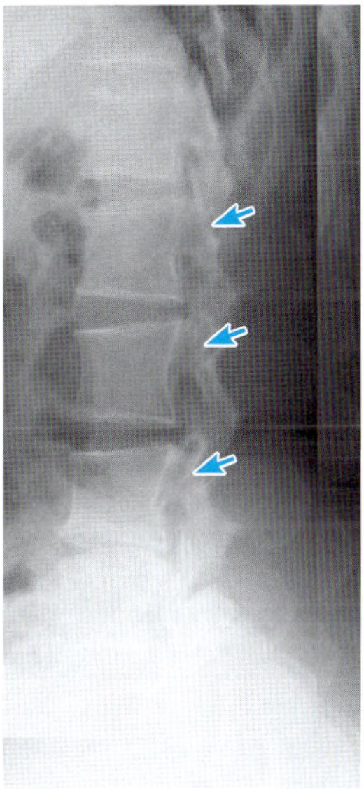

a　エックス線写真（腰椎）

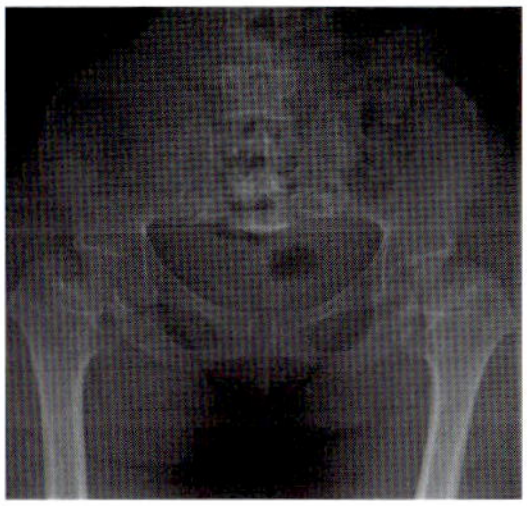

b　エックス線写真（骨盤）

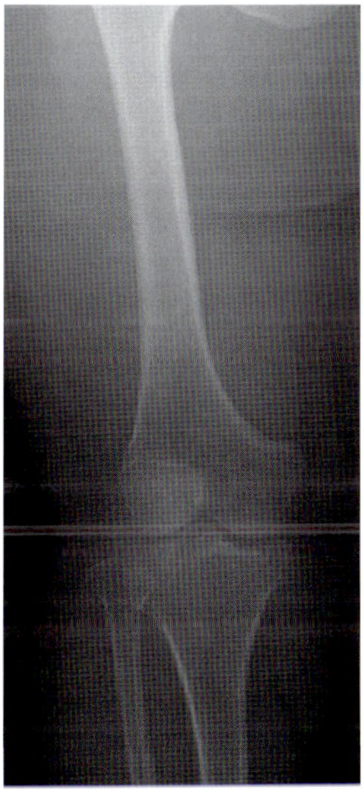

c　エックス線写真（下肢）

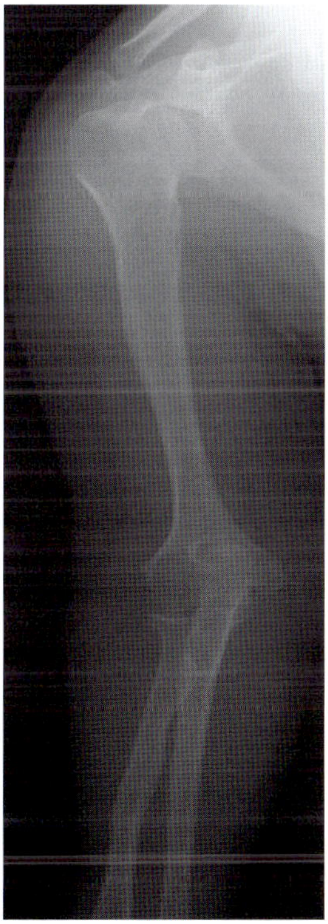

d　エックス線写真（上肢）

(a) 脊柱管前後径が狭く（→），脊柱管狭窄の状態である．
(b) 小骨盤腔の扁平化（シャンパングラス状骨盤）．
(d) 長管骨は太く，短い．

写真3　大理石病

15歳の男性．発育障害．

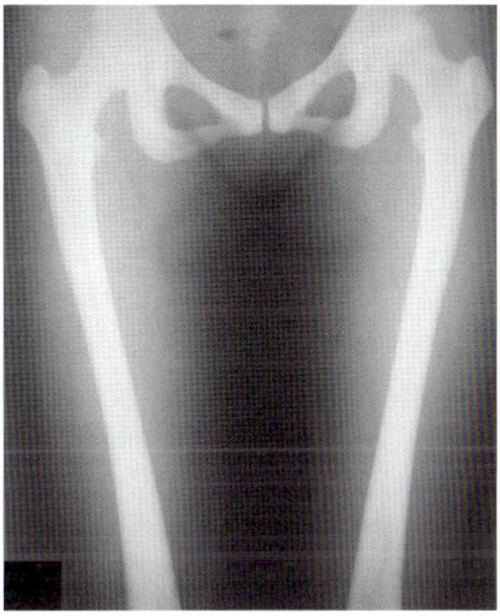

a　エックス線写真（下肢）

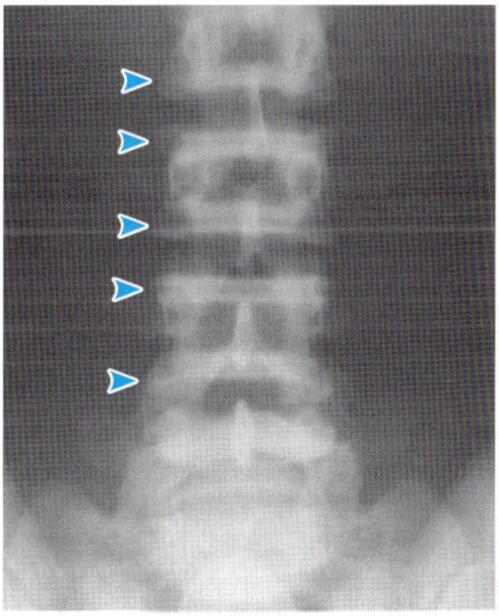

b　エックス線写真（腰椎）

(a) 骨盤骨，大腿骨が均一な高濃度を示している．
(b) 椎体の特に上下に帯状の高濃度（サンドイッチ様，ラグビージャージ様）が認められる（►）．

骨腫瘍 Bone tumors

病態

- 骨，軟骨からは，多彩な腫瘍が発生するが，局在，年齢，画像所見からかなり正確に鑑別することができる（→図1）
- 局在：大部分が骨幹端に発生する．例外として下記のような腫瘍がある
  骨端に好発：巨細胞腫，良性軟骨芽細胞腫
  骨幹に好発：内軟骨腫，類骨骨腫，Ewing肉腫，骨髄腫，悪性リンパ腫
- 好発年齢：大部分が10～25歳に好発する．例外として下記のような腫瘍がある
  小児：好酸球性肉芽腫，Ewing肉腫，神経芽細胞腫
  やや高齢：軟骨肉腫，巨細胞腫
  高齢者：転移性骨腫瘍，骨髄腫

図1　骨腫瘍の好発年齢・好発部位による鑑別診断

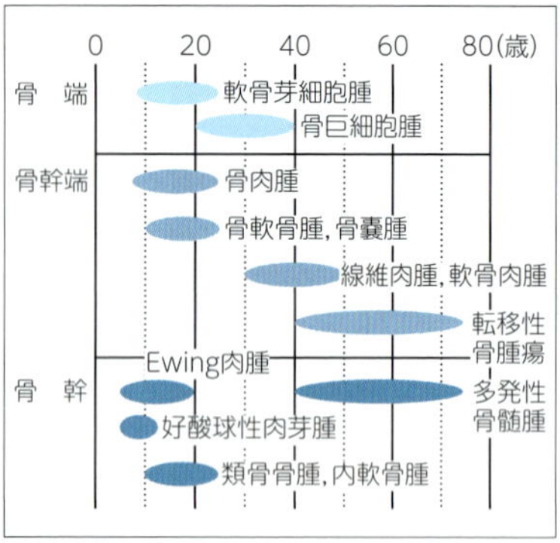

画像所見

- 溶骨性腫瘍vs. 造骨性腫瘍：大部分の腫瘍は溶骨性
- 造骨性変化を伴う腫瘍：転移性骨腫瘍の一部（→右頁），骨腫
- 骨膜反応：骨病変の周囲にみられる骨膜の肥厚（→Key Word）

表1　主な骨腫瘍の画像所見

		好発部位	好発年齢・臨床像	画像所見
悪性	転移性骨腫瘍	脊椎，骨盤，頭蓋，四肢近位	40歳～ 骨腫瘍として最多	不整な溶骨性病変が多いが，前立腺癌，乳癌などではしばしば造骨性病変となる（→写真5）
	骨肉腫	膝関節周囲（大腿骨，脛骨）が大部分 上腕骨近位	10～20歳代 腫脹，疼痛	溶骨性変化，硬化性変化が混在する不整な骨破壊像．骨膜反応も高頻度（→写真1）
良性	骨巨細胞腫	長管骨骨端～骨幹端	20～40歳代 病理学的には良性だが，再発，転移をみることがある	分葉状の溶骨性病変（→写真3）
	骨軟骨腫	長管骨骨幹端 肋骨，肩甲骨	10～20歳代 無痛性腫瘤	関節から遠ざかる方向に成長するドアノブ状隆起（→写真2）
	内軟骨腫	手足の短管骨，骨幹	10～20歳代	無症状．手指ではしばしば病的骨折． 輪郭明瞭な透亮像．高頻度に石灰化（→写真4）
	類骨骨腫	長管骨，手足，脊椎	10～20歳代 疼痛（特に夜間痛）	硬化像の中心部に透亮像（ナイダス，→写真6）

Key Word 骨膜反応

骨膜は，骨皮質の外側に密着する薄い膜で，正常ではエックス線写真には写らないが，腫瘍や炎症があると，その刺激により肥厚してエックス線でもみえるようになる．これを骨膜反応という．悪性腫瘍に多いが，骨髄炎でもみられることがある

写真1　骨肉腫
21歳の女性．大腿部腫脹，疼痛．

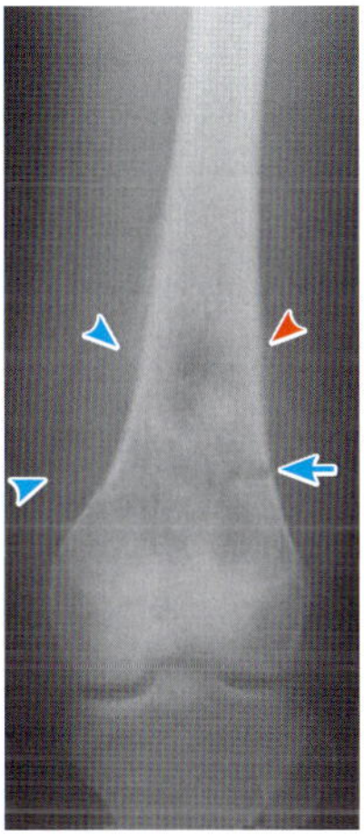

エックス線写真

大腿骨遠位の骨幹端に，軟部腫脹（►）を伴う不均一な溶骨性病変が認められる．病的骨折（→），骨膜反応（►）も認められる．

写真2　骨軟骨腫
20歳の男性．大腿腫脹．腫瘤触知．

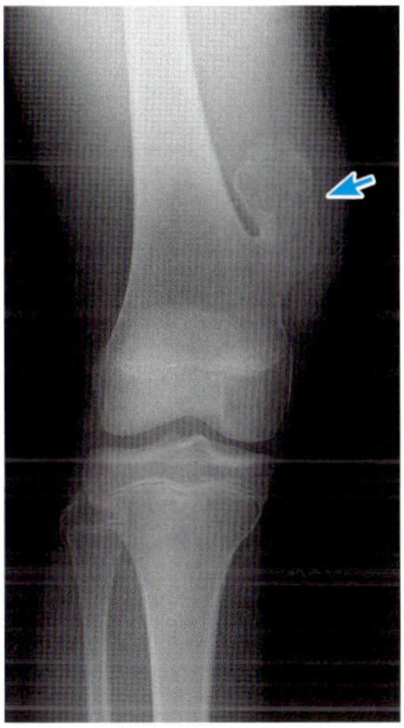

エックス線写真

大腿骨遠位の骨幹端のドアノブ状隆起（→）．

写真3　骨巨細胞腫
25歳の男性．膝関節痛．

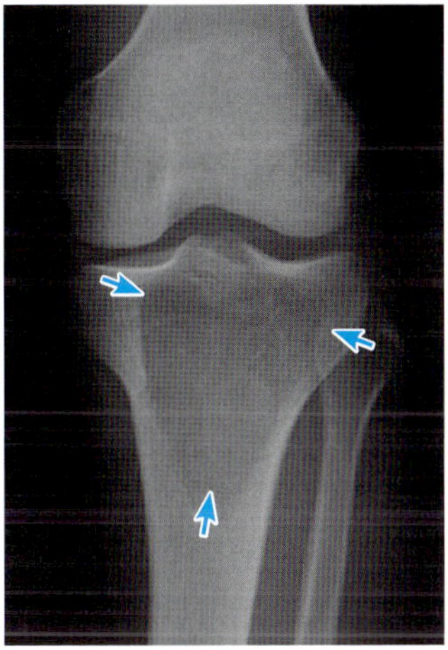

エックス線写真

脛骨骨幹～骨幹端に，輪郭明瞭な溶骨性病変が認められる（→）．

写真4　内軟骨腫
19歳の女性．右手第4指に突然の疼痛．

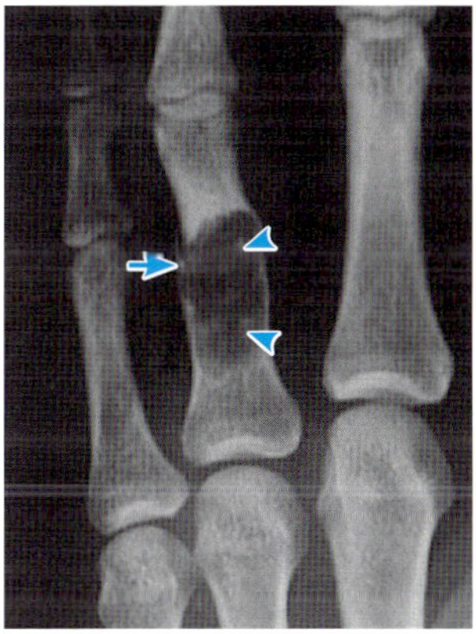

エックス線写真

基節骨の骨幹に輪郭明瞭な透亮像があり，内部に斑状石灰化（►）が認められる．病的骨折（→）．

写真5　転移性骨腫瘍
68歳の男性．肩関節痛．半年前に腎細胞癌で腎摘後．

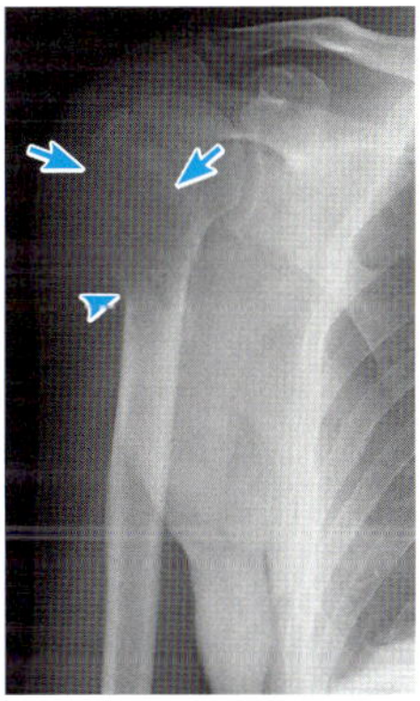

エックス線写真

上腕骨の骨幹端に，不整な溶骨性腫瘍があり（→），病的骨折を伴っている（►）．

写真6　類骨骨腫
24歳の男性．大腿部痛．

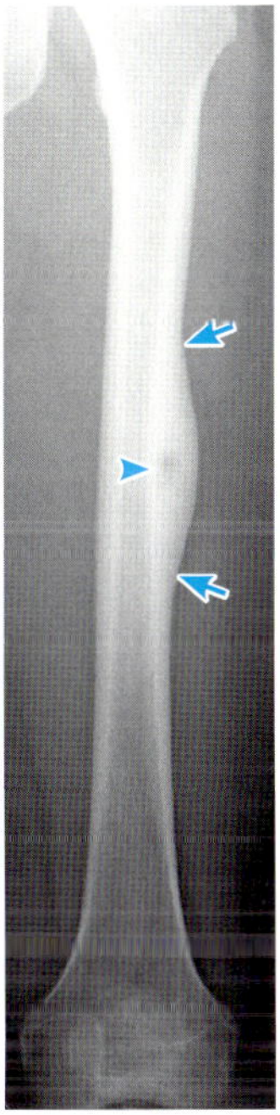

エックス線写真

大腿骨の骨幹に限局性の骨硬化像があり（→），中心部に小さな透亮像（►）が認められる．

第III部 疾患各論

胸腹部・その他

胸部

感染性肺炎 p.204
特発性間質性肺炎 p.206
無気肺 p.207
肺結核 p.208
原発性肺癌 p.210
肺気腫 p.212
気管支拡張症 p.213
気胸 p.214
胸水 p.216
珪肺症 p.217
石綿関連疾患 p.218
サルコイドーシス p.219

腹部

肝細胞癌 p.220
肝海綿状血管腫 p.221
肝嚢胞 p.222
転移性肝膿瘍 p.223
脂肪肝 p.224
胆石症・胆嚢炎 p.225
総胆管結石 p.226
胆嚢癌 p.227
膵癌 p.228
急性・慢性膵炎 p.229
腎細胞癌 p.230
尿路結石 p.231
膀胱癌 p.232
多発性嚢胞腎 p.233
生殖器の腫瘍性疾患 p.234
子宮筋腫／子宮体癌／卵巣癌／前立腺癌

消化管

消化管癌 p.236
食道癌／胃癌／大腸癌
腸閉塞（イレウス） p.238
炎症性腸疾患（IBD） p.239

その他

動脈疾患 p.240
大動脈瘤／大動脈解離／閉塞性動脈硬化症／閉塞性血栓性血管炎（Buerger病）

感染性肺炎 Infectious pneumonia

肺胞性（大葉性）肺炎

60歳の男性．発熱，咳嗽．

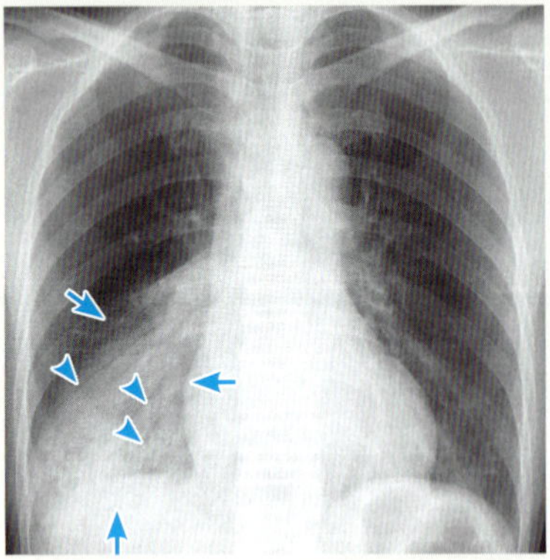

a　エックス線写真

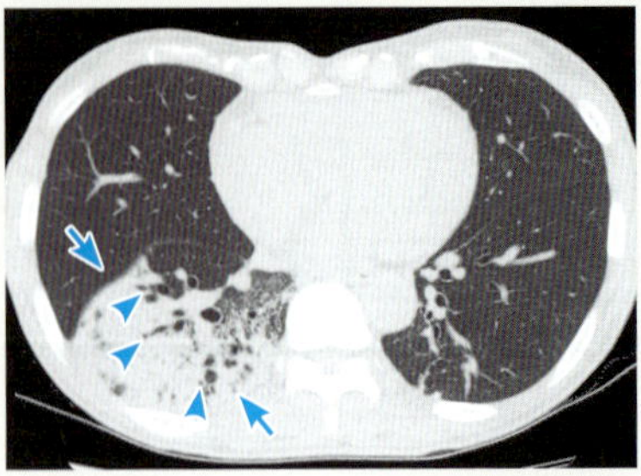

b　CT

(a) 右下葉の広範な不透過陰影（→）．内部に気管支の管状透亮像（air bronchograms，►）が認められる．

(b) 濃厚な陰影（→）の中に，気管支の含気（►）が認められる．

気管支肺炎

38歳の女性．微熱，乾性咳嗽．

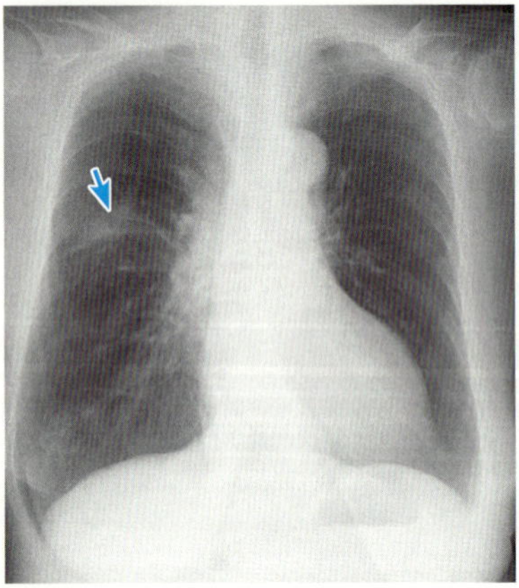

a　エックス線写真

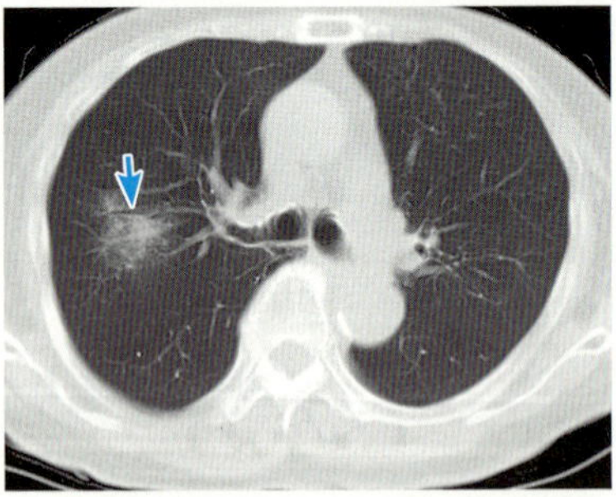

b　CT

(a) 右上葉に，境界不明瞭な斑状浸潤陰影．

(b) 不均一な浸潤陰影．

病態

- 微生物の感染によって起こる肺の炎症．細菌性が最多，その他マイコプラズマ（→Key Word），ウイルス，真菌など
- 病変の主座によって，肺胞性肺炎，気管支肺炎，間質性肺炎に大別される（→図1）

画像所見

- **肺胞性肺炎**：肺葉に一致する**濃厚な不透過陰影**．大葉性肺炎ともいう．内部に**気管支の透亮像**（air bronchograms，→Key Word）が認められるのが特徴
- **気管支肺炎**：**淡い不透過陰影**．しばしば多発する．気管支の区域に沿うので区域性肺炎ともいう．
- 間質性肺炎：境界不明瞭なスリガラス様陰影，線状陰影が多い

図1　肺炎の画像所見

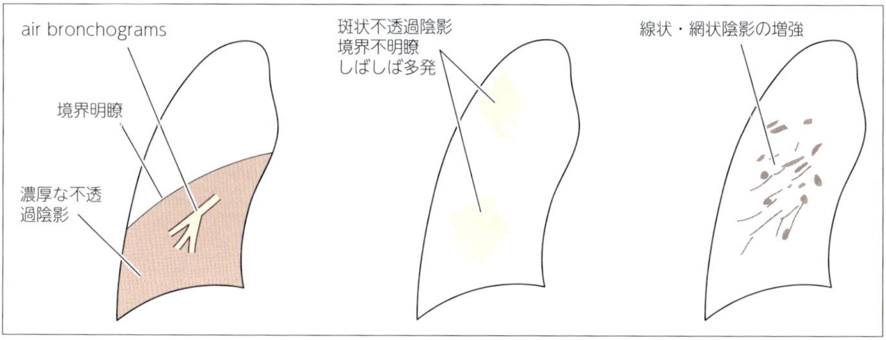

+α いろいろな肺炎

- **閉塞性肺炎**：腫瘍，異物などにより気道が閉塞，狭窄し，その末梢に喀痰などがうっ滞して肺炎を起こす状態．しばしば大葉性肺炎となる
- **嚥下性肺炎**：誤嚥による肺炎．高齢者，長期臥床者に多く認められ，下葉，背側の気管支肺炎の形が多い
- **市中肺炎**：一般の社会生活の中で罹患する肺炎．これに対して，病院に入院後48時間以後に発症するものを**院内肺炎**という
- **非定型肺炎**：肺炎球菌など一般細菌による肺炎を**定型肺炎**，これ以外，特にマイコプラズマ，クラミジア，ウイルスなど特殊な微生物による肺炎を非定型肺炎という

Key Word マイコプラズマ

細菌の一種だが，細胞壁をもたず通常の細菌よりも小さい点が通常の細菌と異なる．マイコプラズマ肺炎の原因として重要

air bronchograms（エア ブロンコグラムス）

胸部エックス線写真，CTで，不透過陰影の中に気管支が**管状透亮像**として認められる所見．炎症細胞や滲出液で充満した肺胞を背景として含気が保たれた気管支が低濃度にみえるためで，その陰影が**肺胞性病変**であることを示している．特に肺胞性肺炎に特徴的

COVID-19肺炎

CT像は主に，多発**すりガラス陰影**が多く，進行すると濃厚な不透過陰影となるが，特に**まるい陰影**はかなり特徴的である

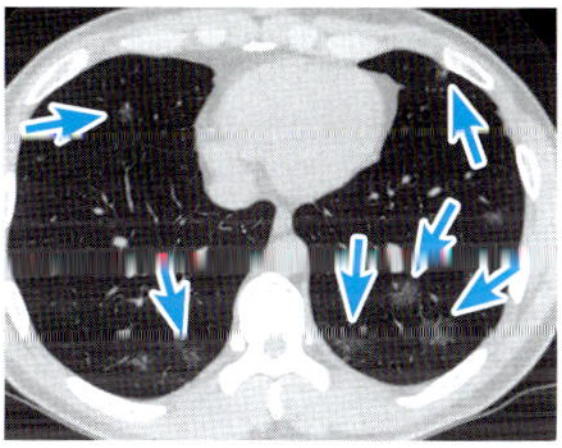

両側肺にまるいすりガラス陰影が多発している（→）．

CT
30歳女性，発熱，咳嗽

特発性間質性肺炎 Idiopathic interstitial pneumonia

特発性間質性肺炎

45歳の女性．1年前から労作時呼吸困難が進行．

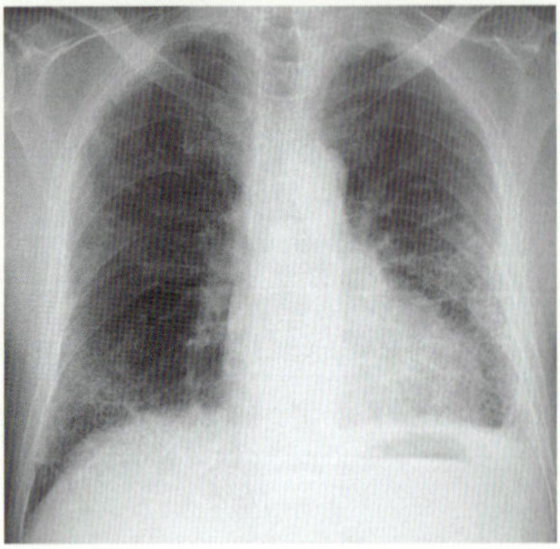

a　エックス線写真

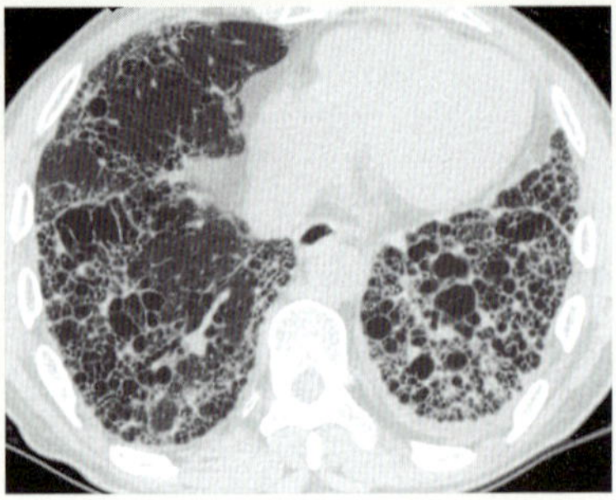

b　CT

(a) 両側肺野，下肺野優位のびまん性線状・網状陰影．
(b) 蜂巣状病変が多発．蜂巣肺の状態である．

病態

- 肺間質（肺胞隔壁）に主座をもつ炎症性疾患．感染性間質性肺炎（→p.204）は除く
- 大部分は特発性（原因不明）．膠原病に合併するもの，薬剤性などもある
- 病理組織像から8つに分けられるが，通常型間質性肺炎（特発性肺線維症ともいう）が多い
- 症状：乾性咳嗽，労作時呼吸困難が徐々に発症，進行性に増悪する

+α 実質と間質

- 一般に臓器特有の機能に直接関与する部分を実質，その周囲にあってこれを構造的に支える部分を間質という
- 肺の場合，実質とは，肺の基本的な機能であるガス交換に関与する肺胞腔およびこれを取り囲む肺胞上皮を指し，肺胞上皮の外側にある肺胞隔壁を間質とよぶ
- 間質性肺炎は，この肺胞隔壁に炎症が起こり，隔壁が肥厚，肺胞腔が膨らみにくくなると同時にガス交換機能が障害されて発症する
- 肺胞性肺炎は，実質性肺炎の代表で，肺胞腔に炎症細胞，炎症性滲出液が充満してガス交換が損なわれる

画像所見

エックス線写真

- 両側びまん性の線状・網状陰影．下肺野優位に分布する

CT

- 初期には胸膜直下，肺底部のスリガラス様陰影，網状陰影
- 進行すると輪状の蜂巣状陰影となる（蜂巣肺＝肥厚した肺胞壁が輪状に並んで蜂の巣のように見える）

無気肺 Atelectasis

無気肺（右上葉の閉塞性無気肺）
70歳の男性．胸痛，喀痰．

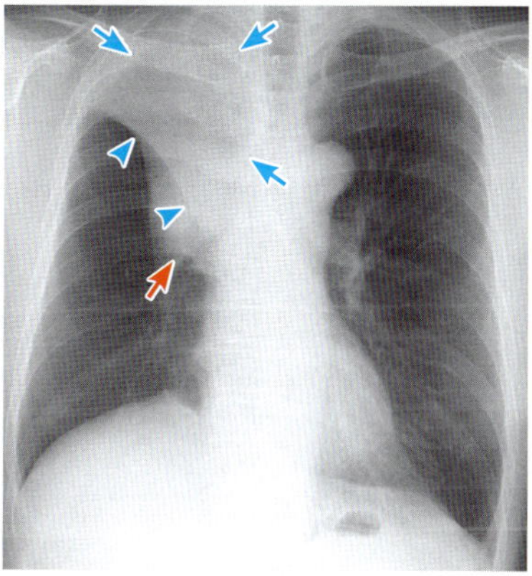

エックス線写真
右肺門部肺癌（→）による右上葉の閉塞性無気肺．無気肺に陥った右上葉に均一な不透過陰影（→）．
➤：挙上した上中葉間線．

無気肺（右下葉）
53歳の男性．発熱，咳嗽．

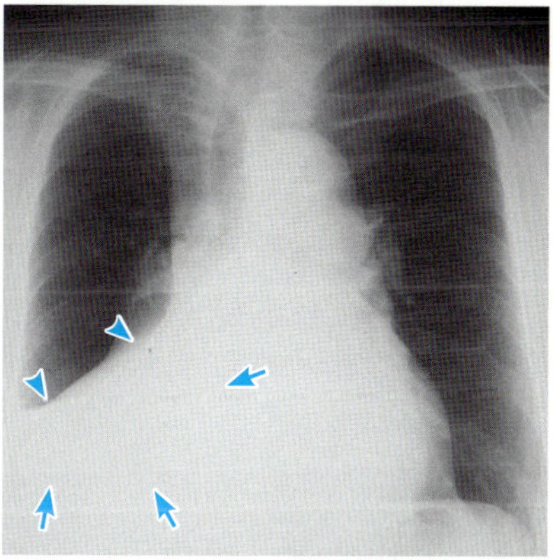

エックス線写真
無気肺に陥った右下葉が均一な不透過陰影を示している（→）．➤：中下葉線．

病態

- **肺胞内の含気が失われ**，肺容積が減少した状態
- 原因：中枢気道が腫瘍，異物，粘液などで閉塞して起こる**閉塞性無気肺**が大部分（→図1）
- 病名ではなく病態名で，その原因検索が重要

図1　無気肺の原因

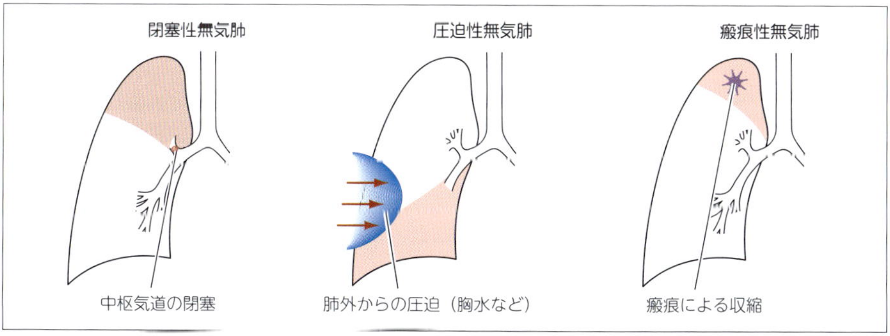

画像所見

エックス線写真
- **肺葉，肺区域に一致する均一な不透過陰影**
- 肺門を頂点とする三角形を示すことが多い

肺結核 Pulmonary tuberculosis

肺結核
32歳の女性．微熱，全身倦怠感，血痰．

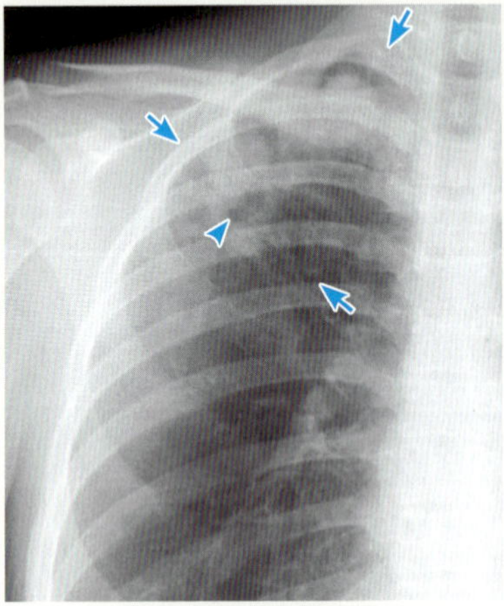

a　エックス線写真

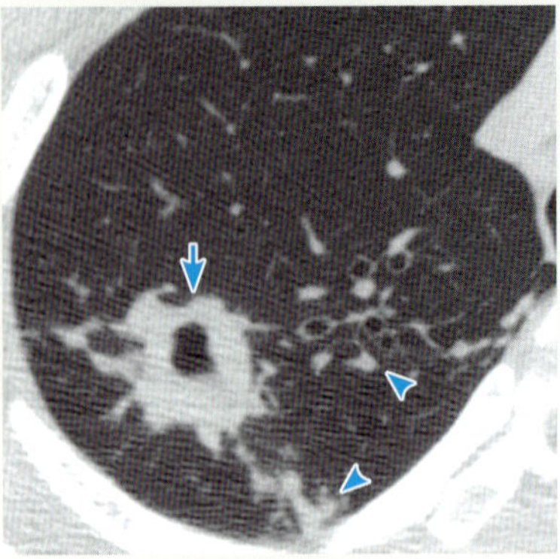

b　CT

(a) 右上葉に空洞（►）を伴う不均一な浸潤陰影（→）．
(b) 空洞を伴う結節陰影（→）の髄膜腫周囲に，粒状，分枝状の小陰影（撒布巣，►）が多発している．

病態

- 結核菌が経気道的に肺組織に感染
- 一次肺結核：初めて結核菌に感染すると，肺門と肺野に小さな病巣を作る状態（＝初期変化群）．多くの場合，無症状あるいは軽度の感冒症状で，気付かないうちに病変は自然に縮小する．しかし，結核菌は死滅せずに，組織の中に潜伏する
- 二次肺結核：潜伏していた結核菌が，免疫能低下などを契機として再燃した状態．空洞を伴う肉芽腫性病変を形成，発症する（咳嗽，喀痰，微熱など）

画像所見

エックス線写真
- 上葉，下葉上区域に好発
- 浸潤陰影（→Key Word）の中に空洞をみるのが典型的

CT
- 輪郭不明瞭な不透過陰影＋空洞
- 主病変の周囲に小病変が散在していることが多い（撒布巣）

Key Word 浸潤陰影
厳密な定義はないが，一定の広がりをもつ境界不明瞭な不透過陰影を指す．もともと病理学用語で，正常組織の中に異常な細胞，炎症性物質などが入り込む状態を指す．炎症性病変に多く，肺炎，結核はその代表である

+α 粟粒結核

- 肺結核は，結核菌の経気道感染によるもので，肺内に拡大するときも原則として経気道的に進展するが，宿主の免疫機能が低下している場合，大量の結核菌に曝露された場合などは**血行性拡大**，すなわち血液を介して全身の臓器に結核菌がばらまかれることがある．これが**粟粒結核**といわれる状態で，肺，肝，脾，腎などに微小病変が多発する
- 胸部エックス線写真では，**両側びまん性に粒状陰影**が認められる（→**写真1**）

写真1　肺結核（粟粒結核）
35歳の男性．39℃台の発熱．

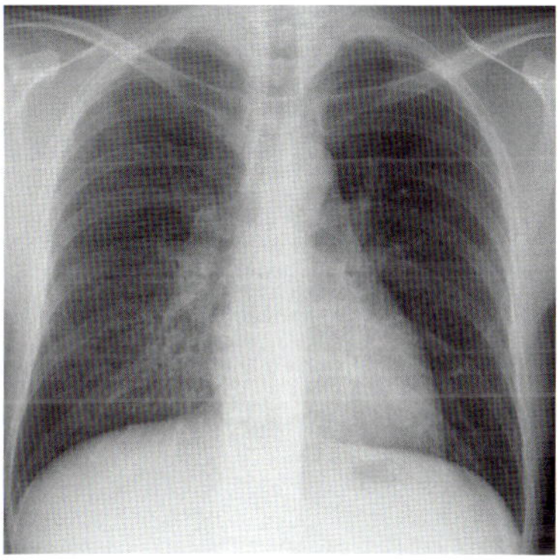

a　エックス線

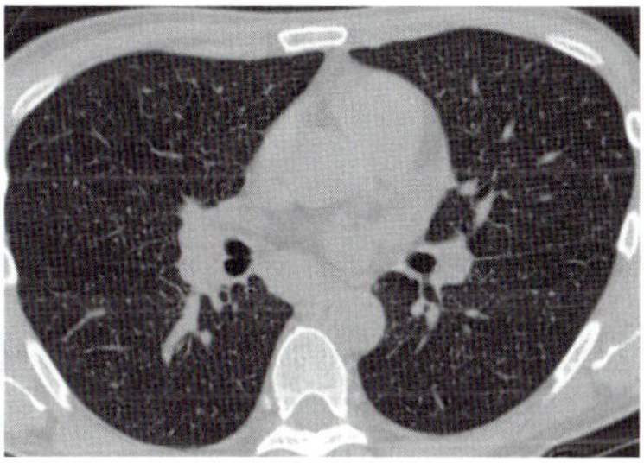

b　CT

（a，b）両側肺野にびまん性の粒状陰影が無数に多発している．

+α 非結核性抗酸菌症

- 結核菌と同じ*Mycobacterium*属の細菌感染症で，結核菌を除くものを指す．大部分は*Mycobacterium avium* complex（MAC）なので，**MAC感染症**ともいう
- 臨床所見，画像所見ともに肺結核と類似して鑑別が難しいことがあるが，**右中葉**，**左舌区**に好発し，**気管支拡張**を伴うことが多いのが特徴である（→**写真2**）
- ヒトからヒトに伝染することはない．肺結核に準じた治療が行われる

写真2　非結核性抗酸菌症
52歳の女性．咳嗽，血痰．

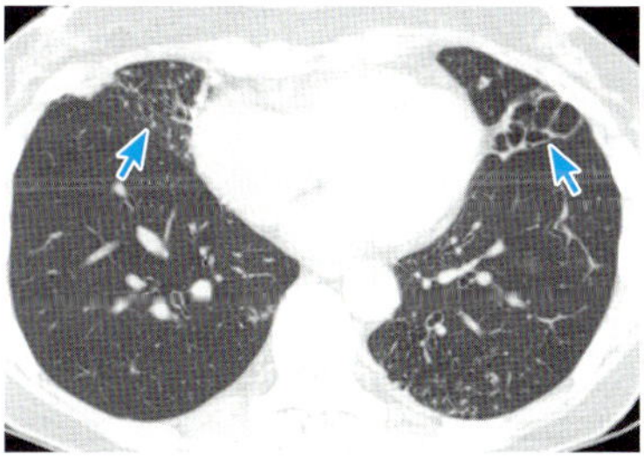

CT

右中葉，左上葉舌区に気管支拡張を伴う粒状陰影（→）．

原発性肺癌 Primary lung cancer

原発性肺癌（肺門部型）

72歳の男性．血痰．

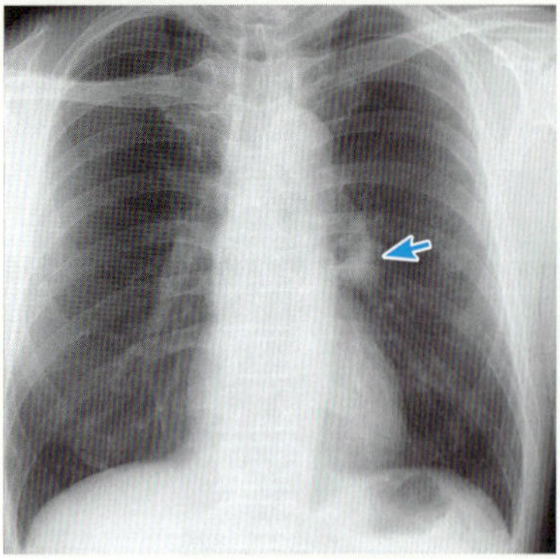

a エックス線写真

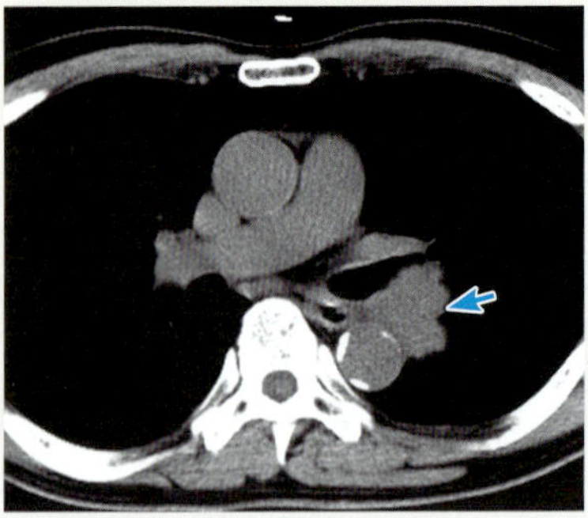

b CT

(a) 肺門型肺癌（→）．
(b) 左肺門部に分葉状の不整形腫瘤が認められる（→）．

原発性肺癌（肺野型）

67歳の女性．健診で胸部異常陰影を指摘された．

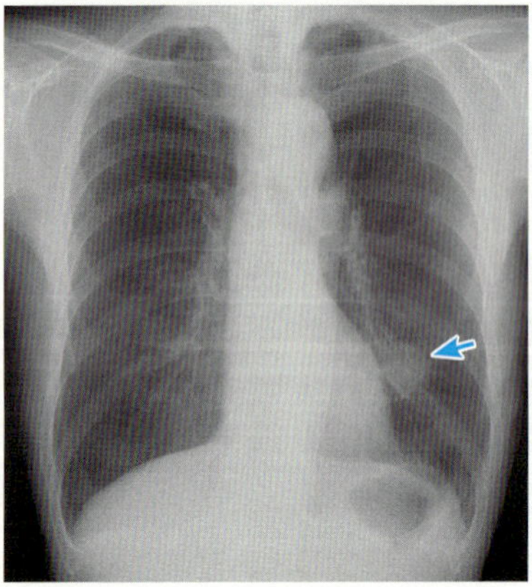

a エックス線写真

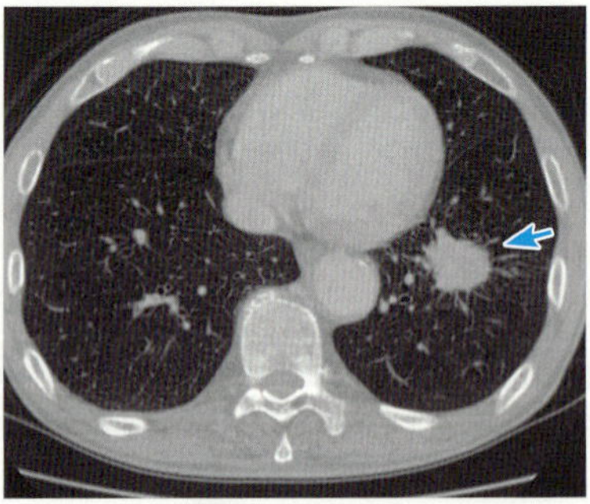

b CT

(a, b) 左下葉に棘状陰影を伴う不整形腫瘤が認められる（→）．

病態

- 気管支上皮から発生する悪性腫瘍
- 組織型による分類：扁平上皮癌，腺癌，小細胞癌，大細胞癌
  このうち特に小細胞癌は急速に進展し予後不良
- 発生部位による分類：肺門型（中枢型）肺癌，肺野型（末梢型）肺癌
  肺門型は扁平上皮癌，次いで小細胞癌が多く，いずれも喫煙との関連が深い
  肺野型は腺癌が多い

画像所見

表1　肺癌の特徴と画像所見

	中枢型肺癌	末梢型肺癌
主な組織型	扁平上皮癌，小細胞癌	腺癌
喫煙との関連	濃厚な関係あり	あまり関係ない
性比（男：女）	10：1	2：1（女性非喫煙者の75％が腺癌）
臨床症状	初期より咳嗽，血痰 繰り返す肺炎	初期は無症状
画像所見	肺門部腫瘤 しばしば閉塞性肺炎，無気肺	肺野腫瘤

+α　転移性肺腫瘍

- 全身のほとんど全ての悪性腫瘍が肺に転移する．特に大腸癌，乳癌が多い
- 両側肺野に，結節状陰影が多発する（→写真1）

写真1　転移性肺腫瘍
60歳の女性．腎細胞癌術後1年．

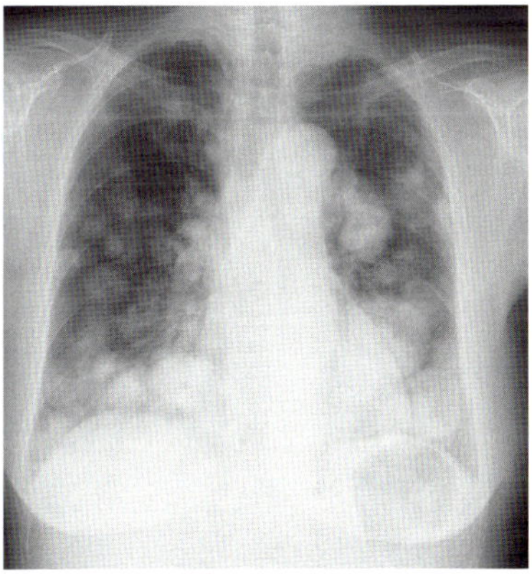

エックス線写真
両側肺野にまるい腫瘤陰影が多発している．

肺気腫 Pulmonary emphysema

肺気腫

71歳の男性．労作時呼吸困難．喫煙歴50年．

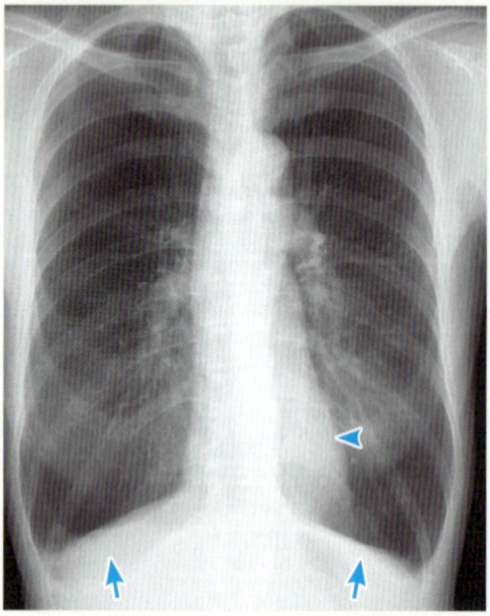

a　エックス線写真

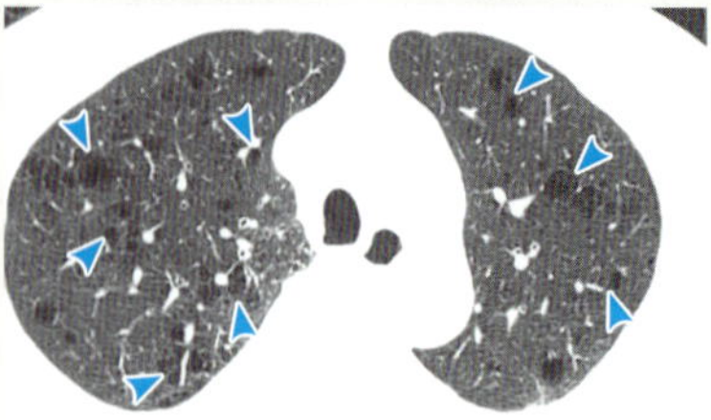

b　CT

(a) 両側肺野の透過性亢進，横隔膜低位・平坦化（→），滴状心（►）が認められる．
(b) 両側肺野にまるい小低吸収域（LAA）が多発している（►）．

病態

- 慢性閉塞性肺疾患の病態の一つ（→ +α ）
- 肺胞壁が破壊され，気道末梢が不可逆的に拡大→進行性呼吸困難
- 喫煙，大気汚染物質の吸入と密接に関係

画像所見

エックス線写真

- 軽度の場合は異常所見を認めない
- 進行すると肺の過膨張により，肺野透過性が亢進，横隔膜が低位・平坦化し，心陰影が相対的に小さくみえるようになる（滴状心）

CT

- 円形～多角形の小低吸収域（low attenuation area；LAA）が多発

+α 慢性閉塞性肺疾患（COPD*）

- 煙草，大気汚染などの障害性物質に対する異常な炎症反応により，非可逆的な気流制限を特徴とする慢性・進行性の肺疾患
- かつては，肺気腫，慢性気管支炎として別個に扱われていたが，現在ではそれぞれCOPDの肺病変，気道病変として捉えられる
- 主な症状は，肺病変による労作時呼吸困難，気道病変による喀痰の過量分泌

*COPD：chronic obstructive pulmonary disease

気管支拡張症 Bronchiectasis

気管支拡張症
45歳の男性. 大量の喀痰, 咳嗽.

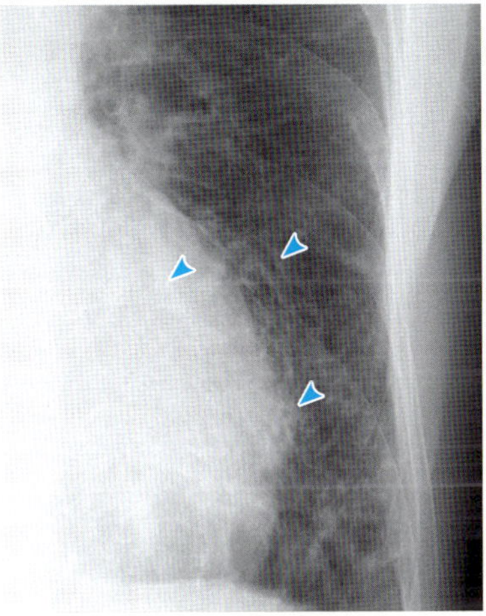

a　エックス線写真

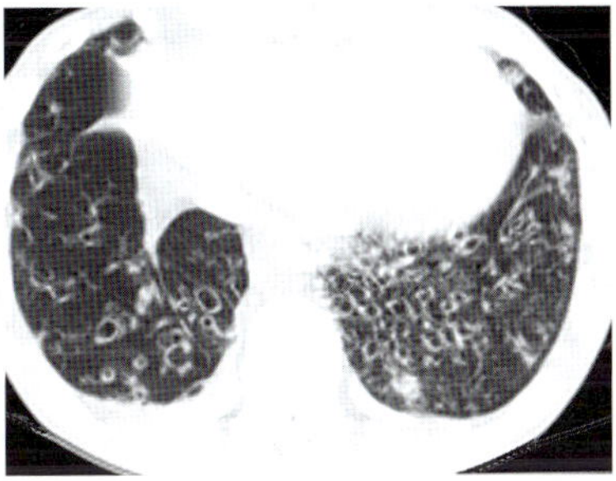

b　CT

(a) 肺野に肥厚した気管支壁を反映する索状陰影が増強している（►）.
(b) 管状, 輪状陰影が多発している.

病態

- 末梢気管支が破壊され, 不可逆的に拡張→大量の喀痰, 血痰, 咳嗽
- 乳幼児期の重症肺炎, 結核など炎症疾患が原因となるが, 先天性の場合もある

画像所見

エックス線写真

- 肥厚, 拡張した気管支壁が索状陰影として見える

CT

- 気管支壁の拡張＋壁の肥厚→管状・輪状陰影

気胸 Pneumothorax

自然気胸
30歳の女性．ジョギング中に突然の胸痛，呼吸困難．

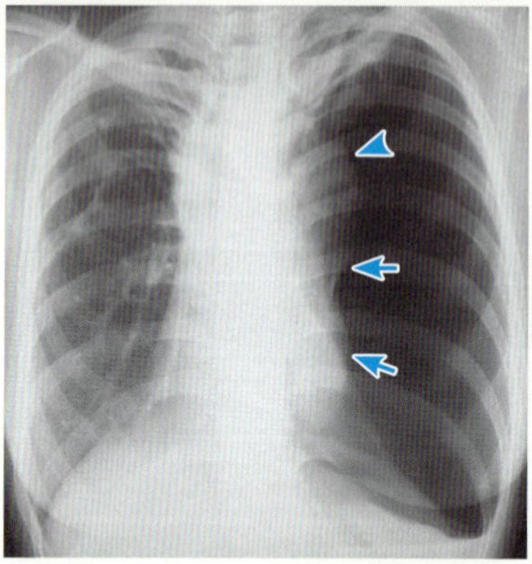

a エックス線写真

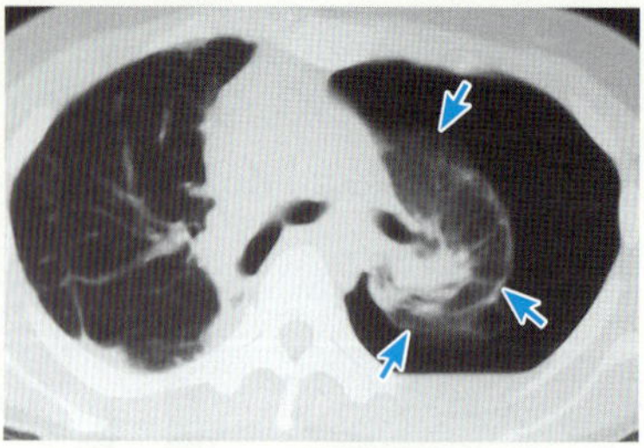

b CT

(a) 肺野の肺紋理が消失して透過性が亢進している（►）．縦隔，肺門に接して虚脱した肺の輪郭が認められる（→）．
(b) 気胸腔は無構造な低吸収となり，肺門部に虚脱した肺が認められる（→）．

病態

- 胸膜腔に空気が進入して陰圧が減少，肺が虚脱する→胸痛，呼吸困難（→図1）
- 自然気胸：ブラ，ブレブ（→Key Word）の破裂による臓側胸膜の破綻による
- 外傷性気胸：胸壁外傷に合併する壁側胸膜の破綻による

画像所見

エックス線写真
- 肺野の肺紋理（→Key Word）が消失，透過性が亢進．肺門部に虚脱した肺が認められる

CT
- 肺の周囲に三日月状の無構造な低吸収（＝気胸腔）が認められる

Key Word ブラ・ブレブ

肺実質にはしばしば先天的にまるい含気腔があり，これを気腫性嚢胞という．特に肺実質内にあるものをブラ（bulla），胸膜下にあるものをブレブ（bleb）というが，必ずしも区別できないこともあるのでブラ・ブレブとよぶことが多い．通常は無症状だが，胸膜直下のブレブは自然気胸の原因となる

肺紋理

胸部エックス線写真で，肺野に認められる索状陰影を肺紋理と総称する．その本態は，主に肺動脈，肺静脈で，肺紋理の消失はそこに肺実質が存在しないことを意味しており，気胸のほか巨大ブラでも認められる

図1　胸膜腔の解剖と気胸

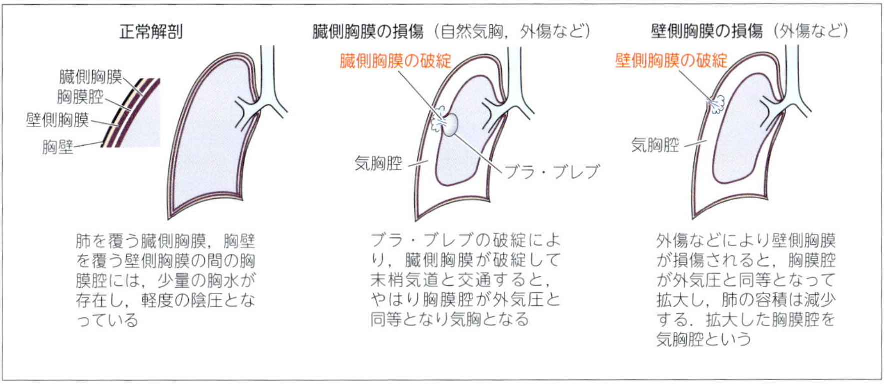

正常解剖
臓側胸膜
胸膜腔
壁側胸膜
胸壁
肺を覆う臓側胸膜，胸壁を覆う壁側胸膜の間の胸膜腔には，少量の胸水が存在し，軽度の陰圧となっている
臓側胸膜の損傷（自然気胸，外傷など）
臓側胸膜の破綻
気胸腔
ブラ・ブレブ
ブラ・ブレブの破綻により，臓側胸膜が破綻して末梢気道と交通すると，やはり胸膜腔が外気圧と同等となり気胸となる
壁側胸膜の損傷（外傷など）
壁側胸膜の破綻
気胸腔
外傷などにより壁側胸膜が損傷されると，胸膜腔が外気圧と同等となって拡大し，肺の容積は減少する．拡大した胸膜腔を気胸腔という

+α 緊張性気胸

- 胸膜破綻部にチェックバルブが形成され，空気の流れが一方通行となる結果，気胸腔の陽圧となる
- 肺は完全に虚脱し，縦隔も強く圧迫されるため循環不全をきたしてショックなど重篤な状態となる
- 画像では，一側肺野の肺紋理が消失し，縦隔が対側に強く偏位するのが特徴（→**写真1**）

写真1　緊張性気胸

40歳の男性．作業中の事故で胸部を打撲．呼吸苦を訴えていたがショック状態となった．

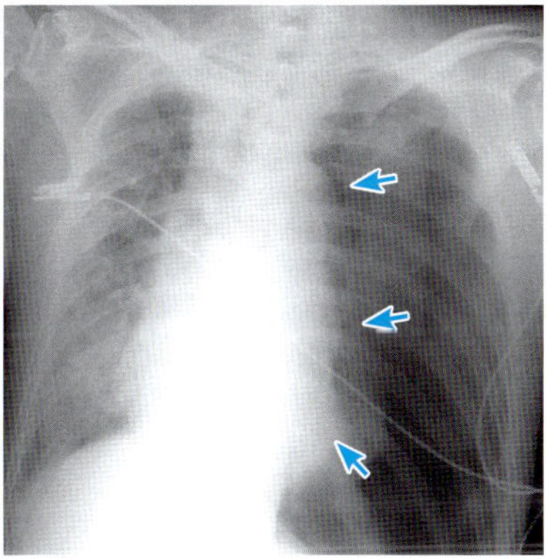

エックス線写真

左肺野の肺紋理が失われ，縦隔が右側に偏位している（ ）．

胸水 Pleural effusion

胸水（胸膜炎）

38歳の男性．胸痛．

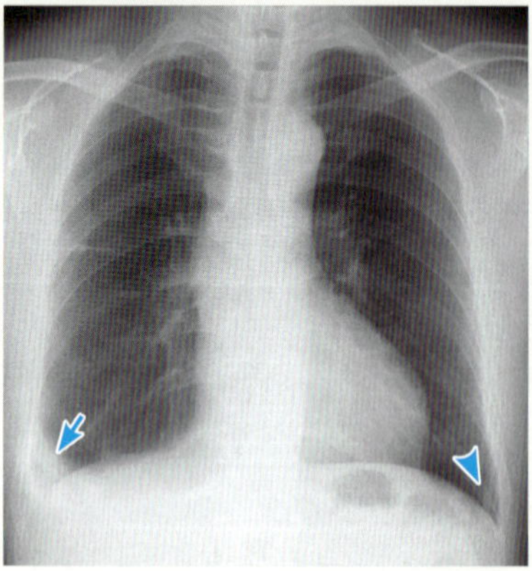

a　エックス線写真

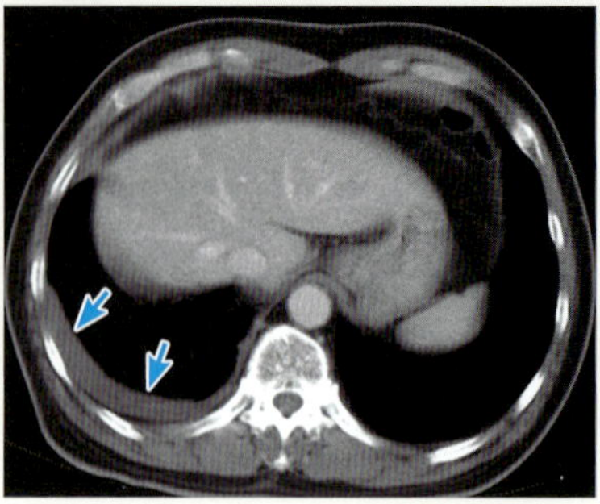

b　CT

(a) 右肋骨横隔膜角が鈍化し，三日月状の不透過陰影が認められる（→）．左肋骨横隔膜角は正常（鋭角，►）．

(b) 右肺底部の胸水が，三日月状の低吸収として認められる（→）．

病態

- 胸膜腔に過剰な液体が貯留した状態（胸膜腔には正常でも少量の液体がある）
- 原因：炎症性・腫瘍性病変：胸膜炎，胸膜腫瘍，肺癌など
  静水力学的異常：うっ血性心不全，低蛋白血症など

画像所見

エックス線写真

- 立位にて，少量では肋骨横隔膜角の鈍化→弧状の不透過陰影→広範な不透過陰影（→図1）

CT

- 胸廓背面に三日月状の低吸収

図1　胸水の画像所見

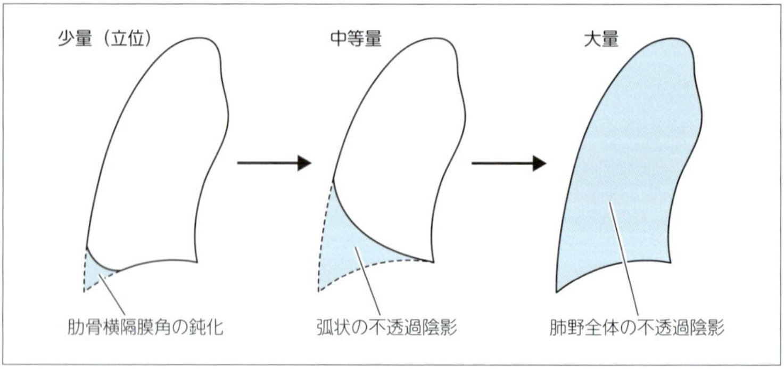

珪肺症 Silicosis

珪肺症

55歳の男性．労作時呼吸困難．20年以上，セメント工場に勤務していた．

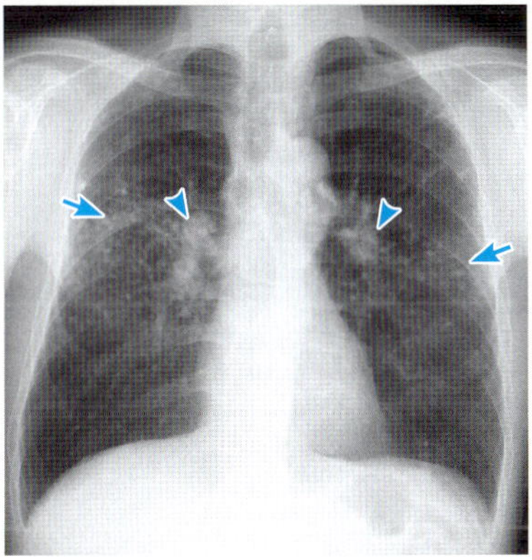

a　エックス線写真

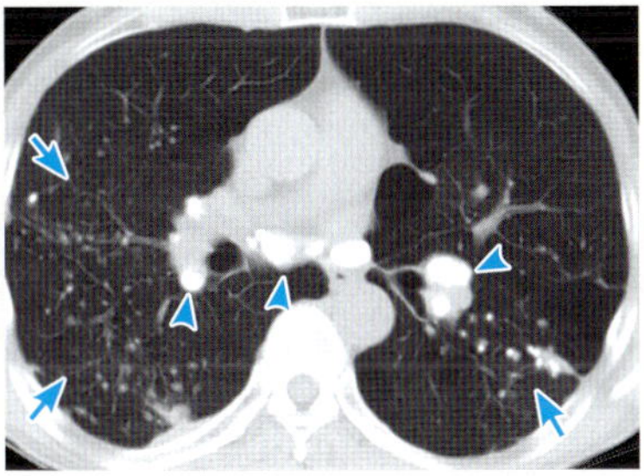

b　CT

(a) 両側肺野に小粒状陰影が多発し（→），肺門リンパ節の腫脹（►）が認められる．
(b) 肺野の多発粒状陰影（→），肺門，縦隔リンパ節の石灰化を伴う腫大（►）が認められる．

病態

- 塵肺：大気中の粉塵を長期間吸入し，これが肺組織に沈着して引き起こす一連の疾患．粉塵に対する反応性の肉芽腫性病変が増殖し，進行性の呼吸困難をきたす．大部分は職業病
- 珪石の吸入による珪肺症が最も多い．石材採掘，石材加工，窯業などの従事者の職業病
- このほか石綿（アスベスト）肺（→p.218），アルミ肺，ベリリウム肺など

画像所見

エックス線写真　CT

- 肺門リンパ節腫大．しばしば卵殻状石灰化を伴う
- 両側肺，びまん性，上肺野優位に分布する小粒状陰影

石綿関連疾患 Asbestosis

石綿（アスベスト）肺

63歳の男性．胸痛，労作時呼吸困難．10年以上石綿を扱う工場に勤務していた．

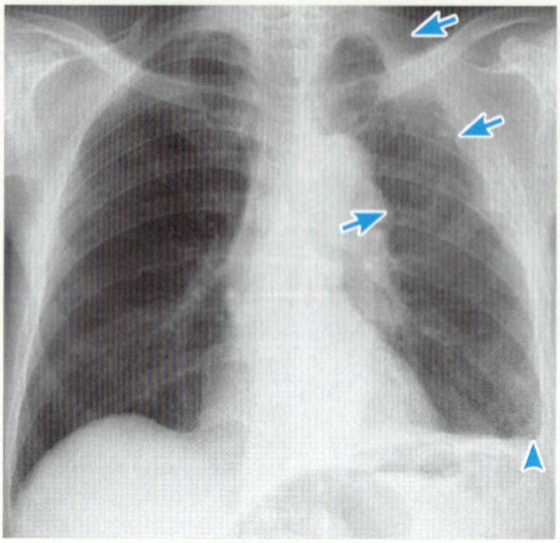

a エックス線写真

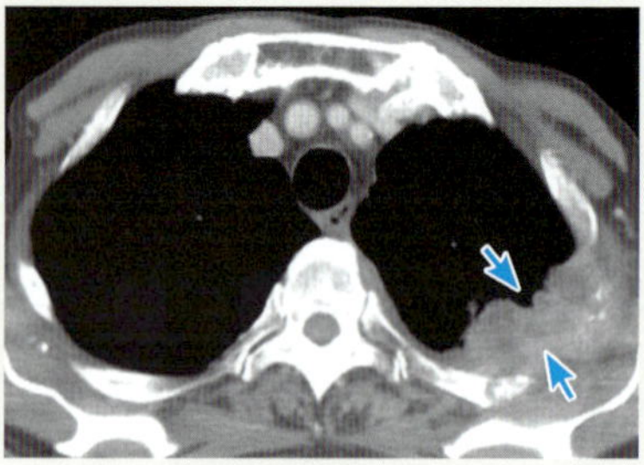

b CT

(a) 胸壁，縦隔に腫瘤陰影が多発している（→）．胸水による左肋骨横隔膜角の鈍化（►）．
(b) 胸膜面に不整な腫瘤があり，胸壁を破壊している（→）．

病態

- 石綿（アスベスト）の吸入による一連の疾患の総称
- 石綿肺（塵肺），悪性胸膜中皮腫，肺癌，胸膜斑（胸膜プラーク）などを含む
- 石綿は断熱材，絶縁材，自動車のブレーキライニングの材料などに使われ，関連産業従事者の職業病として発生（現在は使用が禁止されている）

画像所見

- 胸膜斑（胸膜プラーク）：胸膜，特に横隔膜面の石灰化
- 悪性胸膜中皮腫：胸膜面に不整な腫瘤が多発．しばしば胸水を伴う

+α 胸膜中皮腫

- 胸膜，腹膜，心膜から発生する腫瘍の総称．限局性腫瘤をつくる良性中皮腫，びまん性に増殖する悪性中皮腫があり，特に悪性胸膜中皮腫はアスベスト曝露と密接な関係がある

サルコイドーシス Sarcoidosis

サルコイドーシス
30歳の男性．無症状．健診のエックス線写真で異常を指摘された．

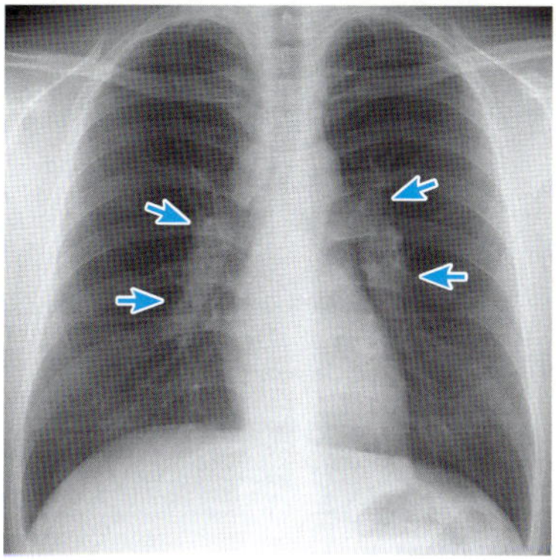

a　エックス線写真

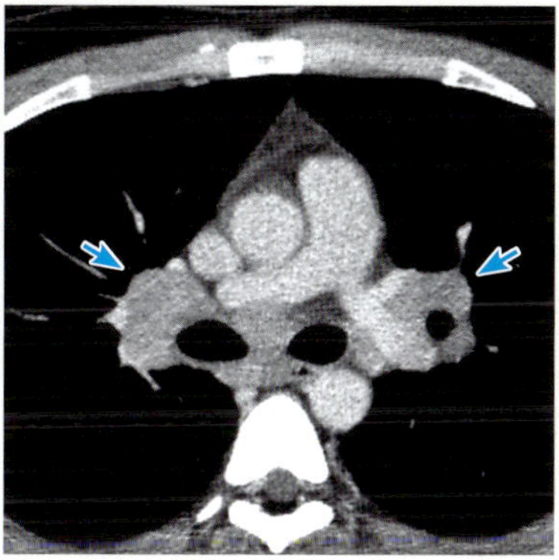

b　CT

（a，b）両側肺門リンパ節の腫大（BHL，→）が認められる．

病態

- 全身多臓器の肉芽腫増殖性疾患．原因不明
- 両側肺門リンパ節腫大：ほぼ全例にみられるが，多くは無症状，治療なしに自然消失する
- その他，眼症状（ブドウ膜炎），中枢神経症状，骨病変，皮膚病変など

画像所見

- 両側肺門リンパ節腫大（BHL，→Key Word）が特徴的
- 進行すると肺線維症となり，蜂窩肺（→p.206）を呈する

Key Word BHL

両側肺門リンパ節が腫大する状態（bilateral hilar lymphadenopathy）を指す画像診断用語．サルコイドーシスに特徴的だが，このほか珪肺などの塵肺，肺癌，リンパ腫などでも認められる

肝細胞癌 Hepatocellular carcinoma

肝細胞癌

54歳の男性．20年前にC型慢性肝炎と診断された．

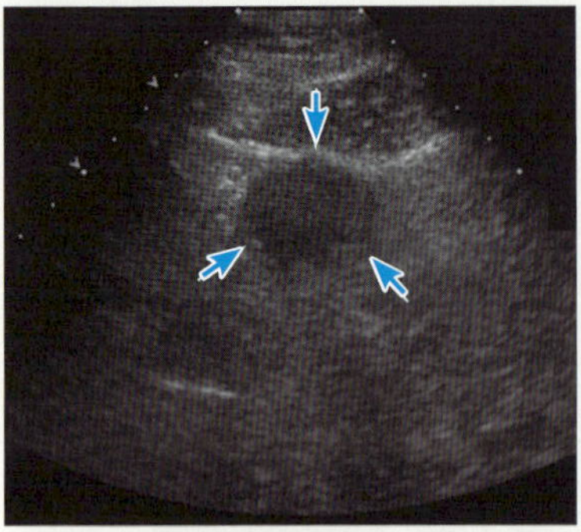

a　超音波画像

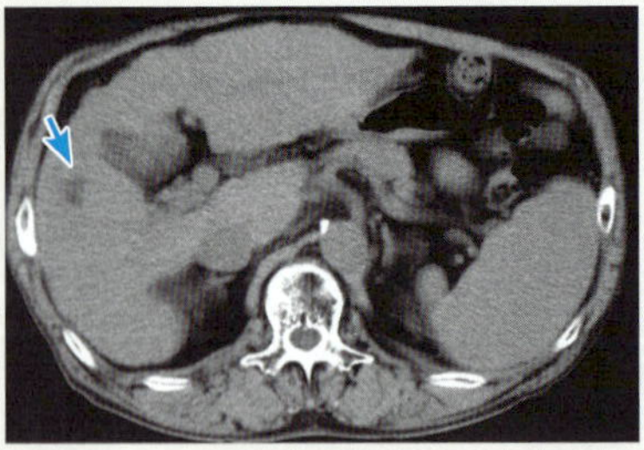

b　CT

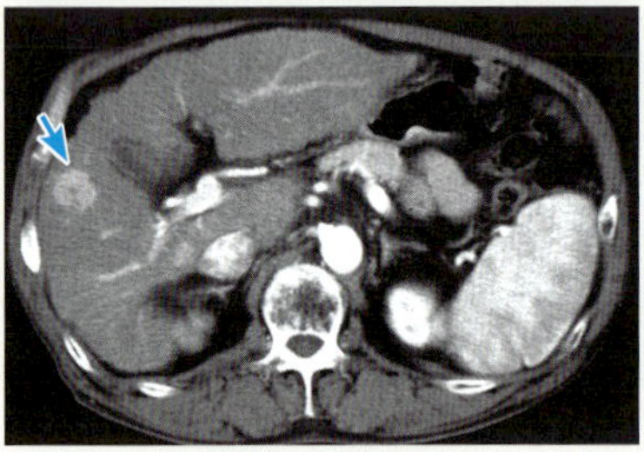

c　造影CT（早期相）

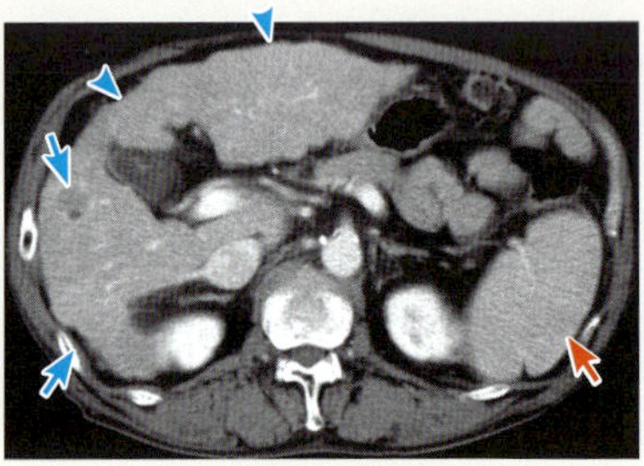

d　造影CT（後期相）

(a) 低エコー性の腫瘤（→）．

(b) 肝右葉に低吸収の腫瘤（→）．

(c) 強い造影効果を示し高吸収となる（→）．

(d) 速やかに造影効果が低下して低吸収となる（→）．肝辺縁の凹凸不整（►），脾腫（→）は既存の肝硬変を反映する所見．

病態

- 肝細胞から発生する悪性腫瘍
- 多くはC型慢性肝炎，肝硬変を経て発生する

画像所見

超音波

- 低エコー性が多いが，等～高エコーのものもある

CT

- 単純CTでは低吸収，造影CTでは早期相で強い造影効果を示して高吸収となり，後期相では速やかに造影効果が低下して再び低吸収となる（early wash-in, early wash-out）

肝海綿状血管腫 Cavernous hemangioma of the liver

肝海綿状血管腫

34歳の女性．無症状．人間ドックのエコーで異常を指摘された．

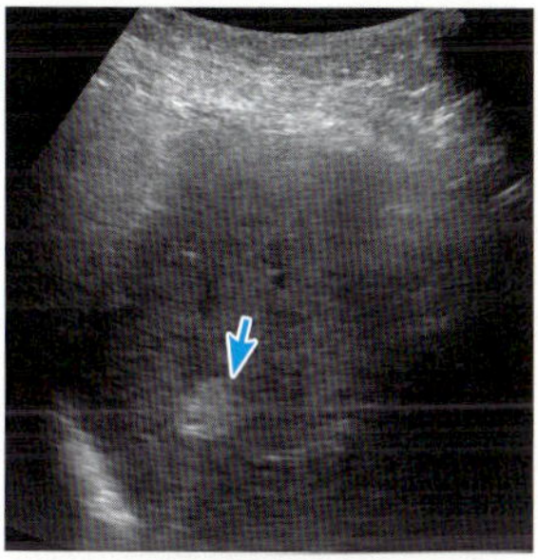

a 超音波画像

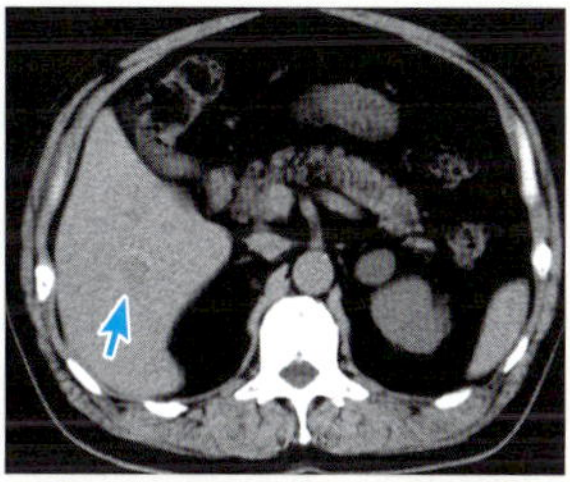

b CT

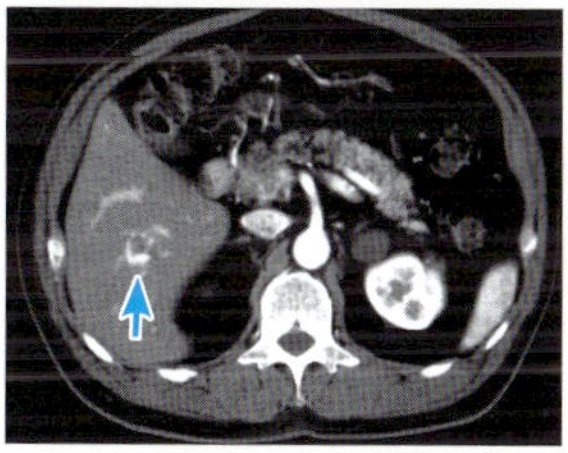

c 造影CT（早期相）

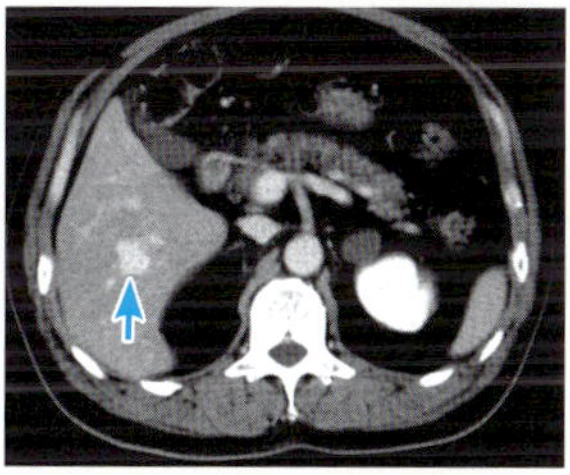

d 造影CT（後期相）

(a) 高エコー性の腫瘤（→）.
(b) 肝右葉に低吸収の腫瘤（→）.
(c) 辺縁部に強い造影効果が認められる（求心性造影効果，→）.
(d) 腫瘤全体が造影されて高吸収となる（→）.

病態

- 肝の良性腫瘍として最多
- 原則として**無症状**，検診の超音波検査などで偶然発見される．治療不要

画像所見

超音波

- 輪郭明瞭な高エコー腫瘤

CT

- 単純CTでは低吸収，造影CTでは早期相で周辺部に造影効果を示し，後期相で中心部にも造影効果が及ぶ（求心性造影効果）

＋α 海綿状血管腫

- **海綿状血管奇形**ともいう．真の腫瘍ではなく先天的な血管奇形で，全身の臓器に発生するが特に肝に好発する．**類洞**といわれる拡張した血管腔からなり，内部の血流は著しく遅いため，造影CT，造影MRIなどで緩徐な造影効果を示すのが特徴

肝嚢胞 Liver cyst

肝嚢胞
44歳の女性．人間ドックの超音波検査で肝に異常を指摘された．

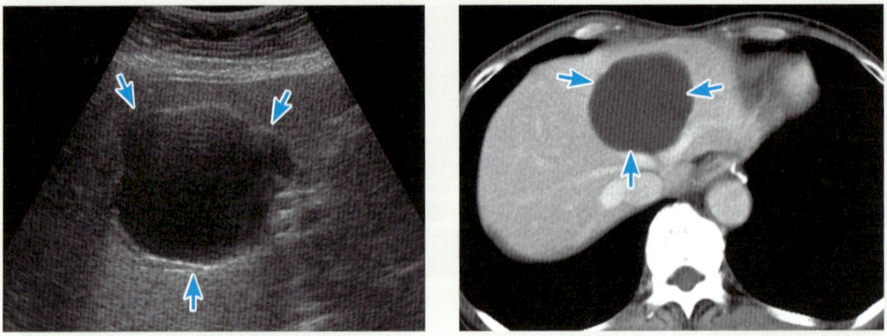

a 超音波画像　　b 造影CT

(a) 肝右葉に輪郭明瞭，無エコーの腫瘤が認められる（→）.
(b) 造影効果のない低吸収の腫瘤が認められる（→）.

病態

- 肝の貯留嚢胞（→+α）
- 原則として**無症状**，検診の超音波検査などで偶然発見される．治療不要

画像所見

超音波
- 輪郭明瞭な**無エコー性腫瘤**

CT
- 水の濃度に等しい**低吸収性腫瘤**
- 造影効果なし

+α 嚢胞

- 組織中に形成される袋状の腫瘤の総称．袋の壁は，薄い上皮からなることが多く，内容物は原則として液体である
- 超音波検査では**無エコー**，CTでは**低吸収**のまるい腫瘤として認められ，造影効果を示さない
- 原因は多彩で，先天性，炎症性，腫瘍性などがある．ほとんどは良性で治療不要のものが多い．肝，腎は特に嚢胞が好発する
- ただし，嚢胞壁に結節状病変がある場合は悪性腫瘍の一部の場合もあるので注意が必要である

転移性肝腫瘍 Metastatic liver tumor

転移性肝腫瘍

80歳の男性．半年前に進行大腸癌で手術．

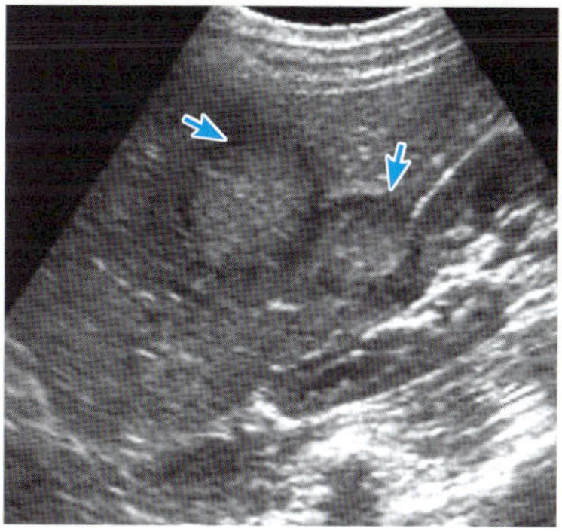

a　腹部エコー

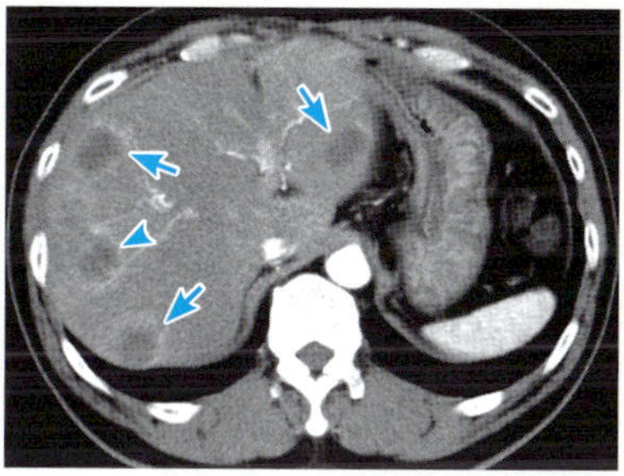

b　CT

(a) 等エコーないしやや高エコーの腫瘤が多発している（→）．
(b) 肝両葉に輪状造影効果を示す低吸収の腫瘤が多発している（→）．

病態

- ほとんど全ての悪性腫瘍が肝に転移しうるが，特に消化管癌からの転移が最多
- ほぼ全例が多発性

画像所見

超音波

- 低～高エコーの腫瘤が多発する
- 中心壊死の部分は等～高エコーを示すことが多い

CT

- 単純CTで低吸収，造影効果を示す腫瘤が多発する
- しばしば中心壊死による輪状造影効果を示す

脂肪肝 Fatty liver

脂肪肝
40歳の女性．肥満，肝機能障害．

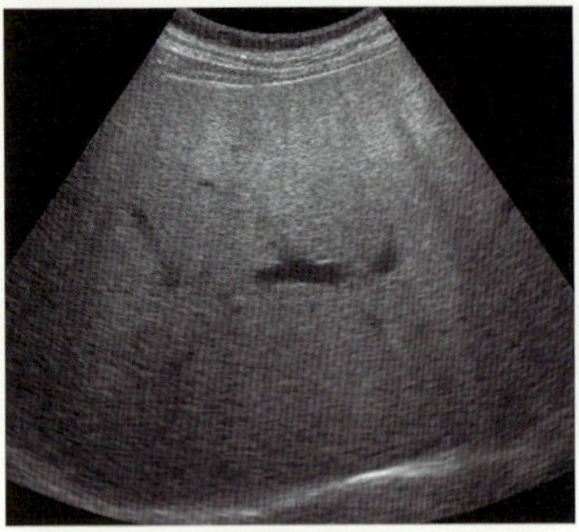

a　腹部エコー

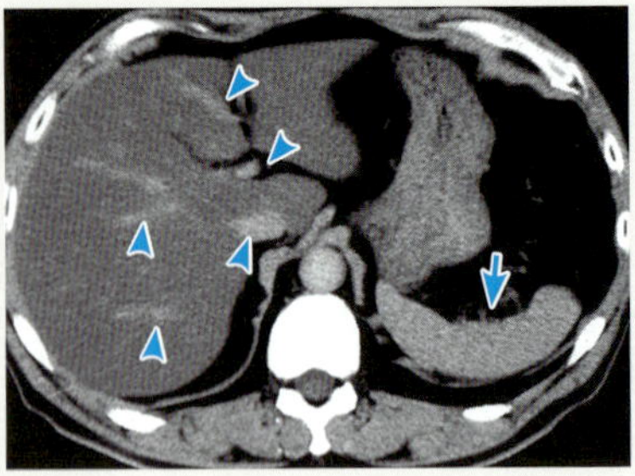

b　CT

(a) 肝全体の輝度が上昇している（bright liver）．
(b) 肝が脾（→）よりも低吸収となっている．単純CTであるにもかかわらず，肝内の血管（►）が高吸収にみえる．

病態

- 肝細胞に中性脂肪が沈着
- アルコール多飲，高脂血症などによるものが多いが，薬剤，放射線治療なども原因となる

画像所見

超音波
- 肝実質の輝度がびまん性に亢進（bright liver）

CT
- 肝実質がびまん性に低吸収（脂肪のCT値は水よりも低いため，→p.7）
- 正常では肝と脾はほぼ同程度の濃度だが，脂肪肝では脾よりも低吸収となる
- 肝内の血管が相対的に高吸収にみえるようになる

胆石症・胆嚢炎 Cholelithiasis / Cholecystitis

胆嚢胆石症

45歳の女性．右上腹部痛．

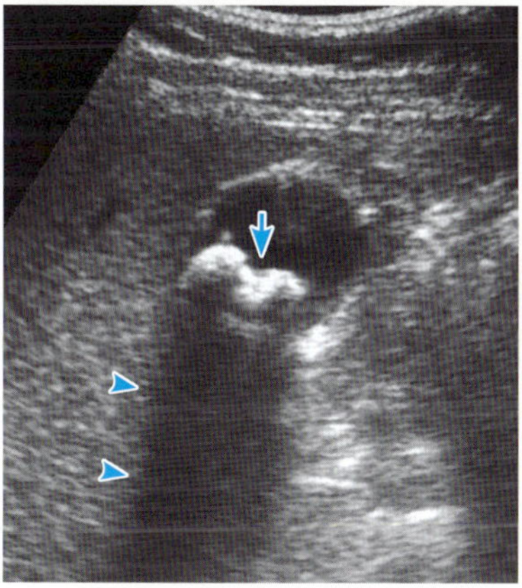

a　超音波画像

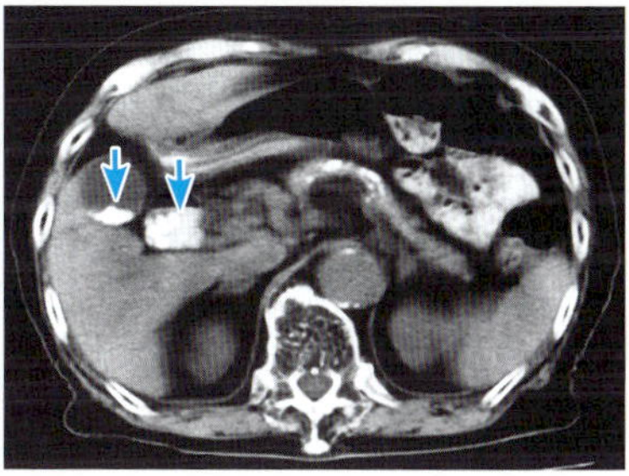

b　CT

(a) 胆嚢内に強い高エコーがあり（→），その背側には音響陰影が認められる（►）.

(b) 胆嚢内に高吸収を示す小結石が多発している（→）.

病態

- 胆嚢内にコレステロール，ビリルビン，カルシウムを成分とする結石を形成
- 結石が頸部～胆嚢管に嵌頓すると急性胆嚢炎をきたし，腹痛，黄疸，発熱などの症状を呈する(Charcotの3徴)
- 中高年の女性に多い

画像所見

超音波

- 胆嚢内に音響陰影を伴う高エコー病変
- 胆嚢炎があると胆嚢が拡張，胆嚢壁の肥厚

CT

- 石灰化を伴う結石は高吸収．純コレステロール結石はCTでは見えないこともある

総胆管結石 Choledocholithiasis

総胆管結石
66歳の男性．黄疸，上腹部痛．

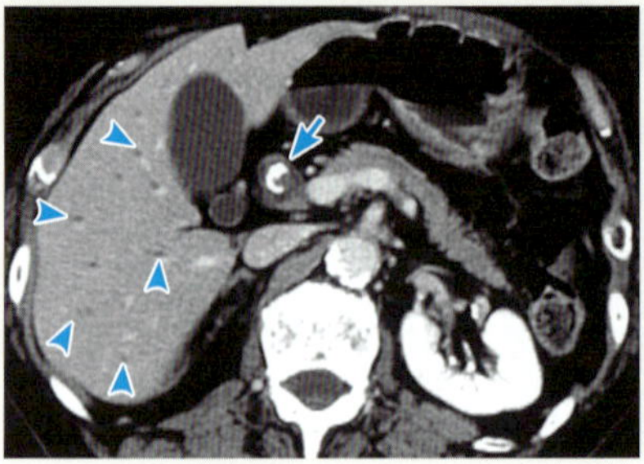

a CT

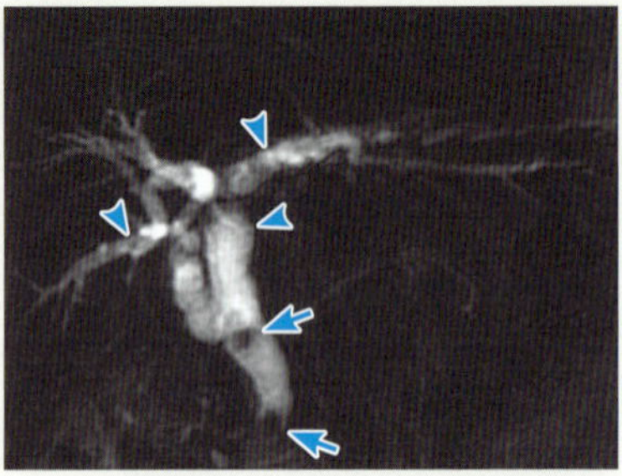

b MRCP

(a) 総胆管内に高吸収の結石が認められる（→）．拡張した肝内胆管が点状低吸収として認められる（►）．
(b) 総胆管内に2個のまるい結石があり（→），これより上流の肝内胆管，肝外胆管が拡張している（►）．

病態

■胆嚢内の胆石が総胆管内に移動，閉塞性黄疸をきたす

+α 閉塞性黄疸

■黄疸＝血中ビリルビンが異常に上昇し，皮膚が黄染する状態
■このうち，肝外胆管の狭窄，閉塞により，胆汁の流れが障害されて起こる黄疸を閉塞性黄疸という（→図1）

図1 閉塞性黄疸

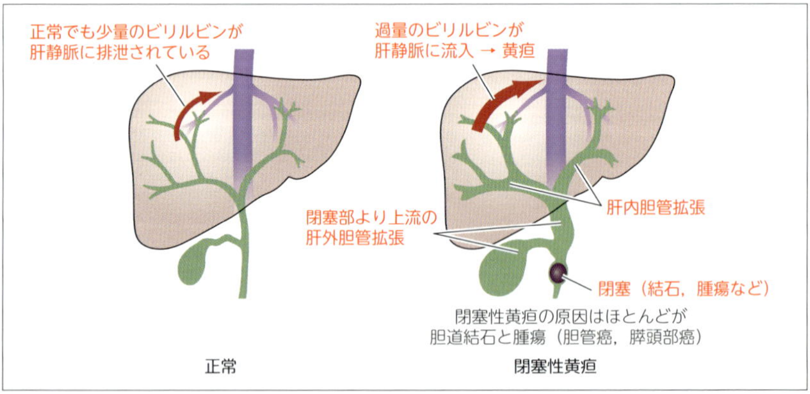
正常でも少量のビリルビンが
肝静脈に排泄されている
過量のビリルビンが
肝静脈に流入 → 黄疸
肝内胆管拡張
閉塞部より上流の
肝外胆管拡張
閉塞（結石，腫瘍など）
閉塞性黄疸の原因はほとんどが
胆道結石と腫瘍（胆管癌，膵頭部癌）
正常
閉塞性黄疸

画像所見

CT　MRCP
■総胆管の高吸収（CT），まるい欠損像（MRCP）
■それより上流の肝内胆管，肝外胆管の拡張

胆嚢癌 Gallbladder carcinoma

胆嚢癌

80歳の女性．上腹部痛．食欲不振．

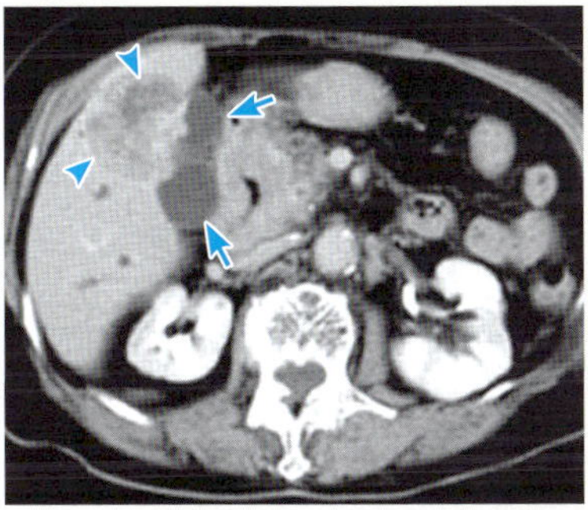

造影CT

胆嚢（→）に連続して不整な腫瘤が肝に浸潤している（►）．

病態

- 胆嚢上皮から発生する悪性腫瘍（ほとんどが腺癌）
- 高齢女性に多い．胆嚢内胆石を伴う場合が多い

図1　胆嚢癌の肉眼分類

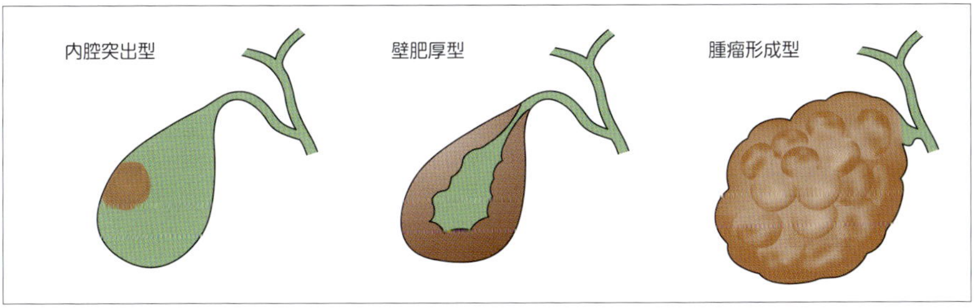

画像所見

しい

- 胆嚢に一致する不整な腫瘤（腫瘤形成型），あるいは不整な壁肥厚（壁肥厚型，→図1）
- しばしば肝に浸潤する

膵癌 Pancreatic carcinoma

膵頭部癌
62歳の男性．背部痛，黄疸．

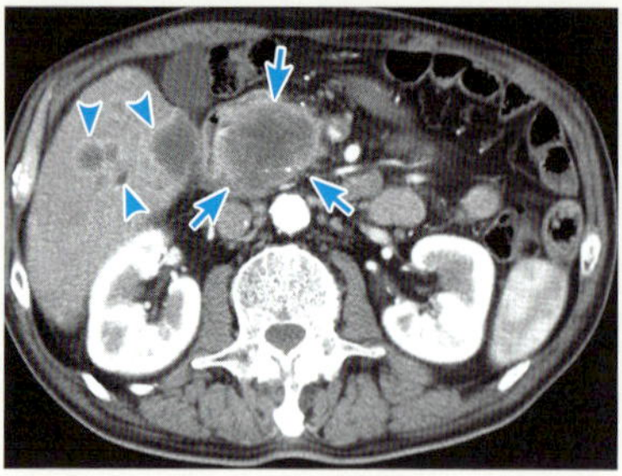

a 造影CT

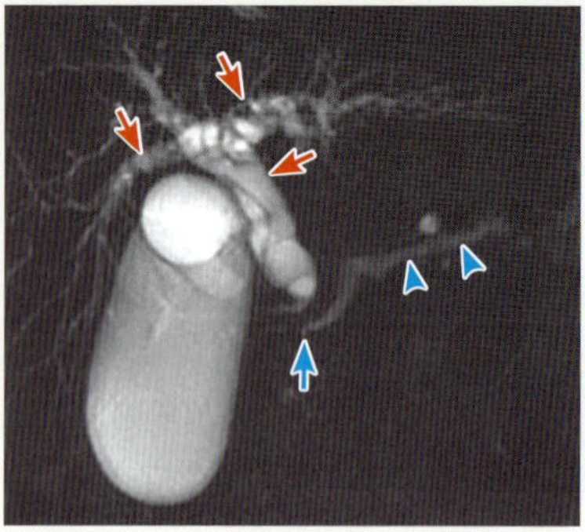

b MRCP

(a) 膵頭部に不整な低吸収の腫瘤（→）．肝内には転移巣が多発している（►）．
(b) 総胆管の下端に不整な高度狭窄があり（→），これより上流の胆管（→），膵管（►）が拡張している．

病態

- 膵管上皮から発生する悪性腫瘍（腺癌が多い）．消化管癌の中では最も予後不良
- 膵頭部癌：総胆管を狭窄して閉塞性黄疸で発症することが多い
- 膵体尾部癌：上腹部痛，背部痛，糖尿病などで発症．黄疸は比較的末期までみないこともある

画像所見

CT
- 不整な低～等吸収性腫瘤．造影CTでは正常膵よりも低吸収
- 閉塞性黄疸がある場合は，肝内～肝外胆管の拡張

MRCP
- 総胆管下端の不整な狭窄
- 肝内～肝外胆管の拡張，主膵管の拡張

+α 膵管内乳頭粘液性腫瘍(IPMN)

- 膵管上皮に発生する腫瘍．粘液を分泌して膵管が嚢胞状に拡張する
- 基本的に良性だが，悪性化することもある
- MRI，MRCPで，膵管に連続する細長い嚢胞構造が認められ，しばしば多発する

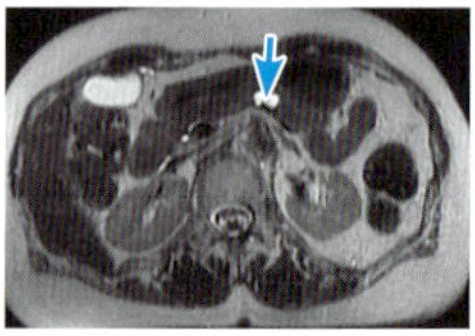

a T2強調画像

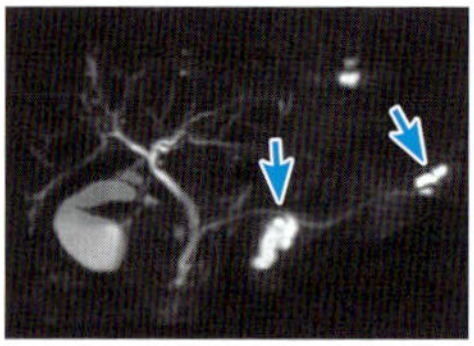

b MRCP

(a) 膵体部に嚢胞が認められる（→）．
(b) 膵体部，膵尾部に，主膵管に連続する細長い嚢胞が認められる（→）．

急性・慢性膵炎 Acute / Chronic pancreatitis

急性膵炎

40歳の男性．大量飲酒後，背部に放散する激しい上腹部痛．

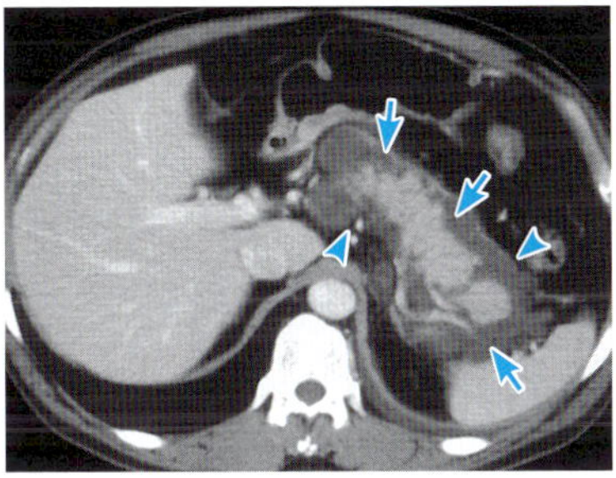

造影CT

膵はびまん性に腫大し（→），周囲に低吸収の滲出液が認められる（►）．

【病態】
- 消化酵素の漏出による膵組織の自己消化
- 原因：(1) アルコール性 (2) 胆石症 (3) 外傷
- 激しい上腹部痛，背部痛．重症化してショック，意識障害などを伴うこともある

【画像所見】
CT
- 膵のびまん性腫大
- 膵周囲の炎症性変化（滲出液，後腹膜脂肪織の濃度上昇）

慢性膵炎

71歳の男性．半年前から背部の鈍痛．

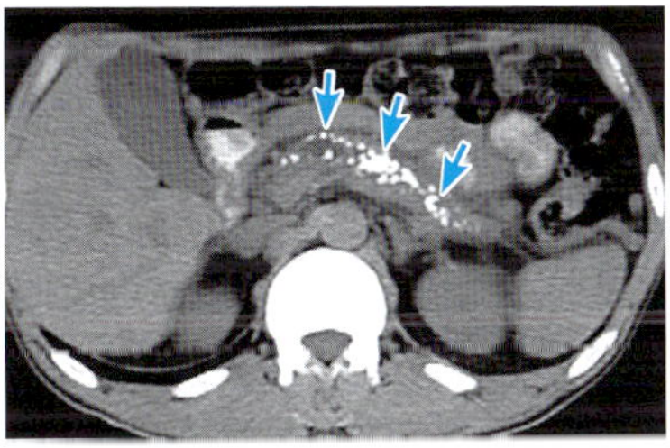

CT

膵全長にわたって石灰化が多発している（→）．

【病態】
- 膵液の排泄障害による膵の慢性炎症．線維化，膵管内の多発石灰化（膵石症）が特徴
- 原因：(1) アルコール性 (2) 胆石症
- 上腹部・背部の慢性的な鈍痛

【画像所見】
- CT：膵の多発石灰化
- MRCP：主膵管の径不整

腎細胞癌 Renal cell carcinoma

腎細胞癌
43歳の男性．血尿．

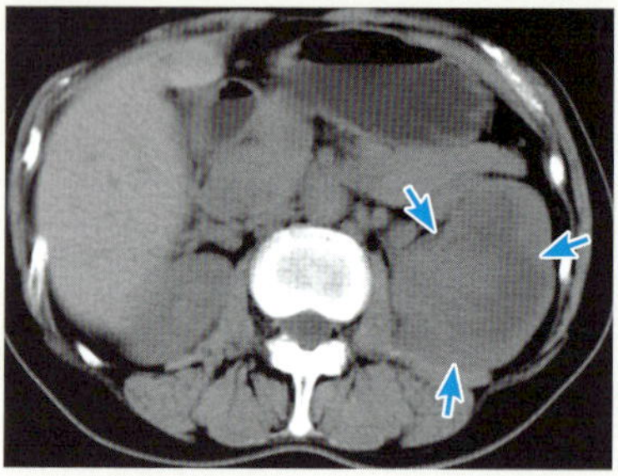

CT
左腎に低吸収性腫瘤が認められる（→）．

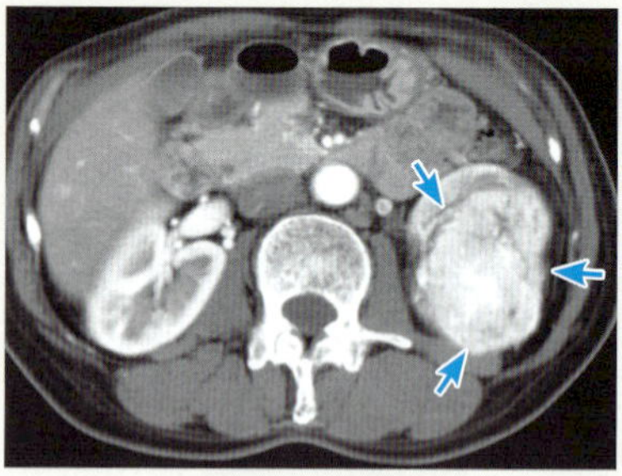

造影CT（早期相）
腫瘍は不整な強い造影効果を示す（→）．

病態

■腎の近位尿細管から発生する腎細胞癌．腎腫瘍として最多
■多くは無症状．健診で無症候性血尿として，あるいは超音波検査で発見される
■進行すると肉眼的血尿，腹痛

画像所見

超音波
■腎の低～高エコー腫瘤
CT
■単純CTでは低吸収，造影CTの早期相で強い造影効果を示す充実性腫瘍

尿路結石 Urolithiasis

尿路結石
40歳の男性. 血尿, 左側腹部痛.

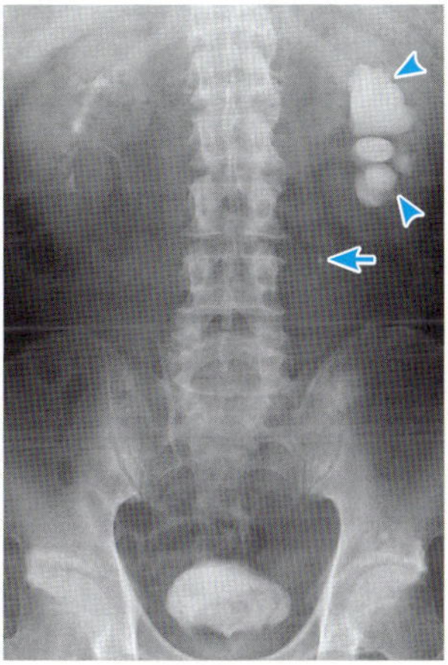

a　尿路造影（15分後）

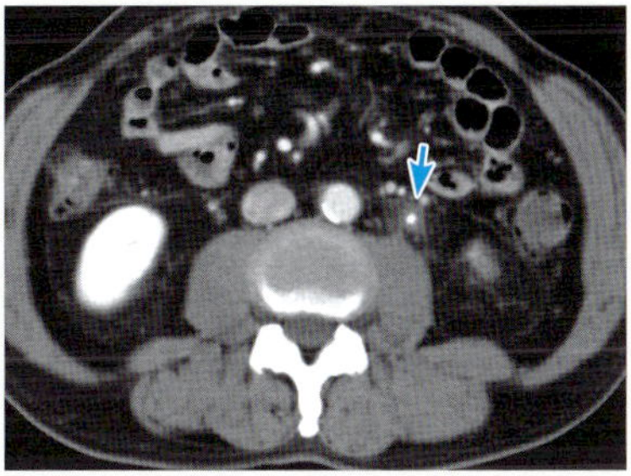

b　造影CT

(a) 左尿管の位置に上下に細長い石灰化が認められる（→）．左腎の腎盂，腎杯は強く拡張しており水腎症の状態である（►）.
(b) 左尿管に石灰化（→）が認められる.

病態

- 腎杯・腎盂〜尿管〜膀胱に結石を形成（腎結石，尿管結石，膀胱結石）．若年男性に多い
- シュウ酸カルシウム石が多い
- 血尿はほぼ必発，水腎症による側腹部痛

画像所見

超音波

- 結石は音響陰影を伴う高エコー病変
- 水腎症：腎杯・腎盂の拡張．水尿管症：尿管の拡張（→Key Word）

エックス線写真　CT

- 尿路に一致する高濃度の結石陰影
- 水腎症，水尿管症

Key Word　水腎症・水尿管症

結石，腫瘍などの占拠性病変によって尿路が狭窄，閉塞し，それより上流の尿路が拡張する状態．腎盂結石では腎杯・腎盂が，尿管結石ではこれに加えて上流の尿管が拡張する．腎の内圧が上昇して被膜が伸展し，腹痛の原因となる

膀胱癌 Bladder carcinoma

膀胱癌

75歳の男性．肉眼的血尿．

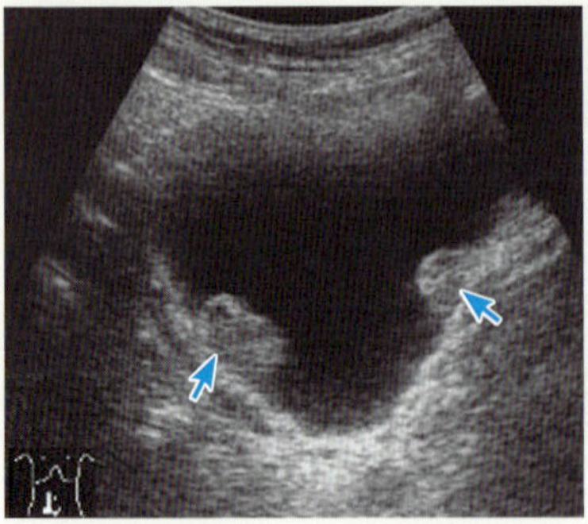

a　超音波（正中縦断走査）

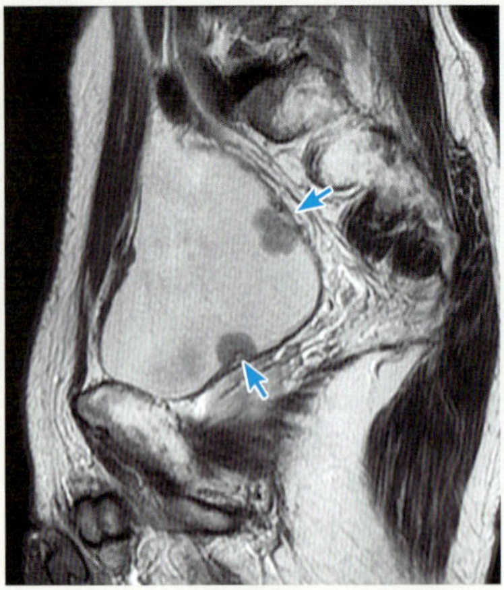

b　T2強調画像（矢状断）

（a，b）膀胱後壁に，ポリープ上の腫瘤が2か所認められる（→）．

病態

- ほとんどが移行上皮癌
- 60～70歳，男性に多い
- 大部分が無症候性血尿で発症
- 腎盂癌，尿管癌との合併も多い

画像所見

- 膀胱内腔に突出するポリープ状腫瘤
- しばしば多発する

多発性嚢胞腎 Polycystic kidney

多発性嚢胞腎
30歳の男性．進行性腎機能障害．

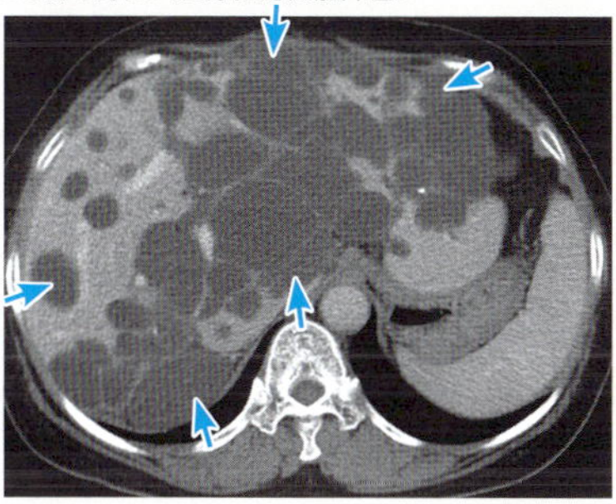

CT
肝に嚢胞が多発している（→）．

多発性嚢胞腎
40歳の男性．腎不全．

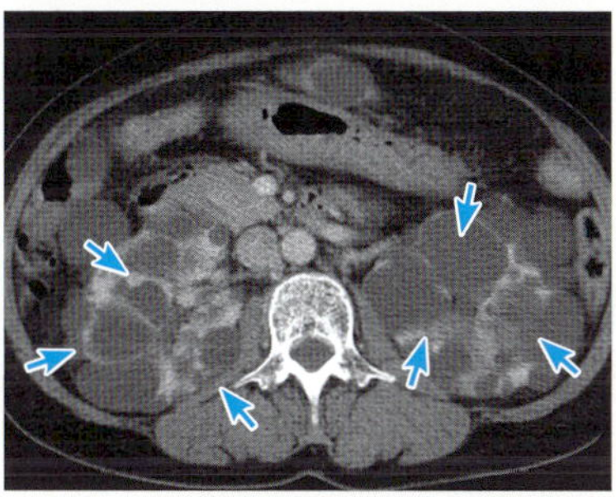

CT
両側腎に嚢胞が多発し（→），正常腎実質がほとんど失われている．

病態

- 遺伝性の腎嚢胞性疾患．腎だけでなく，肝，膵，脾などにも嚢胞が多発
- 最も多い成人型（常染色体優性遺伝）では，30〜50歳で発症，徐々に嚢胞が増大して腎実質が失われ腎不全となる
- 脳動脈瘤の合併が多い

画像所見

- 両側腎に低吸収の嚢胞が無数に多発．正常腎実質がほとんど認められない
- 肝にも嚢胞が多発

生殖器の腫瘍性疾患 Genital tumors

子宮筋腫

42歳の女性．月経過多．

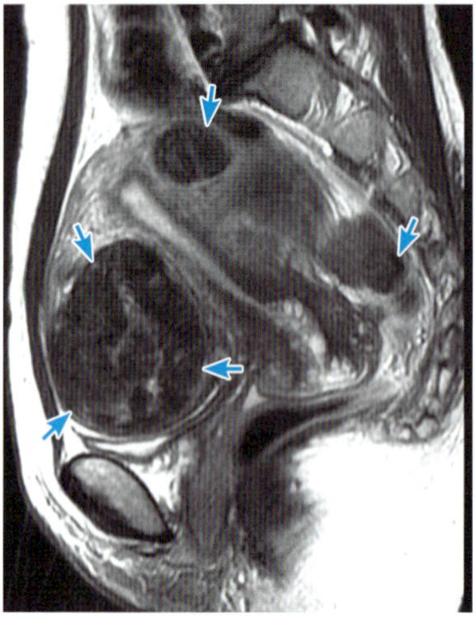

T2強調画像（矢状断）
子宮筋層に，低信号の腫瘤が多発している（→）．

【病態】
- 子宮筋層から発生する平滑筋腫
- 極めて高頻度（妊娠可能女性の20～40％に存在）
- 大きくなると貧血，月経困難，不妊など．閉経後は縮小

【画像所見】
MRI
- T2強調画像で低信号，輪郭明瞭な腫瘤．多発することが多い．しばしば巨大になる

子宮体癌

50歳の女性．不正出血．

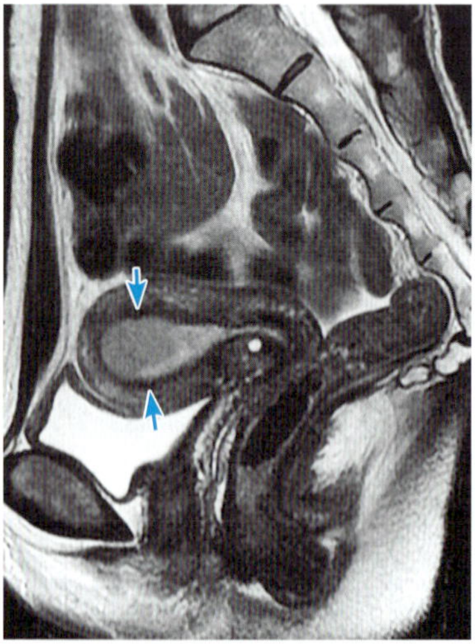

T2強調画像（矢状断）
子宮内膜が肥厚し，内部に不均一な低吸収が認められる（→）．

【病態】
- 子宮内膜から発生する悪性腫瘍（腺癌が多い）．子宮内膜癌ともいう
- 50～60歳に好発．ほぼ全例で不正出血

【画像所見】
MRI
- 子宮内膜の肥厚（閉経前10mm以上，閉経後3mm以上は異常を疑う）
- 正常内膜はT2強調画像で高信号だが，子宮内膜癌では内膜が低信号となる

卵巣癌

72歳の女性．腹部膨満．

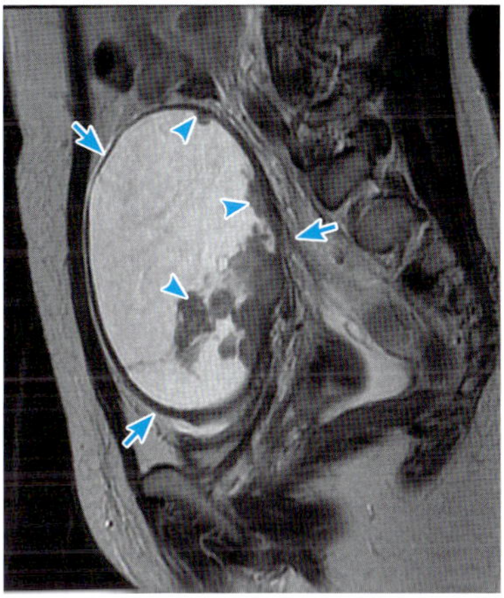

T2強調画像（矢状断）

嚢胞性腫瘤（→）の内部に結節状充実性成分が多発している（►）．

【病態】

- 卵巣からは良性，悪性を含む多彩な腫瘍が発生する．悪性腫瘍の大部分は嚢胞腺癌
- 40～70歳に好発．かなり大きくなるまで無症状の場合が多い
- しばしば巨大になる

【画像所見】

MRI

- 卵巣腫瘍の良悪性の鑑別診断
  嚢胞性→大部分が良性
  充実性→良性，悪性いずれもある
  嚢胞性＋充実性→大部分が悪性（嚢胞壁に結節状充実性成分が多発）

前立腺癌

60歳の男性．無症状．健診にてPSA高値．

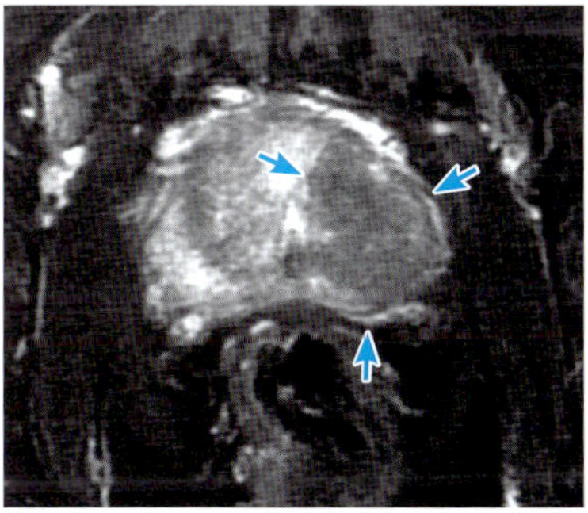

T2強調画像（水平断）

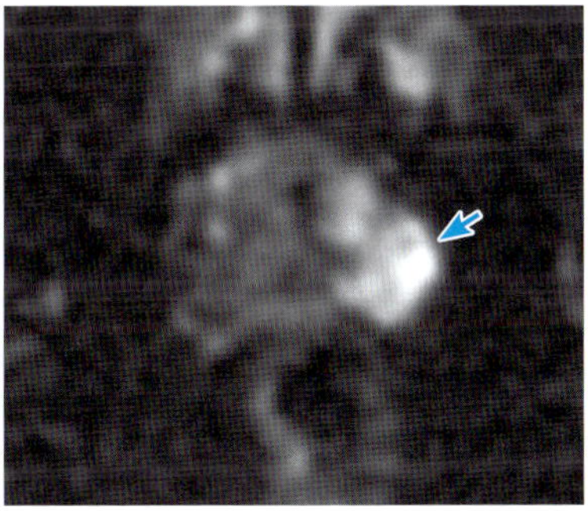

拡散強調画像（水平断）

(a) 前立腺左葉に低信号の腫瘍が認められる（→）．
(b) 拡散低下による強い高信号を示す（→）．

【病態】

- 前立腺細胞に由来する悪性腫瘍（腺癌）
- 50歳以下にはほとんどないが，60歳以降年齢とともに急増
- 血中PSA（前立腺特異抗原）は優れた腫瘍マーカー（正常4ng/ml以下）

【画像所見】

MRI

- T2強調画像で低信号，拡散強調画像で高信号

消化管癌 Gastrointestinal cancer

食道癌

72歳の男性．嚥下時痛．

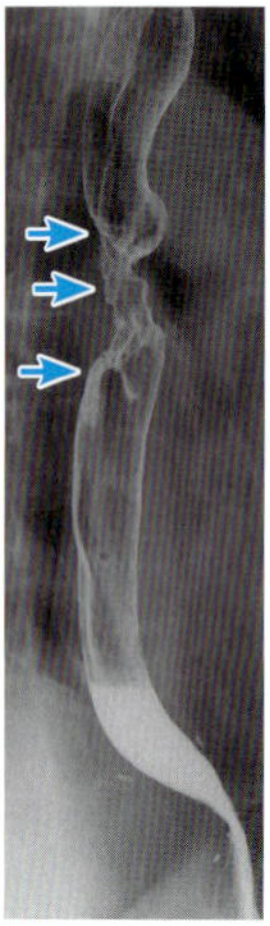

食道造影

胸部食道に不整な狭窄が認められる（→）．

【病態】

- 50～70歳．男性に多い
- 飲酒，喫煙と関連．大部分が扁平上皮癌
- 嚥下困難，嚥下時痛

【画像所見】

- 食道造影：食道の不整な狭窄

胃癌

早期胃癌

70歳の男性．無症状．

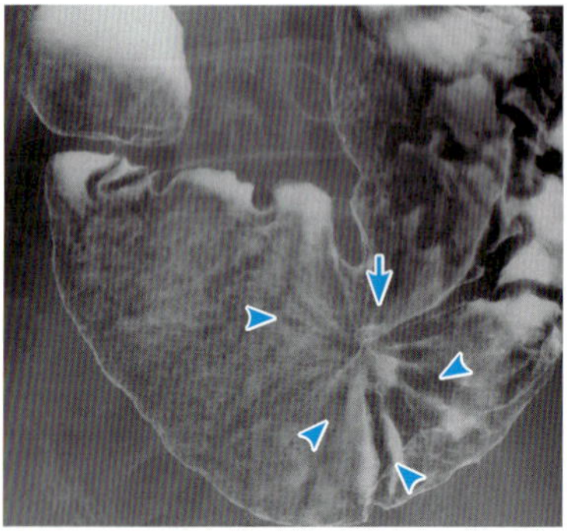

上部消化管造影

胃体部に陥凹があり（→），周囲に不整な粘膜ヒダの集中像が認められる（►）．

進行胃癌

68歳の男性．心窩部痛．

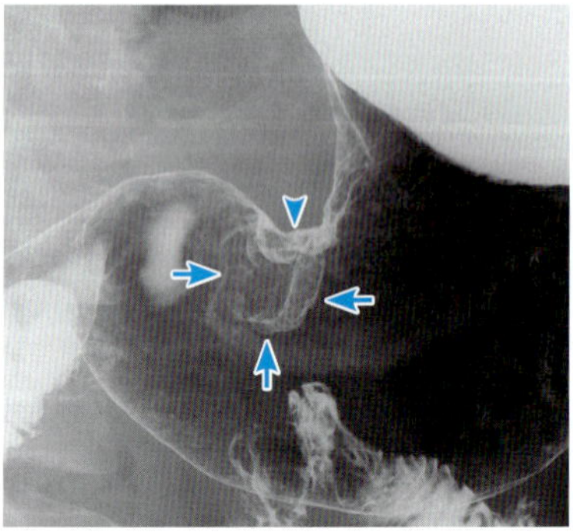

上部消化管造影

胃角部小弯に不整な腫瘤があり（→），その表面に陥凹が認められる（►）．

【病態】

- 大部分が腺癌．ピロリ菌感染があるとリスクが約5倍になる
- 初期は無症状，不定愁訴が多い．進行すると上腹部痛，下血

【画像所見】

- 早期胃癌（粘膜下層にとどまる）：浅い不整な陥凹（Ⅱc型）が多い
- 進行胃癌（粘膜下層を超えて筋層に及ぶ）：不整な隆起．表面に陥凹を伴うことが多い

大腸癌

横行結腸癌

73歳の男性．下腹部痛．

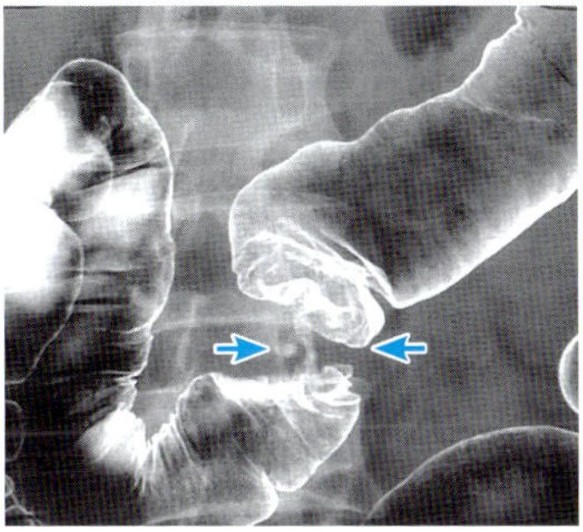

注腸造影

横行結腸に強い限局性狭窄（→）があり，中心部にリンゴの芯状の内腔が認められる（apple-core sign）．

直腸癌

83歳の男性．血便．

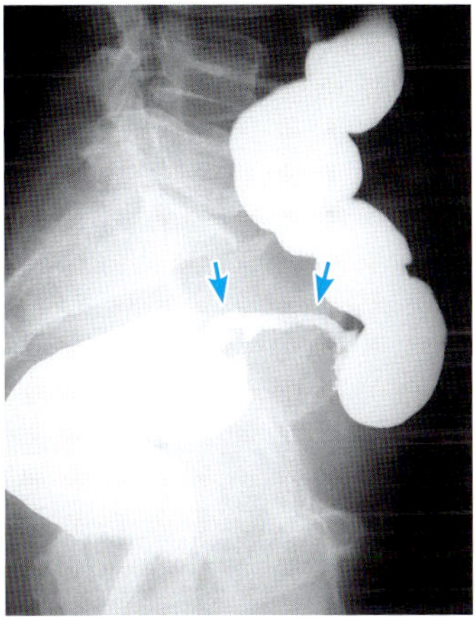

エックス線写真

直腸に高度狭窄が認められる（apple-core sign，→）．

【病態】

- 大部分が腺癌．40歳以降増加．60～70歳代に最多
- 初期は無症状．健診の便潜血陽性で発見されることが多い．進行すると腹痛，イレウス（→p.238）

【画像所見】

- 初期はポリープ状
- 進行すると陥凹を伴う腫瘤となり内腔を狭窄（apple-core sign）

Key Word apple-core sign

注腸造影における進行大腸癌の特徴的な所見において，大腸が全周性に狭窄し，中央部に細い内腔が残った状態．リンゴの芯のようにみえることから，apple-core signとよばれる．napkin ring signともいう

腸閉塞（イレウス）Ileus

腸閉塞（機械的イレウス）

50歳の男性．腹痛．半年前に後腹膜腫瘍のため開腹手術の既往．

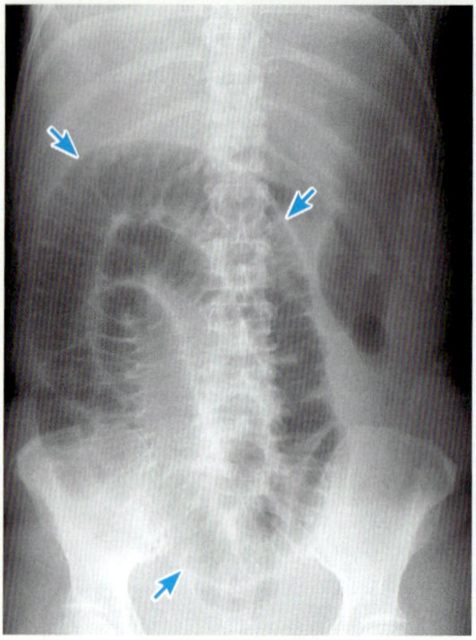

a　エックス線写真

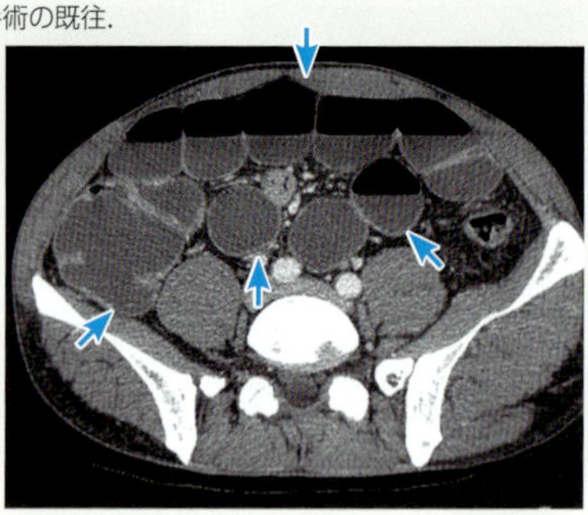

b　CT

(a) 著しく拡張した小腸のガス像（→）．

(b) 拡張した小腸の中にガス像と液体貯留が認められる（→）．

病態

- 消化管内容の肛側への移動が障害されることによる一連の病態
- 病変部より口側の内圧が上昇
  →腹部膨満，腹痛，嘔吐．進行するとショックに陥る
- 原因
  機械的イレウス：腫瘍，術後瘢痕などにより消化管内腔が狭窄，閉塞する
  機能的イレウス：腹膜炎などにより消化管の蠕動運動が障害される

画像所見

- 機械的イレウスでは，狭窄部より口側の消化管が拡張し，内部に液体が貯留する
- 正常の腹部エックス線写真では小腸にはガス像が認められないので，小腸ガス像があればイレウスと考える

炎症性腸疾患 Inflammatory bowel disease（IBD）

潰瘍性大腸炎
25歳の男性．粘血便，下腹部痛．

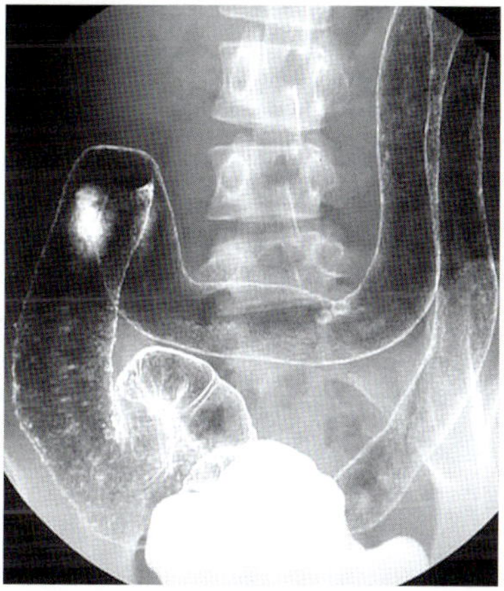

注腸造影
結腸全長にわたりハウストラが消失している（鉛管現象）．上行結腸の粘膜面には微小潰瘍が多発している．

Crohn病
29歳の女性．粘血便，下腹部痛．

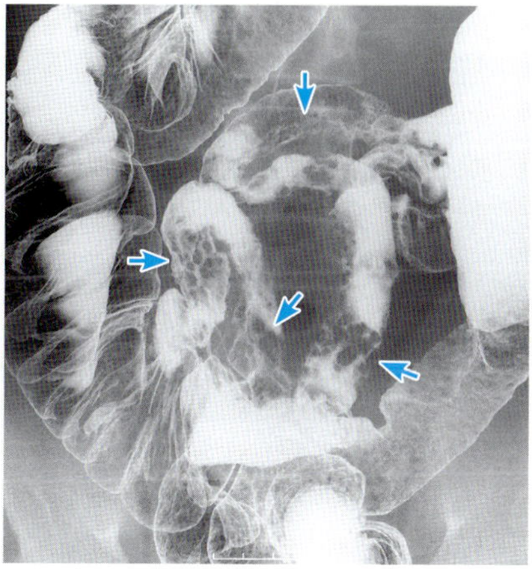

小腸造影
回腸遠位に敷石状粘膜像を伴う狭窄が多発している（→）．

病態

- 炎症性腸疾患（IBD）：消化管に広範な，非特異性慢性炎症性病変をみる病態．原因不明だが，自己免疫性機序が強く疑われている．潰瘍性大腸炎，Crohn（クローン）病に大別される
- 潰瘍性大腸炎：大腸（結腸，直腸）に限局する，粘膜主体の炎症
- Crohn病：全消化管に発生するが，特に回腸～右側結腸に多い．全層性の炎症
- いずれも若年者に慢性の粘血便，腹痛を認め，寛解，増悪を繰り返すことが多い

画像所見

- 潰瘍性大腸炎
  - ・注腸造影
    鉛管現象：結腸のハウストラが失われ直線化する
    多発棘状潰瘍：粘膜面に微小なバリウム斑が多発する（写真左）
- Crohn病
  - ・小腸造影
    敷石状粘膜（cobblestone appearance）：粘膜面の特徴的な凹凸（写真右）
    縦走潰瘍，内瘻形成

動脈疾患 Arterial disease

大動脈瘤

88歳の男性．腹部に拍動性腫瘤．

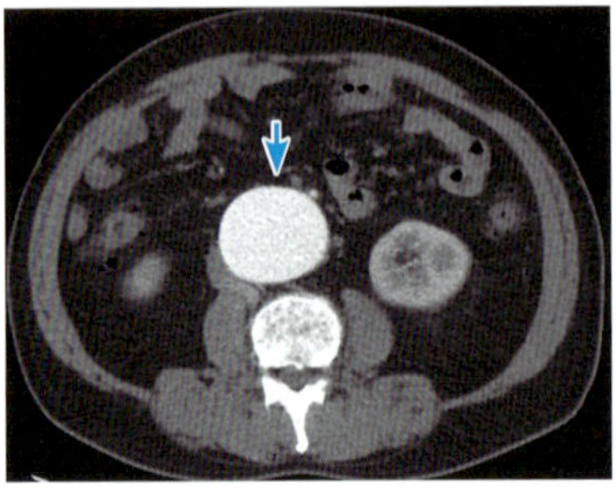

a　造影CT（CT血管撮影）

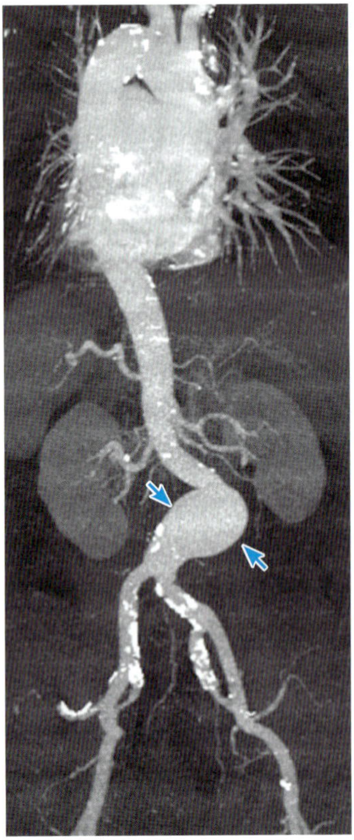

b　造影CT

(a) 腹部大動脈下部が瘤状に拡張している（→）．大動脈全長にわたって動脈硬化性を反映する石灰化が高度．
(b) 腹部大動脈の異常な拡張が認められる（→）．

【病態】
- 大動脈の異常な拡張（胸部大動脈では4.5cm以上，腹部大動脈では3cm以上は異常）
- 原因：ほとんどが動脈硬化．このほか先天性疾患（マルファン症候群ほか），梅毒，外傷など
- 通常は無症状．腹部に拍動性腫瘤を触知．破裂すると出血性ショック

【画像所見】

エックス線写真
- 胸部大動脈瘤では縦隔陰影の拡大

CT
- 大動脈の限局性拡張
- しばしば壁在血栓，壁の石灰化

大動脈解離

79歳の男性．入浴中，激しい胸背部痛，意識消失．

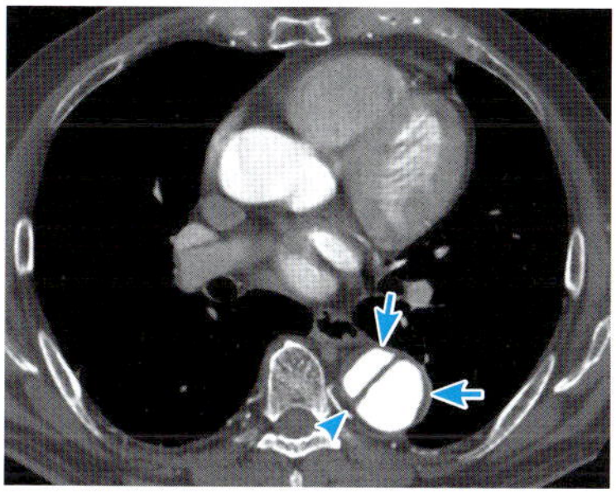

a　造影CT（矢状断再構成）

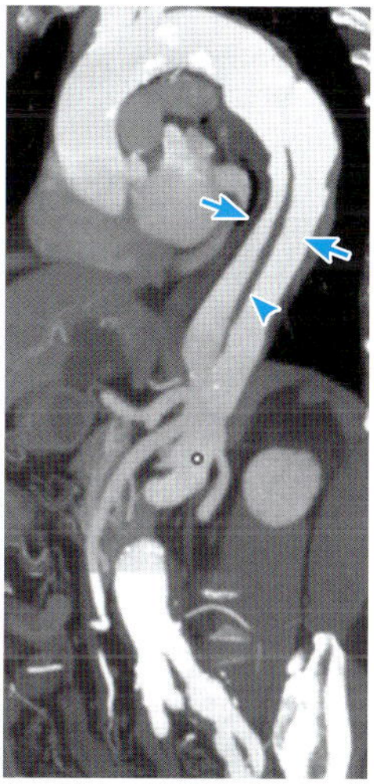

b　造影CT

（a，b）下行大動脈に二腔構造があり（→），両者の間に内膜（フラップ）が認められる（►）．

【病態】
- 大動脈の内膜に亀裂を生じ，血管壁が壁内に流入
  →**中膜が断裂し二腔**（**真腔**，**偽腔**）**を形成**（→図1）
- **突然の激しい胸腹部痛**
- 合併症

  破裂→出血性ショック

  心タンポナーデ

  大動脈分枝の閉塞による臓器虚血（脳梗塞，虚血性腸炎など）

【画像所見】

エックス線写真
- 胸部エックス線写真で縦隔の拡大
- 正常のこともある

CT
- 大動脈の二腔構造
- 二腔の間に解離した内膜（フラップ）

+α 動脈壁の3層構造

動脈の壁は，内側から**内膜**，**中膜**，**外膜**の3層構造を示す．内膜は一層の内皮細胞からなり，中膜は主に収縮力のある平滑筋細胞，外膜はこれらを構造的に支える線維組織である．動脈解離では，中膜が2つに断裂して偽腔を形成する

図1　大動脈解離

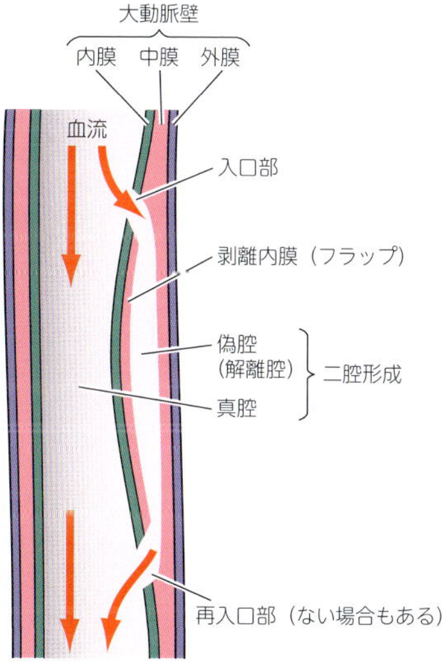

動脈壁を構成する3層構造のうち，中膜が裂け（入口部），血液が壁内に流入して偽腔（解離腔）を形成する．本来の血管腔（真腔）は狭窄，ときに閉塞する．下流で再び壁を破り（再入口部），真腔に合流することもある

閉塞性動脈硬化症

76歳の男性．左下肢痛，間歇性跛行．

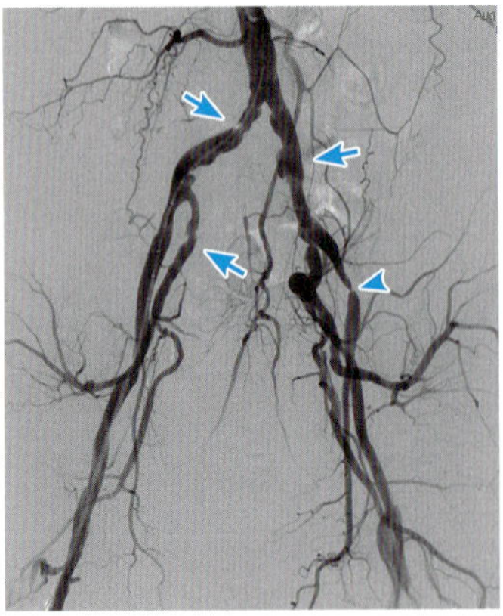

血管撮影

両側総腸骨動脈，内・外腸骨動脈の径不整があり（→），特に左外腸骨動脈には高度狭窄が認められる（➤）．

【病態】

- 四肢，特に下肢の動脈硬化性変化による虚血性病変
- 症状：下肢痛，間歇跛行（→p.123），皮膚潰瘍，勃起不全など
- 膝窩動脈，足背動脈の触知不良

【画像所見】

- CTA，MRA，血管撮影などで腸骨～大腿動脈の径不整，狭窄・閉塞，石灰化

閉塞性血栓性血管炎（Buerger病）

35歳の男性．両下肢痛．

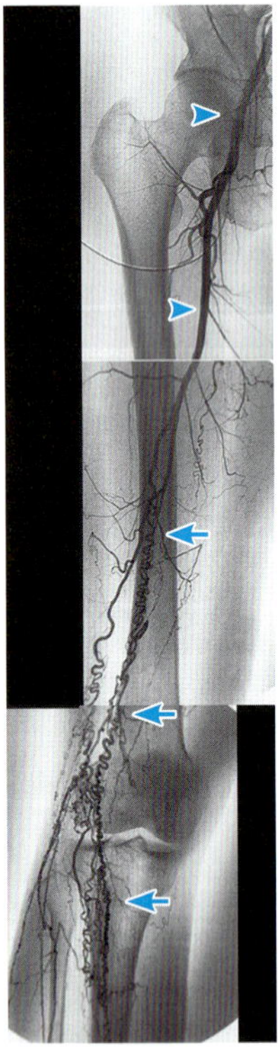

血管撮影

外腸骨動脈～大腿動脈は正常だが（➤），大腿遠位～膝窩部以下の動脈に広範な不整，狭窄が認められる（→）．

【病態】

- 喫煙歴のある30～50歳の男性に好発する四肢，特に下肢動脈の閉塞性疾患．原因不明．
- 特に膝窩動脈以下の動脈が閉塞し，下肢痛，皮膚潰瘍，壊死をきたす

【画像所見】

- 血管撮影で膝以下の動脈の高度狭窄，途絶が認められる．閉塞性動脈硬化症と異なり，腸骨動脈～大腿動脈は正常

欧文索引

数

^{123}I-IMP …… 019
^{123}I-MIBG …… 019
^{18}FDG …… 020
^{99m}Tc-MDP …… 020

A

Acute epidural hematoma …… **081**
Agenesis of the corpus callosum …… 103
air bronchograms …… 205
Alzheimer's disease …… 084, **086**
Ankylosing spondylitis …… **130**
apple-core sign（内腔狭窄） …… 237
Arterial disease …… 240
Asbestosis …… **218**
Astrocytoma …… **143**
Atelectasis …… **207**
AVM（脳動静脈奇形） …… 070, 072, **074**
Avulsion of the brachial plexus …… **139**

B

bamboo spine（竹節様硬化） …… 130
Bankart 損傷 …… 158
Bennett 骨折 …… 167
BHL（両側肺門リンパ節腫大） …… 219
Bladder carcinoma …… **232**
bleb（ブレブ） …… 214
Böhler 角 …… 174
Bone tumors …… 003, 133, **200**
Brain abscess …… 102
bright liver …… 224
Bronchiectasis …… **213**
Buerger 病（閉塞性血栓性血管炎） …… **242**
bulla（ブラ） …… 214
Burst fracture …… **132**

C

γ線（ガンマ線） …… 002, 018
café au-lait 斑 …… 104
Calcific tendinitis …… **180**
Carbon monoxide intoxication …… 093
Cavernous hemangioma of the liver …… 221
Cerebral arteriovenous malformatio (AVM) …… **074**
Cerebral contusion …… 080, **083**
Cerebral infarct …… 068, **076**, 078, 241
Cervical disc hernia …… 112
Cervical spondylosis …… **110**
Chamberlain 線 …… 118
Chance 骨折 …… **136**
Charcot 関節 …… 183
Charcot の 3 徴 …… 225
Chauffeur 骨折 …… 165
Cholecystitis …… **225**
Choledocholithiasis …… 226
Cholelithiasis …… **225**
CJD（クロイツフェルト-ヤコブ病） …… **102**
Clavicle injury …… **158**
CM 関節 …… 041
Cobb 角 …… 126
Colles 骨折 …… 165
Congenital systemic bone diseases …… **198**
contrecoup injury（対撃損傷） …… 080
COPD（慢性閉塞性肺疾患） …… 212
COVID-19 肺炎 …… 205
coup injury（直撃損傷） …… 080
Craniosynostosis …… 103
crescent sign（三日月状透亮像） …… 186
Creutzfeldt-Jakob 病（CJD） …… **102**
Crohn 病 …… **239**
CT …… **006**
CTA（CT 血管撮影） …… 009
Cushing 症候群 …… 100
C 型慢性肝炎 …… 220

D

DAT シンチグラフィー …… 089
DDH（発育性股関節形成不全） …… **184**
Developmental dysplasia of the hip（DDH） …… **184**
DIP 関節 …… 041, 183
Diskitis …… **128**
Douglas 窩（直腸子宮 / 膀胱窩） …… 055, 057, 058
dural tail sign …… 099, 145
Duverney 骨折（腸骨翼骨折） …… 168

E

early wash-in …… 220
early wash-out …… 220
Elbow joint fracture …… **162**
Ependymoma …… **143**
Evans インデックス …… 108

F

Fatty liver …… **224**
flaring …… 197
FLAIR（フレア） …… 013
Foot fracture …… **174**
fraying …… 197

G

Galeazzi 骨折 …… 163
Gd（ガドリニウム）製剤 …… 015
Glioblastoma …… 096
Guillain-Barré 症候群 …… **149**

H

H-sign, Honda sign …… 100

Hand fracture …… **166**
Hangman 骨折（軸椎椎弓骨折）…… **135**
Heberden 結節 …… 183
Hemangioblastoma …… **144**
Hepatocellular carcinoma …… **220**
Hernia …… 112, 150
Hill-Sachs 損傷（陥没骨折）…… 158
Humerus fracture …… **160**
Hummingbird sign …… 092
Huntington's disease …… 084, 092
Hydromyelia …… 140

I

IBD（炎症性腸疾患）…… **239**
Idiopathic interstitial pneumonia …… **206**
Ileus …… 237, **238**
Infectious pneumonia …… **204**
Inflammatory bowel disease（IBD）…… **239**
Intracerebral hemorrhage …… 068, **070**, 075
IPMN …… 228
Ischemic osteonecrosis …… **186**

J

Jefferson 骨折（環椎破裂骨折）…… **134**
Jones 骨折（中足骨骨折）…… 174
junctional zone …… 058

K

Kienböck 病 …… 187, 189
Klippel-Feil 症候群 …… 119
knife-edge gyrus …… 087

L

Lhermitte 徴候 …… 094
Ligament injury …… **190**
Liver cyst …… **222**
Lumbar disc hernia …… **122**
Lumbar spinal canal stenosis …… **120**
Lumbar spondylolisthesis …… **124**
Luschka 関節 …… 028, 030, 031
Luschka 孔 …… 107

M

MAC 感染症 …… 209
Majendie 孔 …… 107
Malgaigne 骨折（骨盤輪二重骨折）…… 168
march fracture（行軍骨折）…… 175
Marfan 症候群 …… 240
McGreror 線 …… 118
MDCT …… 009
Medulloblastoma …… **098**
MELAS …… **093**
Meningioma …… **099**, **145**
Meningocele …… **146**, 147
Meniscal injury …… **192**
Metastatic brain tumors …… **098**
Metastatic liver tumor …… **223**
Metastatic vertebral tumor …… 131
Modic 分類 …… 113
Monro 孔 …… 022, 026
Monteggia 骨折 …… 163
Moyamoya disease …… 072, **078**
MP 関節 …… 041,194
MRA（MR 血管撮影）…… 014
MRCP（MR 胆管膵管撮影）…… 014
MRI …… **010**
MRI と CT の比較 …… 011
MR 血管撮影（MRA）…… 014
MR 胆管膵管撮影（MRCP）…… 014
MS（多発性硬化症）…… 94, **148**
MSA（多系統萎縮症）…… **090**
Multiple sclerosis（MS）…… 94, **148**
Multiple system atrophy（MSA）…… **090**

N

napkin ring sign …… 237
Neuromyelitis optica（NMO）…… **148**
nidus（ナイダス）…… 075, 201
NMO（視神経脊髄炎）…… **148**

O

OM 線 …… 006
OPLL（後縦靱帯骨化症）…… **114**
os odontoideum …… 119
Osgood-Schlatter 病 …… 188
Ossification of posterior longitudinal ligament（OPLL）…… **114**
Osteoarthrosis …… **182**
Osteochondrosis …… **188**
Osteoporosis …… 132, 136, 154, 183, **196**

P

Pancreatic carcinoma …… **228**
pannus …… 116, 194
Parkinson's disease …… 084, **088**
Pedicle sign …… 131, 133
PET …… 020
Periventricular leukoencephalopathy (PVL) …… 103
Pick 病 …… 087
PIP 関節 …… 041, 194
Pituitary adenoma …… **100**
Pleural effusion …… **216**
Pneumothorax …… **214**
polka-dot sign …… 196
Polycystic kidney …… **233**
Primary lung cancer …… **210**
Progressive supranuclear palsy（PSP）…… **092**
PSP（進行性核上麻痺）…… **092**

Pulmonary emphysema ······ **212**
Pulmonary tuberculosis ······ **208**
punched out lesion（打ち抜き像）······ 195
PVL（脳室周囲白質軟化症）······ 103

R

RA（関節リウマチ）······ 116, 154, **194**
RA 因子 ······ 195
Renal cell carcinoma ······ 105, 230
Rheumatoid arthritis（RA）······ 116, 154, **194**
Rotator cuff tear ······ **178**

S

salt and pepper appearance ······ 083
Sarcoidosis ······ **219**
Schwannoma ······ **101**, 144
Schwann 細胞 ······ 85, 101
Scoliosis ······ **126**
Shoulder joint injury ······ **158**
shoveler's fractrure（ショベル骨折）······ 135
Silicosis ······ **217**
SLAP lesion ······ 181
Smith 骨折（逆 Colles 骨折）······ 165
snake eye sign ······ 137
SPECT カメラ ······ 018
Spinal arteriovenous fistula ······ **151**
Spina bifida ······ **146**
Spinal cord hernia ······ **150**
Spinal cord injury ······ **137**
Spinal cord tumor ······ 140, **142**
Spinal infarct ······ **150**
Spondylitis ······ **128**
Sturge-Weber 症候群 ······ 105
Sylvius 裂（外側溝）······ 024, 026, 108
Syringomyelia ······ **140**, 144
S 字状結腸 ······ 054, 057, 058, 059

T

T1 強調画像 ······ 013
T2 強調画像 ······ 013
T2 *強調画像 ······ 013
TIA（一過性脳虚血発作）······ 068
tibial plateau ······ 172

U・V

Urolithiasis ······ **231**
Vater 乳頭（十二指腸乳頭）······ 054, 059
Volkmann 拘縮 ······ 161
von Hippel-Lindau 病 ······ 105
von Recklinghausen 病（神経線維腫症 1 型）······ 105
VP シャント（脳室腹腔シャント術）······ 107

W

Wernicke 症候群 ······ 087
Wilson's disease ······ 093
Winking owl sign（Pedicle sign）······ 131, 133

和文索引

あ

アイソトープ 018
アキレス腱断裂 177
アスベスト肺 **218**
アテローム血栓症 076
アルツハイマー病 084, **086**
アンジオグラフィー 005
亜脱臼 **156**
足の骨折 **174**
圧迫骨折 **132**
鞍上槽 024, 026

い

イレウス 237, **238**
胃角 054, 059
胃癌 **236**
胃穹隆部 054, 057, 059
胃十二指腸動脈 064
胃前庭部 054, 059
胃体部 054, 057, 059
胃泡 056
意識障害 229
石綿関連疾患 **218**
石綿（アスベスト）肺 **218**
一過性脳虚血発作（TIA） 068, 077
一酸化炭素中毒 **093**
陰茎海綿体 055, 058
陰嚢 055

う

ウィリス動脈輪（大脳動脈輪） 079
ウイルス感染 149
ウィルソン病 **093**
右腎 057
右心縁（右心房） 051
右心室 052
右腎動脈 064
右心房 051, 052
右肺動脈 051, 052
打ち抜き像（punched out lesion） 195
烏口突起 038, 040
烏口腕筋 042
運動障害 147
運動麻痺 139, 148

え

エックス線 **002**
腋窩動脈 061
円回内筋 043
円板状半月板 193
炎症性腫瘤 128
炎症性腸疾患 **239**
炎症性病変 209
延髄 022, 024, 025, 026, 034
遠位指節間関節（DIP 関節） 041, 183
縁上回 022, 026

お

オタマジャクシ型腫瘍 101, 104
黄色靱帯骨化症 115
黄疸 225, 226, 228
横隔膜 056
横行結腸 054, 056, 057, 059
横行結腸癌 237
横突起 028, 029, 030, 031, 032
横突孔 028, 031
横突肋骨窩 028, 032
音響陰影 225

か

ガウス 010
ガス像 238
ガドリニウム製剤 015
カフェオレ斑 104
ガレアッチ骨折 163
ガンマカメラ 018
ガンマ線（γ線） 002, 018
下横隔動脈 064
下顎突起 026
下関節突起 028, 029, 031, 032, 033, 035, 036
下関節面 028
下腿骨骨幹部骨折 172
下行胸部大動脈 051, 061, 064
下行結腸 054, 056, 057, 059
下行大動脈 052
下後頭回 022
下肢短縮 184
下垂体 022, 024, 025, 026
下垂体腺腫 **100**
下舌区 053
下前頭回 022, 026
下前頭溝 022
下側頭回 022, 026
下側頭溝 022
下大静脈 051, 052, 057
下腸間膜動脈 061, 064
下殿動脈 064
下頭頂小葉 022, 026
下葉（肺） 050
下肋骨窩 028
仮骨 156
顆間窩 049
顆間結節 044
顆間隆起 046

外顆 …… 045, 047
外頸動脈 …… 060
外子宮口 …… 055
外傷性気胸 …… 214
外側塊 …… 028, 031
外側顆間結節 …… 046
外側楔状骨 …… 045, 047
外側溝（Sylvius 裂）…… 022, 026, 108
外側広筋（大腿四頭筋）…… 049
外側上顆 …… 038, 043, 044
外側側副靱帯 …… 044, 049
外側側副靱帯損傷 …… 190
外側大腿回旋動脈 …… 062
外側中区 …… 053
外側肺底区 …… 053
外側半月板 …… 044, 049
外側翼突筋 …… 026
外腸骨動脈 …… 061, 064, 065
外尿道口 …… 055
外反肘 …… 161
外包 …… 026
回盲弁 …… 054, 059
海綿静脈洞 …… 026
開排制限 …… 184
潰瘍性大腸炎 …… **239**
角回 …… 022, 026
拡散強調画像 …… 013, 015
喀痰 …… 212
滑液包 …… 180
滑車 …… 043
滑膜 …… 194
肝 …… 050, 054, 056
肝海綿状血管腫 …… 221
肝角 …… 056
肝管 …… 054
肝管分岐部 …… 054
肝区域 …… 057
肝硬変 …… 220
肝細胞癌 …… **220**
肝動脈 …… 061
肝内胆管 …… 054, 059
肝嚢胞 …… **222**
肝尾状葉 …… 057
肝弯曲 …… 059
冠状断 …… 011
陥没骨折（Hill-Sachs 損傷）…… 158
乾性咳嗽 …… 206
眼窩 …… 024
眼窩回 …… 026
眼球 …… 026
眼症状 …… 219
眼動脈 …… 060, 063
間歇跛行 …… 122, 242
間質 …… 206
間質性肺炎 …… 206
感覚障害 …… 121, 122
感染 …… 204
感染性心内膜炎 …… 102
感染性肺炎 …… **204**
寛骨臼 …… 044, 049
関節ねずみ …… 189
関節リウマチ（RA）…… 116, 154, **194**
関節窩 …… 038
関節窩（肩甲骨）…… 040, 042
関節裂隙 …… 183
管状・輪状陰影 …… 213
環軸関節亜脱臼 …… **116**
環椎 …… 026, 030, 034
環椎破裂骨折（Jefferson 骨折）…… **134**

き

キアリ奇形 …… 141
ギラン-バレー症候群 …… **149**
気管 …… 051, 052
気管支拡張 …… 209
気管支拡張症 …… **213**
気管支肺炎 …… 204
気管分岐部 …… 051, 052
気胸 …… **214**
基節骨（足）…… 045, 047, 048
基節骨（手）…… 041
偽関節 …… 156
偽腔 …… 241
亀背 …… 129
逆 Colles 骨折（Smith 骨折）…… 165
弓状線 …… 046
臼蓋（寛骨臼）…… 046
臼蓋の低形成 …… 185
急性硬膜下血腫 …… **082**
急性硬膜外血腫 …… **081**
急性膵炎 …… 229
急性脊髄炎 …… 148
虚血性骨壊死 …… **186**
距骨 …… 045, 047, 048
距骨滑車 …… 048
距骨骨折 …… 174
胸骨 …… 052
胸骨後腔 …… 051
胸水 …… **216**
胸髄 …… 035
胸髄神経 …… 029
胸椎 …… 028, 031, 032, 035
胸痛 …… 011
胸部下行大動脈 …… 051, 061, 064
胸膜炎 …… 216
胸膜中皮腫 …… 218
強直性脊椎炎 …… **130**
橋 …… 022, 024, 025, 026

棘下筋 042
棘上窩 038
棘上筋 042
棘上筋腱 042
棘状筋腱断裂 178
棘突起 028, 029, 030, 031, 032, 033, 034, 035, 036
棘突起骨折 **135**
近位指節間関節（PIP 関節） 041
筋萎縮（前根症状） 111
筋力低下 121, 122
緊張性気胸 215

く

クッシング症候群 100
クモ膜下腔 034, 035, 036
クモ膜下出血 068, **072**, 078, 080
クモ膜顆粒 107
クロイツフェルト-ヤコブ病（CJD） **102**
クローン病 **239**
くる病 197
空腸 054, 057

け

けいれん 103
外科頸（上腕骨） 040
茎状突起 041
珪肺症 **217**
痙性歩行 114
脛骨 044, 045, 046, 047, 048, 049
脛骨外側顆 044, 046, 047, 049
脛骨高原（平面） 046
脛骨粗面 044
脛骨内側顆 044, 046, 047, 049
頸骨高原骨折 171
脛骨骨幹部骨折 **172**
脛骨疲労骨折 173
頸髄 025, 034
頸髄神経 029
頸椎 028 030, 031, 034
頸椎症 **110**
頸椎椎間板ヘルニア **112**
月状骨 039, 041, 043
月状骨脱臼 167
血液脳関門 008
血管芽腫 105, **144**
血管造影 005
血栓塞栓症 076
血尿 231
結核菌 208
結石 225, 226, 231
結節性硬化症 105
結腸肝弯曲 056
結腸脾弯曲 056
楔状椎 127
楔状部 026
楔前部 022
楔部 022
剣状突起 050
原発性肺癌 **210**
肩関節周囲炎（五十肩） 178, 180
肩関節損傷 158
肩関節脱臼 **158**
肩腱板断裂 178
肩甲下筋 042
肩甲棘 038
肩甲骨 038, 040, 042
肩甲骨縁 051
肩峰 038, 040, 042
肩峰下インピンジメント症候群 181
肩峰端（鎖骨） 040

こ

コーレス骨折 165
五十肩（肩関節周囲炎） 178, 180
固有卵巣索 055
巧緻運動障害 111, 114, 140
行軍骨折（march fracture） 175
肛門 055
咬筋 026
後角 029
後下小脳動脈 023, 027, 060, 063
後弓 028, 030, 031, 034
後距腓靭帯 045
後脛骨動脈 062, 065
後結節 028, 031
後交通動脈 063
後根 029
後根糸 029
後根神経節 029
後索 029
後枝 029
後十字靭帯 044, 049
後十字靭帯損傷 191
後縦靭帯骨化症（OPLL） **114**
後上葉区 053
後大脳動脈 023, 027, 060, 063
後中心溝（脊髄） 029
後頭顆 026
後頭骨 034
後頭葉 023, 024, 025
後肺底区 053
後鼻孔 026
高エコー 016
高吸収 007
高信号 012
硬化像 130, 173, 182, 201

硬膜外血腫 ……… 080
硬膜外腫瘍 ……… 142
硬膜下血腫 ……… 080
硬膜内髄外腫瘍 ……… 142
鈎状突起 ……… 038, 041, 043
膠芽腫 ……… **096**
骨シンチグラム ……… 020
骨化像 ……… 115
骨巨細胞腫 ……… 200
骨棘形成 ……… 110, 120, 130, 182
骨形成不全症 ……… 198
骨硬化 ……… 111
骨梗塞 ……… 186
骨挫傷 ……… 155
骨腫瘍 ……… 003, 133, **200**
骨髄輝度 ……… 133
骨折 ……… **154**, 176
骨折線 ……… 134, 154, 168, 169
骨粗鬆症 ……… 132, 136, 154, 183, **196**
骨端症 ……… **188**
骨軟化症 ……… 197
骨軟骨腫 ……… 200
骨肉腫 ……… 200
骨盤骨折 ……… **168**
骨盤輪二重骨折（Malgaigne 骨折） ……… 168
骨膜反応 ……… 201

さ

サイフォン部（内頸動脈） ……… 027
サルコイドーシス ……… **219**
左肺動脈 ……… 051, 052
左心縁（左心室） ……… 051
左心耳 ……… 051
左心室 ……… 052, 057
左心房 ……… 052
左腎 ……… 057
左腎動脈 ……… 064
坐骨 ……… 044, 046, 057
坐骨結節 ……… 044, 046
坐骨枝 ……… 044
鎖骨 ……… 030, 038, 040, 050, 051, 052
鎖骨下動脈 ……… 060, 061
鎖骨骨折 ……… **158**
鎖骨損傷 ……… **158**
細菌感染 ……… 128
索状陰影 ……… 213
三角筋 ……… 042
三角骨 ……… 039, 041, 043
三角靱帯 ……… 045
三管合流部 ……… 054, 059
撒布巣 ……… 208

し

シートベルト損傷 ……… 136
ジェファーソン骨折（環椎破裂骨折） ……… **134**
シャルコー関節 ……… 183
シュワン細胞 ……… 85, 101
ショーファー骨折 ……… 165
ジョーンズ骨折（中足骨骨折） ……… 174
ショベル骨折（shoveler's fractrure） ……… 135
シルヴィウス裂（外側溝） ……… 024, 026, 108
シンチグラム ……… 018
しびれ ……… 111, 114
子宮 ……… 057
子宮筋腫 ……… **234**
子宮腔 ……… 055
子宮頸管 ……… 055
子宮頸部 ……… 058
子宮体癌 ……… **234**
子宮体部 ……… 055, 058
子宮底部 ……… 055, 058
子宮動脈 ……… 064
子宮内膜 ……… 058
四丘体 ……… 025
矢状断 ……… 011
耳下腺 ……… 026
自己免疫異常 ……… 194
自然気胸 ……… 214
指圧痕陰影 ……… 103
脂肪肝 ……… **224**
視交叉 ……… 024, 025, 026
視索 ……… 024
視床 ……… 024, 025, 026
視床膝動脈（穿通枝） ……… 063
視神経炎 ……… 148
視神経脊髄炎（NMO） ……… **148**
視野障害 ……… 100
歯突起 ……… 031, 034
歯突起骨 ……… 119
歯突起骨折 ……… **134**
歯突起低形成 ……… 119
磁気共鳴現象 ……… 010
篩骨洞 ……… 024, 026
軸位断 ……… 011
軸椎 ……… 026, 030, 031, 032, 033, 034
軸椎歯突起 ……… 026
軸椎椎弓骨折（Hangman 骨折） ……… **135**
実質 ……… 206
膝窩筋 ……… 049
膝窩動脈 ……… 062, 065
膝蓋骨 ……… 044, 046, 047, 049
膝蓋骨骨折 ……… 171
膝蓋下脂肪組織 ……… 049
膝関節部骨折 ……… 171
膝靭帯損傷 ……… 190

膝半月板損傷 …… **192**
射精管 …… 055
斜台 …… 026
手根中手関節（CM 関節）…… 041
主膵管 …… 054, 059
主肺動脈 …… 052
十二指腸 …… 057
十二指腸下行部 …… 059
十二指腸球部 …… 054, 059
十二指腸水平部 …… 059
十二指腸乳頭（Vater 乳頭）…… 054, 059
舟状骨（足）…… 045, 047, 048
舟状骨（手）…… 039, 041, 043
舟状骨骨折（手）…… 166
縦隔 …… 050
尺骨 …… 038, 039, 040, 041, 043
尺骨茎状突起 …… 039
尺骨神経麻痺 …… 161
尺骨粗面 …… 038
尺骨頭 …… 039
尺骨動脈 …… 061
尺側手根屈筋 …… 043
尺側偏位 …… 195
若年性一側上肢筋萎縮症（平山病）…… **152**
若木骨折 …… 154
充実性腫瘍 …… 230
習慣性肩関節脱臼 …… 158
終板 …… 129
小胸筋 …… 042
小結節 …… 038
小十二指腸乳頭 …… 054
小低吸収（LAA）…… 212
小転子 …… 044, 046
小殿筋 …… 049
小脳 …… 023
小脳テント …… 025, 026
小脳橋角槽 …… 024, 025
小脳上虫部 …… 026
小脳虫部 …… 022, 024, 025
小脳半球 …… 022, 024, 026
小脳扁桃 …… 024
小菱形骨 …… 039, 041, 043
小弯 …… 059
上衣腫 …… **143**
上咽頭 …… 025, 026
上下葉区 …… 053
上関節突起 …… 028, 029, 031, 033, 036
上関節面 …… 028
上行結腸 …… 054, 056, 057, 059
上行大動脈 …… 052, 061, 064
上後頭回 …… 022
上矢状静脈洞 …… 025
上小脳動脈 …… 023, 027, 060, 063
上舌区 …… 053
上前腸骨棘 …… 046
上前腸骨稜 …… 044
上前頭回 …… 022, 026
上前頭溝 …… 022
上側頭回 …… 022, 026
上大静脈 …… 051, 052
上腸間膜動脈 …… 061, 064
上殿動脈 …… 064
上頭頂小葉 …… 022, 026
上葉（肺）…… 050
上腕回旋動脈 …… 061
上腕筋 …… 043
上腕骨 …… 038, 040, 041
上腕骨外側顆骨折 …… 161
上腕骨外側上顆 …… 040
上腕骨顆上骨折 …… 161
上腕骨滑車 …… 038, 041
上腕骨外科頸骨折 …… 160
上腕骨骨幹部骨折 …… 161
上腕骨骨折 …… **160**
上腕骨小頭 …… 038, 040
上腕骨大結節 …… 042
上腕骨大結節骨折 …… 160
上腕骨頭 …… 038, 040, 042
上腕骨内側上顆 …… 040
上腕三頭筋 …… 043
上腕深動脈 …… 061
上腕動脈 …… 061
上腕二頭筋 …… 042
上腕二頭筋腱 …… 042, 043
上肋骨窩 …… 028
松果体 …… 024, 025
松果体槽 …… 024, 025, 026
常染色体優性遺伝 …… 104
硝子体（眼球）…… 026
踵骨 …… 045, 047, 048
踵骨骨折 …… 174
踵腓靱帯 …… 045
食道 …… 052, 054, 057
食道癌 …… **236**
職業病 …… 217
心横隔膜角 …… 051
心筋交感神経シンチグラム …… 019
心後縁（左心室）…… 051
心後腔 …… 051
心前縁（右心室）…… 051
心臓 …… 050
真菌 …… 204
真腔 …… 241
神経根症 …… 111, 121
神経鞘腫 …… **101, 144**
神経線維腫症 1 型（von Recklinghausen 病）…… 105
神経線維腫症 2 型 …… 104
神経皮膚症候群 …… **104**

浸潤陰影 …… 208
浸透圧性髄鞘崩壊症 …… 095
進行胃癌 …… 236
進行性核上麻痺（PSP） …… **092**
深指屈筋 …… 043
腎血管筋脂肪腫 …… 105
腎細胞癌 …… 105, 230
腎動脈 …… 061
腎不全 …… 233

す

ストレス骨折 …… 154
スミス骨折 …… 165
スリガラス様陰影 …… 206
スワンネック変形 …… 195
水腎症 …… 231
水脊髄症 …… 140
水頭症 …… 072, 103, **106**
水平骨折 …… 136
膵 …… 054
膵管内乳頭粘液性腫瘍 (IPMN) …… 205
膵癌 …… **228**
膵石症 …… 229
膵体部 …… 057
膵頭部 …… 057
膵尾部 …… 057
錐体骨 …… 026
髄芽腫 …… **098**
髄鞘 …… 085
髄内腫瘍 …… 142
髄膜腫 …… **099**, **145**
髄膜瘤 …… **146**, 147
砂時計状（ダンベル状）腫瘍 …… 144

せ

正常圧水頭症 …… 087, 106
正中仙骨動脈 …… 064
星細胞腫 …… **143**
脆弱性骨折 …… 133, 154, 196
精神発達遅滞 …… 103, 105
精嚢 …… 055
脊髄 …… 029
脊髄ヘルニア …… **150**
脊髄円錐 …… 029, 036
脊髄横断症状 …… 149
脊髄空洞症 …… **140**, 144
脊髄係留症候群 …… **147**
脊髄梗塞 …… **150**
脊髄腫瘍 …… 140, **142**
脊髄症 …… 111, 121
脊髄小脳変性症 …… 090
脊髄神経 …… 029
脊髄損傷 …… **137**
脊髄動静脈瘻 …… **161**
脊柱管狭窄症 …… 111, **120**
脊柱管径 …… 111
脊椎カリエス …… 129
脊椎すべり症（腰椎） …… **124**
脊椎圧迫骨折 …… **132**
脊椎炎 …… **128**
脊椎腫瘍 …… 132
脊椎靱帯骨化症 …… 115
脊椎側弯症 …… **126**
石灰化 …… 105, 201, 218, 229, 240, 242
石灰性腱炎 …… **180**
石灰沈着 …… 180
仙骨 …… 057
仙骨孔 …… 030, 033
仙骨脆弱性骨折 …… **136**
仙骨翼 …… 033
仙髄神経 …… 029
仙腸関節 …… 030, 033, 044, 056
仙椎 …… 029, 033, 036
先天異常 …… **103**, 146, 193
先天性股関節脱臼 …… 184
先天性骨系統疾患 …… **198**
先天性疾患 …… 240
前角 …… 029
前下小脳動脈 …… 023, 027, 060, 063
前弓 …… 028, 030, 031, 034
前距腓靱帯 …… 045
前脛骨動脈 …… 062, 065
前結節 …… 031
前交通動脈 …… 027
前根 …… 029
前根糸 …… 029
前枝 …… 029
前十字靱帯 …… 044, 049
前十字靱帯損傷 …… 190
前上葉区 …… 053
前大脳動脈 …… 023, 027, 060, 063
前中心溝（脊髄） …… 029
前頭葉 …… 023, 024, 025
前肺底区 …… 053
前脈絡叢動脈 …… 023, 063
前立腺 …… 055, 058
前立腺癌 …… 235
前腕骨骨折 …… **162**
浅指屈筋 …… 043
穿通枝 …… 023
線維輪 …… 112, 122
線状陰影 …… 206
線状骨折 …… 081

そ

早期胃癌 …… 236
造影 CT …… 000

造影 MRI …… 015
総肝管 …… 054, 059
総肝動脈 …… 064
総頸動脈 …… 060, 061
総大腿動脈 …… 062
総胆管 …… 054, 057, 059
総胆管結石 …… 226
総腸骨動脈 …… 057, 061, 064
側索 …… 029
側頭筋 …… 026
側頭骨錐体 …… 024
側頭葉 …… 023, 024
側脳室 …… 022, 024, 025
側脳室下角（側頭角） …… 022, 026
側脳室後角 …… 022, 026
側脳室前角 …… 022, 026
側脳室体部 …… 022, 026
側副血行路 …… 078
側弯症 …… **126**
粟粒結核 …… 209

た

ダンベル状（砂時計状）腫瘍 …… 144
多系統萎縮症（MSA） …… 084, 088, **090**
多発関節炎 …… 194
多発性硬化症（MS） …… **094**, **148**
多発性嚢胞腎 …… **233**
多列検出器型 CT …… 009
大胸筋 …… 042
大結節 …… 038, 040
大後頭孔 …… 030
大槽 …… 034
大腿回旋動脈 …… 065
大腿骨 …… 044, 046, 049
大腿骨外側顆 …… 044, 046, 049
大腿骨頸部 …… 044, 046, 049
大腿骨骨折 …… **169**
大腿骨頭 …… 044, 046, 049, 057
大腿骨頭壊死 …… 186
大腿骨頭すべり症 …… 185
大腿骨内側顆 …… 044, 046, 049
大腿骨内側顆壊死 …… 187
大腿四頭筋 …… 049
大腿深動脈 …… 062, 064, 065
大腿浅動脈 …… 062
大腿動脈 …… 057, 061, 064, 065
大腸癌 …… **237**
大転子 …… 044, 046, 049
大殿筋 …… 049
大動脈解離（AD） …… 241
大動脈弓 …… 051, 052, 060, 061, 064
大動脈瘤 …… **240**
大脳萎縮 …… 102
大脳脚 …… 026
大脳縦裂 …… 024, 025
大脳動脈輪（ウィリス動脈輪） …… 079
大葉性（肺胞性）肺炎 …… 204
大理石病 …… 199
大菱形骨 …… 039, 041, 043
大弯 …… 059
対撃損傷（contrecoup injury） …… 080
帯状回 …… 022, 026
帯状溝 …… 022
帯状透亮像（テリアサイン） …… 125
第 3 脳室 …… 022, 024, 026
第 4 脳室 …… 022, 024, 025, 026, 107
脱臼 …… **156**
脱髄 …… 085, 148
単純 CT …… 008
胆石症 …… **225**
胆嚢 …… 054, 057
胆嚢炎 …… **225**
胆嚢管 …… 054, 059
胆嚢癌 …… **227**
胆嚢頸部 …… 059
胆嚢体部 …… 059
淡蒼球 …… 024, 026
短趾屈筋 …… 048
短橈側手根伸筋 …… 043
短母趾屈筋 …… 048

ち

チャンス骨折 …… 136
知覚障害 …… 147
知覚神経異常 …… 183
治療可能な認知症 …… 087
恥骨 …… 044, 046, 049, 055, 057, 058
恥骨結合 …… 044, 046
恥骨枝 …… 044
恥骨直腸筋 …… 058
竹節骨折 …… 154
竹節様硬化（bamboo spine） …… 130
腟 …… 055, 058
腟円蓋 …… 055
中間楔状骨 …… 045, 047, 048
中手骨 …… 039, 041, 043
中手骨骨折 …… 167
中手指節間関節（MP 関節） …… 041, 194
中小脳脚 …… 024, 025, 026
中心灰白質 …… 029
中心管 …… 029
中心溝 …… 022, 025
中心後回 …… 022
中心性頸髄損傷 …… 138
中心前回 …… 022, 026
中心傍小葉 …… 022
中性脂肪 …… 224

中節骨（手）……041
中節骨（足）……045, 047, 048
中前頭回……022, 026
中足骨……045, 047, 048
中足骨骨折（Jones 骨折）……174
中側頭回……022, 026
中大脳動脈……023, 027, 060, 063
中殿筋……049
中脳……022, 024, 025, 026
中脳水道……022, 024, 025, 026
中葉（肺）……050
虫垂……054
肘頭……038, 040, 041, 043
肘頭窩……038, 040, 043
肘関節骨折……**162**
肘頭骨折……162
注腸造影……005
長橈側手根伸筋……043
長趾伸筋……048
超音波……**016**
超音波ドプラ法……016
腸骨……030, 033, 044, 046, 057
腸骨翼……044, 056
腸骨翼骨折（Duverney 骨折）……168
腸骨稜……044, 046
腸閉塞（イレウス）……**238**
腸腰筋……049, 057
腸腰筋縁……030
腸腰動脈……064
蝶形骨洞……024, 025, 026
直回……026
直撃損傷（coup injury）……080
直腸……054, 055, 056, 057, 058, 059
直腸癌……237
直腸子宮窩（Douglas 窩）……055, 057, 058
直腸膀胱窩（Douglas 窩）……055, 057, 058
直腸膀胱障害……111, 114, 121, 122, 147, 148, 150

つ

椎間関節……028, 030, 031, 032, 033, 035, 036
椎間腔……028, 029, 030
椎間孔……029, 030, 031, 034, 035, 036
椎間板……031, 032, 033,034, 035, 036
椎間板ヘルニア……112, 122
椎間板ヘルニアの造影効果……123
椎間板炎……**128**
椎弓……029, 030
椎弓間部……032
椎弓根……028, 029, 030, 031, 032
椎弓板……028, 031, 033, 034, 036
椎孔（脊柱管）……028, 029, 031, 032, 033
椎骨動脈……023, 027, 060, 063
椎骨動脈（横突孔）……034
椎骨動脈－脳底動脈合流部……063
椎体……028, 029, 030, 031, 032, 033, 034, 035, 036
椎体静脈……036
痛風……195

て

テスラ……010
デュベルニー骨折（腸骨翼骨折）……168
テリアサイン（帯状透亮像）……125
手の骨折……**166**
低エコー……016
低吸収……007
低信号……012
転移性肝腫瘍……**223**
転移性骨腫瘍……201
転移性脊椎腫瘍……**131**
転移性脳腫瘍……**098**
転移性肺腫瘍……211

と

ドアノブ状隆起……200
トルコ鞍……100
同位元素（アイソトープ）……018
豆状骨……039
島……026
透明中隔……026
動静脈瘻……075, 151
動脈硬化……240
動脈疾患……240
動脈壁……241
等信号……012
頭蓋骨折……081
頭蓋早期癒合症……**103**
頭蓋底陥入……118
頭蓋内圧亢進……103
頭頂後頭溝……022
頭頂葉……023, 025
頭部外傷……**080**
橈骨……038, 039, 040, 041, 043
橈骨茎状突起……039
橈骨骨幹部骨折……163
橈骨神経麻痺……161
橈骨粗面……038
橈骨頭……038, 040, 041, 043
橈骨頭骨折……162
橈骨動脈……061
特発性間質性肺炎……**206**
特発性骨壊死……188
特発性正常圧水頭症……106

凸レンズ型血腫 ………… 081

な

ナイダス（nidus） ………… 075, 201
ナイフ刃状脳回 ………… 087
内顆 ………… 045, 047
内腔狭窄（apple-core sign） ………… 237
内頸動脈 ………… 026,060, 063
内頸動脈サイフォン部 ………… 063
内頸動脈分岐部 ………… 063
内子宮口 ………… 055
内側顆間結節 ………… 046
内側楔状骨 ………… 045, 047, 048
内側上顆 ………… 038, 043, 044
内側側副靱帯 ………… 044, 049
内側側副靱帯損傷 ………… 191
内側中区 ………… 053
内側肺底区 ………… 053
内側半月板 ………… 044, 049
内側半月板損傷 ………… 192
内側翼突筋 ………… 026
内腸骨動脈 ………… 061, 064
内軟骨腫 ………… 201
内尿道口 ………… 055
内反肘 ………… 161
内閉鎖筋 ………… 049
内包 ………… 024
軟骨無形成症 ………… 199
難聴 ………… 104

に

二分脊椎 ………… **146**
肉芽腫 ………… 208
肉芽組織 ………… 123
肉離れ ………… 177
乳突蜂巣 ………… 024
尿失禁 ………… 106
尿道 ………… 055
尿道海綿体 ………… 055
尿路結石 ………… **231**
認知症 ………… 084, 086, 102, 106

の

脳萎縮 ………… 105
脳幹 ………… 022, 023
脳弓 ………… 022, 025, 026
脳血管障害 ………… **068**
脳血流シンチグラム ………… **019**
脳梗塞 ………… 068, **076**, 078, 241
脳挫傷 ………… 080, **083**
脳室拡大 ………… 103, 108
脳室周囲白質軟化症 ………… **103**
脳室腹腔シャント術（VP シャント） ………… 107
脳出血 ………… 068, **070**, 075
脳腫瘍 ………… **096**
脳脊髄液 ………… 107
脳卒中 ………… 068
脳底動脈 ………… 023, 027, 060, 063
脳底動脈分岐部 ………… 063
脳動静脈奇形（AVM） ………… 070, 072, **074**
脳動脈瘤 ………… 070, **073**
脳膿瘍 ………… **102**
脳波異常 ………… 102
脳梁 ………… 022
脳梁角 ………… 108
脳梁欠損 ………… **103**
脳梁膝部 ………… 024
脳梁周囲動脈 ………… 063
脳梁体部 ………… 025, 026
脳梁辺縁動脈 ………… 063
脳梁膨大部 ………… 025
膿瘍 ………… 128
嚢胞 ………… 102, 105, 182, 222

は

パーキンソニズム ………… 088
パーキンソン病 ………… 084, **088**
ハウストラ ………… 239
バリウム製剤 ………… 004
ハングマン骨折（軸椎椎弓骨折） ………… **135**
ハンチントン病 ………… 084, **092**
パンヌス ………… 116, 194
馬尾 ………… 036
破裂骨折 ………… **132**
肺 ………… 050
肺炎，COVID-19 ………… 204, 205
肺癌 ………… 216
肺気腫 ………… **212**
肺結核 ………… **208**
肺尖区 ………… 053
肺尖後区 ………… 053
肺動脈弓 ………… 051
肺胞性（大葉性）肺炎 ………… 204, 206
肺紋理 ………… 214
発育性股関節形成不全（DDH） ………… **184**
半月板 ………… 192
半減期 ………… 018

ひ

ピロリ菌 ………… 236
びまん性星細胞腫 ………… **097**
尾骨 ………… 055
尾状核頭部 ………… 024, 026
尾状葉 ………… 057
非結核性抗酸菌症 ………… 209
被虐待児症候群 ………… 156
被殻 ………… 024, 026
疲労骨折 ………… 154, 173, 175

腓骨 …… 044, 045, 046, 047
腓骨骨幹部骨折 …… 172
腓骨頭 …… 044, 046
腓骨動脈 …… 062, 065
腓腹筋 …… 049
脾 …… 050, 056, 057
脾静脈 …… 054, 057
脾動脈 …… 061, 064
脾弯曲 …… 059
左横隔膜 …… 051
左下葉肺動脈枝 …… 051
左肝動脈 …… 064
左鎖骨下動脈 …… 052, 064
左上葉気管支口 …… 051
左上葉肺動脈枝 …… 051
左舌区肺動脈枝 …… 051
左総頸動脈 …… 052, 064
左椎骨動脈 …… 064
左副腎 …… 057
病的骨折 …… 131, 133, 154, 200
平山病（若年性一側上肢筋萎縮症） …… **152**

ふ

フォーク状変形 …… 165
ブラ（bulla） …… 214
プリオン …… 102
フレア（FLAIR） …… 013
ブレブ（bleb） …… 214
フローボイド …… 075, 151
不透過陰影 …… 207
副膵管 …… 054
腹腔動脈幹 …… 061, 064
腹痛 …… 237
腹部大動脈 …… 057, 061, 064
腹膜 …… 055
分離すべり症 …… 125
噴門 …… 054, 059

へ

ベネット骨折 …… 167
ヘバーデン結節 …… 183
ヘモシデリン …… 071
ヘリカル CT …… 009
ヘルニア …… 112, 150
閉鎖孔 …… 044, 046
閉塞性黄疸 …… 226
閉塞性血栓性血管炎（Buerger 病） …… **242**
閉塞性動脈硬化症 …… **242**
変形性頸椎症 …… 110
変形性骨関節症 …… **182**
変形性膝関節症 …… **182**
変形性脊椎症 …… 111
変性すべり症 …… 125
便潜血 …… 237

ほ

ボクサー骨折 …… 167
ボタン穴変形 …… 195
母斑症 …… 104
歩行障害 …… 106, 111, 150
放射性同位元素（ラジオアイソトープ） …… 018
放線冠 …… 025
傍中心小葉 …… 026
蜂巣状陰影 …… 206
蜂巣肺 …… 206
膀胱 …… 055, 057, 058
膀胱癌 …… **232**
膀胱子宮窩 …… 055

ま

マイコプラズマ …… 204
マジャンディ孔 …… 107
マルゲーニュ骨折（骨盤輪二重骨折） …… 168
末節骨（手） …… 041
末節骨（足） …… 045, 047, 048
慢性硬膜下血腫 …… **082**, 087
慢性膵炎 …… **229**
慢性閉塞性肺疾患（COPD） …… 212

み・む

ミオクローヌス …… 102
三日月型血腫 …… 081, 082
三日月状透亮像（crescent sign） …… 186
三日月状の不透過陰影（胸水） …… 216
右横隔膜 …… 051
右下葉肺動脈枝 …… 051
右肝動脈 …… 064
右鎖骨下静脈 …… 052
右鎖骨下動脈 …… 064
右上葉気管支口 …… 051
右上葉肺動脈枝 …… 051
右総頸動脈 …… 064
右中間気管支幹 …… 051
右中葉肺動脈枝 …… 051
右椎骨動脈 …… 064
右副腎 …… 057
無気肺 …… **207**

も

モンロー孔 …… 022, 026
モンテジア骨折 …… 163
もやもや病 …… 072, **078**
盲腸 …… 054, 059
網状陰影 …… 206
門脈 …… 054, 057

ゆ

有鉤骨 …… 039, 041, 043
有頭骨 …… 039, 041, 043

幽門……054, 059

よ

ヨード製剤……004
溶骨性病変……200
腰髄神経……029
腰椎……030, 032, 033, 036
腰椎すべり症……**124**
腰椎椎間板ヘルニア……**122**
腰動脈……064
腰部脊柱管狭窄症……**120**
翼状突起……026

ら

ラクナ梗塞……076
ラジオアイソトープ……018
らせん骨折……154, 172
卵管……055
卵管間膜……055
卵管采……055
卵巣……055, 058
卵巣癌……**234**

り

リウマチ性疾患……130
リウマトイド因子（RA 因子）……195
リンパ節腫大……219
梨状筋……049
離断性骨軟骨炎……**188**
立方骨……045, 047, 048
流注膿瘍……129
粒状陰影……209
両耳側半盲……100
両側肺門リンパ節腫大（BHL）……219
輪郭消失（Pedicle sign）……131, 133
輪状造影効果……223

る

ルシュカ関節……028, 030, 031
ルシュカ孔……107
類骨骨腫……201
類洞……221

れ・ろ

レビー小体型認知症……084, 089
レンズ核線条体動脈（穿通枝）……063
労作時呼吸困難……206, 212
漏斗……026
肋骨……030, 032, 035
肋骨横隔膜角……051
肋骨窩……032
肋骨弓……050

わ

腕神経叢引き抜き損傷……**139**
腕頭静脈……052
腕頭動脈……052, 060, 061, 064
腕橈骨筋……043

PT・OTのための
画像診断マニュアル

定価はカバーに
表示してあります

2015年 3月12日 第1版第1刷発行
2017年 7月31日 第1版第2刷発行
2019年 3月28日 第1版第3刷発行
2020年 4月30日 第1版第4刷発行
2021年 4月26日 第1版第5刷発行
2022年 8月20日 第1版第6刷発行
2024年 2月 9日 第1版第7刷発行

著　　者　百鳥祐貴（ももしま すけたか）
編集協力　澤口聡子（さわぐち としこ）
発 行 者　有松敏樹
印刷・製本所　アート印刷株式会社

発行所

株式会社　医学教育出版社

東京都港区芝3-3-15　芝MONTビル
電話 03(3454)1874(代)　〒105-0014
URL　https://www.igakukyoiku.com

落丁・乱丁本はお取り替えいたします。
〈検印省略〉

ISBN978-4-87163-468-7